ÉTUDES

HISTORIQUES ET CRITIQUES

SUR

LA VIE ET LA DOCTRINE

D'HIPPOCRATE,

ET SUR L'ÉTAT DE LA MÉDECINE AVANT LUI.

IMPRIMERIE Ch. PIAT ET FILS,

A RUFFEC (CHARENTE).

ÉTUDES

HISTORIQUES ET CRITIQUES

SUR

LA VIE ET LA DOCTRINE

D'HIPPOCRATE,

ET

SUR L'ÉTAT DE LA MÉDECINE AVANT LUI;

PAR M.-S. HOUDART,

DOCTEUR EN MÉDECINE DE LA FACULTÉ DE PARIS.

*Hæc dicere de tam sapiente viro ausus non fuissem,
nisi veritas confidenti me esse animo insitasset.*
ALEX. TRALL. Tom. 1er, pag. 197.

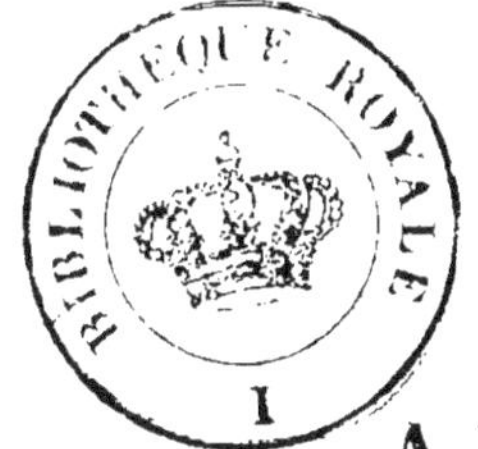

A PARIS,

CHEZ J.-B. BAILLIÈRE,

LIBRAIRE DE L'ACADÉMIE ROYALE DE MÉDECINE;

RUE DE L'ÉCOLE DE MÉDECINE, N° 13 (bis).

A LONDRES, MÊME MAISON, 219, REGENT STREET.

1836.

A

M. BROUSSAIS,

FONDATEUR DE LA MÉDECINE PHYSIOLOGIQUE,

MEMBRE DE L'INSTITUT, PROFESSEUR A L'ÉCOLE DE MÉDECINE,
OFFICIER DE L'ORDRE ROYAL DE LA LÉGION-D'HONNEUR;
MÉDECIN EN CHEF ET PREMIER PROFESSEUR A L'HÔPITAL MILITAIRE
D'INSTRUCTION DE PARIS;
MEMBRE DE L'ACADÉMIE ROYALE DE MÉDECINE,
ET DE PLUSIEURS SOCIÉTÉS SAVANTES NATIONALES ET ÉTRANGÈRES.

E tenebris tantis tam claram extollere lumen
Qui primus potuisti . . . .
Tu . . . invintor rerum . . . .
Suppeditas præcepta, tuisque ex, inclite, chartis,
Floriferis ut apes in saltibus omnia libant,
Omnia nos itidem depascimur aurea dicta,
Aurea, perpetua semper dignissima vita :
Te sequor, ô Gallicæ gentis decus . . . .

Luc. De nat. rer. , lib. III.

M.-S. HOUDART.

PRÉFACE.

—

Me promenant un jour avec un de mes amis dans la belle vallée de Montmorency, parmi les divers sujets qui furent la matière de notre entretien, je me souviens qu'Hippocrate y tint la plus grande place. Échos de nos maîtres, comme le sont d'ordinaire les jeunes gens, nous nous plaisions à répéter à l'envi les éloges qu'ils prodiguaient à son génie (1) :

(1) La vénération pour Hippocrate était alors telle, que le savant professeur Chaussier inclinait la tête chaque fois qu'il prononçait son nom, aussi respectueusement que le fait un prédicateur en chaire, en ôtant son bonnet carré au saint nom de Jésus-Christ.

C'est, disions-nous, *une de ces célébrités antiques que l'on ne peut envisager sans être saisi d'admiration; il a fait pour la médecine ce que nul mortel n'a fait pour aucune science, il l'a tirée du berceau, et l'a portée d'un seul jet à la perfection : cela est plus qu'humain, et tient vraiment du prodige.* Ces dernières paroles me donnèrent à penser; je passai bientôt au doute, et ce doute fut pour moi un trait de lumière. Réfléchissant alors que l'esprit humain n'arrive pas aussi vîte à la vérité, je soupçonnai qu'Hippocrate, loin d'être un dieu, pourrait bien n'être qu'un homme qui, vu de près, perdrait une partie de son éclat, comme ces métaux qui ne brillent que dans le lointain, et qui deviennent ternes lorsqu'on s'approche d'eux. J'étais dans ce temps-là sur le point de soutenir ma thèse, et bien que j'eusse déjà fait choix d'un sujet, il me parut piquant de rechercher si le prodige était véritable. Je me mis donc de suite à l'ouvrage, et dans peu de temps ma dissertation inaugurale fut prête.

De retour chez moi, je songeai à donner plus d'extension à mon sujet : je le divisai en conséquence en trois livres : dans le premier j'examinai ce que nous savions de certain sur Hippocrate; dans le second, s'il devait à son génie *seul* tout ce qu'il nous a transmis sur la médecine; et dans le troisième, si sa doctrine méritait la confiance dont elle a joui jusqu'ici. J'allais livrer mon travail à l'impression, lorsqu'une attaque d'apoplexie est venue me frapper en 1827, et me mettre dans l'impossibilité d'exécuter mon projet. Les traces profondes que ces sortes d'attaques laissent ordinairement après elles ont été chez moi très longues à s'effacer. J'ai été plus de trois ans sans pouvoir tenir ma plume, et même aujourd'hui c'est à grand' peine si je puis écrire deux pages de suite. Je me suis cru obligé de dire tout cela, parce que mon ouvrage n'aura pas le mérite de l'à-propos comme s'il eût paru dans son temps. Quoiqu'il en soit, ayant recouvré une partie de mes forces, je me décide à le donner au public tel qu'il était alors.

Je puis dire que je n'ai pris cette résolution qu'avec une peine extrême. L'air de majesté que présentait le vieil édifice a plus d'une fois retenu la main qui voulait le détruire ; mais ce qui ne reposait que sur l'erreur ne pouvait rester. Que ce fût moi ou un autre, le moment de sa chute était venu : rien n'aurait pu le soustraire à sa destinée. Combien de courage il m'a fallu néanmoins pour consommer cette œuvre de destruction ! N'ayant aucun ami éclairé à consulter ni à relever mes fautes ; demeurant dans un pays où les lumières sont peu prisées et où l'esprit mercantile domine tout, et étouffe cette noble émulation qui stimule si puissamment les gens de lettres ; éloigné de Paris où j'aurais pu, dans ses immenses richesses littéraires, trouver une infinité de ressources qui me manquent ici ; obligé pour faire un livre où l'érudition doit avoir sa part, de m'en tenir à ma propre bibliothèque ; au milieu de ces difficultés, bien plus grandes que ne s'imaginent ceux qui ne les ont pas éprouvées, puis-je espérer remplir avec quelque succès la tâche que je me suis imposée !

Et puis quels sont mes titres pour juger le grand, le divin Hippocrate ? Convient-il à un petit esprit d'apprécier un tel génie ? Oh ! pour le coup, dira quelqu'un, c'est bien **Zoïle** qui déchire **Homère** :

> Ingenium magni livor detractat Homeri.
>
> (OVID.)

Ce rapprochement est trop naturel pour espérer d'y échapper ; et, dans la réalité, qui suis-je ? un pauvre médecin de village, sans nom comme sans appui. Tel est donc le sort qui m'attend dans la route aventureuse où je me suis imprudemment engagé (1). J'aime à croire

(1) Voici ce que m'écrivait un libraire de Paris à qui je m'étais adressé pour l'impression de mon ouvrage : « Je ne conseillerai jamais à un médecin de province d'écrire. Il ne suffit pas en effet de faire un livre, et même de le faire bien, il faut de plus une position sociale pour le soutenir, une tribune pour le prôner, des journaux pour le vanter : et tout cela, mon cher ami, vous manque ».

Ainsi, j'étais averti ; c'était à moi de ne pas m'ex-

toutefois qu'on ne me mettra pas en croix, comme Ptolémée mit *le chien de la rhétorique*; et quoique j'aie commis le même crime que lui, j'espère, et certes ce n'est pas se montrer trop exigeant, que mon siècle ne m'infligera pas la même peine.

Si je suis un peu rassuré de ce côté-là, un autre souci me préoccupe. Par une coïncidence singulière, les deux plus beaux génies de l'antiquité, Homère et Hippocrate, sont devenus l'objet de la critique de deux auteurs portant le même nom, et qui dans le reste n'ont de commun que leur ignorance de la langue grecque. Mais dans Houdart de La Motte, écrivain facile, plein de grâce et spirituel, le talent suppléait à cette connaissance.

poser au péril. Quelque chose qui m'arrive. ce sera toujours ma faute; mais je n'en ferai pas moins remarquer que tout l'avantage reste aux médiocrités titrées, et qu'il suffit d'habiter Paris pour trouver des lecteurs : à cette condition seulement, l'air retentit du bruit de votre nom. Publiez maintenant, pauvres écrivains de province, publiez le fruit de vos veilles !

Peu d'ouvrages en effet sont écrits avec autant d'art, d'élégance et de finesse que ses Réflexions sur Homère. Et moi, pauvre écrivailleur de province, à de si brillantes qualités qu'ai-je à opposer? l'obscurité de mon nom, voilà tout.

Comment, d'après cela, ai-je pu croire que mon livre fût digne d'être offert à l'illustre Broussais, une des gloires dont la France doit le plus s'énorgueillir? le voici : A mes yeux M. Broussais a tellement mérité de l'humanité, que tous les hommes qui s'intéressent au bonheur de leurs semblables lui doivent de la reconnaissance. Plein de ce devoir profondément senti, je viens déposer à ses pieds cet écrit comme un faible hommage de ma haute admiration pour son génie. Puisse cette offrande, bien minime il est vrai, lui être agréable! Quand Socrate faisait des sacrifices aux dieux, comme il était pauvre, il en offrait toujours d'une très mince valeur, et croyait aussi bien mériter du ciel que les riches qui couvraient les autels de dons les plus magnifiques, citant à cette occasion ce vers d'un ancien poète : *Chacun doit offrir aux dieux selon sa puissance....... Je suis cet exemple.*

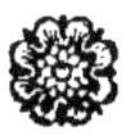

ÉTUDES

sur

HIPPOCRATE.

LIVRE PREMIER.

DE LA VIE
D'HIPPOCRATE.

LIVRE PREMIER.

DE

LA VIE

D'HIPPOCRATE.

Narrationibus non inutiliter subjungitur
opus distruendi confirmandique eas.
Quintil. *lib.* 2.

Parmi cette multitude de problèmes que l'étude
de l'antiquité ne cesse de présenter, c'en est un
sans doute bien étrange et souvent difficile à résoudre, que de voir cette même antiquité conserver
avec une sorte de religion les plus belles productions de l'esprit humain, sans pouvoir quelquefois
nous apprendre le lieu de la naissance, l'âge, la
vie même de ceux qui passent pour en être les

auteurs. Sans entrer à ce sujet dans de plus grands détails, contentons-nous de prendre Homère pour exemple, et demandons à la Grèce quel fut le père de l'Iliade. Mille voix qui le réclament (1), nous font assez connaître la haute estime que l'on portait à son génie ; mais prêtons une oreille attentive, et recueillons avec calme les traditions, nous n'entendrons plus que fables ridicules et contradictions bizarres. En effet, les détails historiques qui nous ont été transmis sur sa personne sont si disparates et quelquefois tellement éloignés de la vraisemblance, que l'on a depuis long-temps soupçonné que l'antiquité ne connaissait pas elle-même l'auteur de cet immortel ouvrage. Nous ne toucherons point ici à cette question, qui du reste nous est tout-à-fait étrangère. Seulement qu'il nous soit permis d'observer qu'elle a été profondément discutée par un des plus savants hellénistes de nos jours, le célèbre Wolf. Il n'est personne, sans doute, dans le monde savant, qui ne connaisse ses fameux prolégomènes sur Homère, ouvrage que nous ne nous permettrons pas de juger, mais dans lequel le professeur de Hall a cherché à prouver qu'Homère n'est qu'un être fantastique, et l'Iliade que l'œuvre des Rhapsodes.

En pareil début n'est peut-être pas aussi étranger à notre objet qu'on pourrait le croire au premier coup d'œil ; car en rappelant à notre pensée les doutes qui ont été élevés sur l'existence d'Homère, il

(1) Suidas fait monter à quatre-vingt-dix le nombre des villes qui se disputaient l'honneur d'avoir été le berceau ou le tombeau d'Homère.

justifie en quelque sorte celui qui oserait élever les mêmes doutes sur l'existence d'Hippocrate. Aussi aurions-nous peut-être le droit de nous faire ici cette demande : Hippocrate a-t-il réellement existé? Cette question nous semble la plus complète des absurdités, à nous qui, depuis tant de siècles, sommes habitués à jouir du fruit de ses travaux. Mais afin d'affaiblir pour un instant ce que paraît avoir d'étrange une pareille question, rappelons-nous qu'un sceptique (A)* s'est avisé un jour de nier au sein même de la Faculté de Médecine de Paris l'existence du vénérable vieillard de Cos, et que la dissertation qu'il écrivit à ce sujet, quoique re_gardée alors par quelques professeurs comme une espèce de sacrilége, parut assez spécieuse pour mériter de la part de Legallois une savante ré-futation.

Cependant, que l'on ne croie pas que nous ayions le dessein de reproduire ici l'opinion dont nous parlons en ce moment. Ce paradoxe pourrait bien n'être qu'un de ces jeux de l'esprit, qui se plait à sacrifier la vérité aux dépens des ressources qu'il trouve dans ses propres forces. Mais sans embras-ser un pareil paradoxe, nous sommes bien loin néanmoins d'admettre aveuglément tout ce que l'on a débité jusqu'ici sur le compte d'Hippocrate. Nous nous proposons au contraire d'examiner attentive-ment les principales circonstances de sa vie, et de rechercher s'il est bien vrai qu'il ait fait tout ce

* Chaque note indiquée par une lettre alphabé-tique, est renvoyée à la fin de l'ouvrage.

que ses biographes lui attribuent communément..
Toutefois, nous n'irons pas plus loin sans déclarer
que, animé de l'amour sincère de la vérité, nous
n'avons dans ce livre d'autre but que de faire
l'application des règles d'une saine critique à l'examen des documents historiques qui ont jusqu'à
présent servi à nous peindre Hippocrate dans ses
mœurs et dans ses actions. S'il résultait de nos
recherches que la vie de ce grand homme est pleine
d'incertitudes, et que la plupart des choses qui
nous ont été transmises sur sa personne, étant tirées
de pièces apocryphes, sont, les unes controuvées
ou imaginées à plaisir, les autres puériles ou invraisemblables, nous pouvons assurer qu'un pareil
résultat naît sans effort de l'examen réfléchi et
impartial des matériaux avec lesquels on s'est plu
à bâtir ce vain échafaudage appelé vie d'Hippocrate.
Car pour nous, sans opinion préconçue, n'ayant
aucun système à défendre, absolument indifférent
sur l'issue de cette espèce de lutte, nous avons
interrogé les monuments de l'antiquité avec bonne
foi ; et si la réponse que nous en avons obtenue
n'est pas favorable au divin vieillard, c'est qu'apparemment nous ne pouvions en obtenir d'autre,
ni par conséquent nous soustraire à une pareille nécessité........ Maintenant entrons en matière.

« Celui qui examine attentivement la vie d'Hip-
» pocrate de Cos, dit Schulze, est obligé de faire
» l'aveu que, dans ce que l'on a dit de lui, il y a
» plus de choses fausses que de vraies. Si l'on con-
» sulte ses contemporains sur les actions qu'on lui
» attribue, et qui certes devaient leur être bien
» connues, on verra, non sans surprise, que les

» anciens n'ont fait que rarement mention de lui.
» A la vérité, on trouve à la fin de ses œuvres l'his-
» toire de sa vie, laquelle, à en juger du moins par
» le titre, paraît être de Soranus ; mais il y est dit
» beaucoup de choses que nous souhaiterions de voir
» confirmées par une autorité plus impesante. Le
» peu que nous en a transmis Suidas est tiré d'une
» source inconnue, et Tzetzès n'a fait que mettre
» en vers ce que Soranus avait déjà écrit en prose :
» en sorte que nous n'avons aucun terrain où nous
» puissions mettre sûrement le pied. » (1)

Telles sont les paroles remarquables que Schulze
met en tête de ses considérations historiques sur
Hippocrate. Comme on le voit, ce profond érudit
ajoute fort peu de confiance à ce que l'histoire
nous a transmis sur la personne de ce célèbre médecin ; car non-seulement il récuse en quelque sorte
le témoignage de Soranus, de Suidas et de Tzetzès,
mais encore il fait entendre clairement que l'on
chercherait en vain d'autres détails dans des auteurs
plus anciens. En effet, on ne peut voir sans étonnement qu'un grand homme comme Hippocrate,
qui, au dire général, aurait porté de lui-même
tout-à-coup la médecine à la perfection, ait cependant fait dans le temps où il vivait si peu de
sensation, que ses contemporains semblent à peine
l'avoir aperçu. Lisez, pour vous en convaincre,
Platon, Aristote, Hérodote, Thucydide, Xénophon, etc., vous ne trouverez dans tous ces auteurs
rien qui puisse vous éclairer sur ses actions. Platon,
à la vérité, parle de lui deux ou trois fois dans

____

(1) Hist. med. pag. 206.

ses Dialogues, mais ce n'est ni pour en faire l'éloge, ni pour nous apprendre la moindre chose concernant sa vie : et si Aristote a fait mention de lui dans sa Politique, il en dit si peu de choses, lui qui avait tant d'occasions d'en parler ailleurs, que l'on n'en peut tirer aucun parti pour fixer son jugement sur ce point. Au reste, ne vous attendez pas à trouver des renseignements plus étendus dans les historiens que nous avons nommés plus haut. Le nom d'Hippocrate ne se rencontre dans Hérodote que pour désigner d'autres personnages, et j'ai à peine souvenance qu'il se trouve dans Xénophon. Quant à Thucydide, il ne fait nulle mention d'Hippocrate dans son histoire de la guerre du Péloponèze. C'était pourtant, il faut en convenir, une belle occasion de rendre hommage au génie de ce grand homme. Ayant à peindre la peste qui, pendant cette longue guerre, fit tant de ravages à Athènes, on sera toujours étonné qu'un historien si exact n'ait pas dit un seul mot du médecin de Cos, dans le tableau fidèle qu'il nous a laissé de ce terrible fléau. De quelle manière que l'on interprète ce silence, il n'en faut pas moins tomber d'accord ou qu'Hippocrate, s'il était dans ce temps-là véritablement à Athènes, n'y jouissait pas d'une grande célébrité, ou qu'il était du nombre de ces médecins dont Thucydide parle peu avantageusement, et qui n'entendaient rien à la maladie.

Ainsi qu'on vient de le voir, les contemporains d'Hippocrate ne nous apprennent absolument rien sur sa vie : il faut même franchir un intervalle de plus de six siècles avant de rencontrer un seul écrivain qui nous donne là-dessus des détails assez étendus pour fixer notre attention. Le premier que l'ou trouve, en parcourant cette longue suite d'années, est un certain Soranus d'Éphèse, que Suidas appelle le Jeune, pour le distinguer d'un autre Soranus également d'Éphèse, mais qui vivait dans un temps plus reculé, et qui paraît n'avoir écrit aucun ouvrage historique. Ce Soranus le Jeune est un auteur presque inconnu. On sait bien que, médecin lui-même, il publia un ouvrage sur la vie et les sectes des médecins ; mais on ignore si, dans la rédaction de cette espèce de biographie médicale, il a toujours pris la vérité pour guide. Ce qui nous fait croire le contraire, c'est-à-dire ce qui nous porte à penser qu'il n'a pas toujours puisé à des sources pures et fidèles, ni apporté dans le choix de ses matériaux ce discernement éclairé, cette critique sévère, indispensable à ce genre de travail, c'est la multitude de choses évidemment fausses dont se trouve rempli le fragment que nous possédons de cet écrivain, sous le titre de vie d'Hippocrate. Ce fragment, le seul qui nous reste de tout l'ouvrage de Soranus, est en effet remarquable par les faits controuvés qu'on y lit, et nous donne pour cette raison une idée peu avantageuse de l'auteur. Mais comme il a servi en quelque sorte de fondement à une grande partie des faussetés que l'on fait entrer ordinairement dans la vie d'Hippocrate, c'est pourquoi nous allons en faire l'objet spécial de notre critique, en ayant soin toutefois de rattacher à cet examen tout ce qui se trouve également de faux dans les autres auteurs, concernant ce célèbre médecin.

La première chose qui devrait se présenter dans

cet examen, serait de rechercher si ce fragment est véritablement authentique; car personne n'ignore que, dans l'ancien temps, on se plaisait à publier sous de faux noms des ouvrages supposés. Parmi cette multitude d'exemples que nous pourrions tirer de l'antiquité, nous nous contenterons de citer le suivant : Des trois fragments qui nous ont été transmis sur la vie d'Homère, aucun n'est authentique. Nous en dirons autant de cet opuscule sur le même sujet, qui a été publié sous le nom de Plutarque, mais qui est évidemment une pièce apocryphe; et comme si l'histoire d'un des plus grands génies de l'antiquité ne devait être qu'un tissu de fables, il n'existe pas une seule vie du chantre d'Achille, écrite du moins dans l'ancien temps, qui ne soit l'œuvre de quelque faussaire. Nous n'en excepterons même pas celle attribuée à Hérodote, laquelle, au jugement d'un grand nombre d'habiles critiques, comme Léon Allatius, T. Lefèvre, Jonsius, Wesseling, Walkenaër, etc., est aussi une pièce supposée. Mais sans nous prévaloir d'un pareil exemple, sans même demander par quelle voie le fragment de Soranus est parvenu jusqu'à nous, nous prendrons ce fragment tel qu'il est, et nous continuerons à le regarder comme l'œuvre de celui dont il porte le nom. Toutefois, en faisant cette concession, nous ne croyons pas accorder un grand avantage à ceux qui voudraient devenir les défenseurs de ce même fragment.

Il est en effet, ainsi que je l'ai déjà dit, tellement rempli de choses fausses, qu'en admettant qu'il soit authentique, je ne vois pas ce que ses partisans y gagneraient. Comment pourraient-ils parvenir à in-

spirer de la confiance en faveur d'un écrit qui
est dépourvu de toute espèce de critique ? Je suis
loin de douter des lumières de mes adversaires ;
je doute encore moins du zèle avec lequel ils vont
prendre la défense de celui qu'ils regardent comme
le *premier et le plus grand* des médecins ; mais, malgré tous leurs efforts, je ne pense pas qu'ils puissent
jamais soutenir avec avantage l'espèce de lutte qui
va s'ouvrir présentement. Ce n'est pas que j'espère
leur opposer une grande résistance : je connais trop
ma faiblesse pour avoir une telle prétention. Mais
le parti que j'ai embrassé me paraît si juste, que
plein de confiance dans la bonté de ma cause, si je
descends un des premiers dans l'arène, c'est que
je compte moins sur mes forces que sur la validité
des preuves qui me serviront d'appui.

Je commencerai mes réflexions par l'examen d'un
fait qui, pour être généralement reçu, ne m'en
paraît pas moins très douteux. On a dit, et l'on
a répété sur la foi de Soranus, qu'Hippocrate jouissait dans toute la Grèce d'une si grande célébrité,
qu'il fut appelé par Perdiccas, roi de Macédoine,
conjointement avec Euriphon de Cnide, pour le
guérir d'une fièvre lente dont on ignorait la cause,
mais que le médecin de Cos reconnut pour être
entretenue par un violent amour pour Phila, con-
cubine de son père. A la vérité, ce fait s'accorde
passablement avec la chronologie ; mais, comme
l'observe fort à propos le savant Sprengel, ce qui
néanmoins le rend suspect, c'est que l'histoire
rapporte un trait absolument semblable d'Érasistrate
à la cour de Séleucus Nicanor ; en sorte qu'il paraît
très croyable que l'on aura sans raison attribué à

Hippocrate une anecdote réellement arrivée à Érasistrate (1). Au reste, ce qui donnerait du poids
à cette conjecture, c'est qu'Euriphon ne pouvait
pas être avec le divin vieillard auprès de Perdiccas,
ainsi que le dit Soranus, puisqu'on lit dans Galien
qu'il vivait quelque temps avant le médecin de
Cos (2).

Ce n'est pas d'ailleurs le seul fait controuvé
qu'il y ait à relever dans la narration de Soranus.
On y lit encore que la peste ravageant l'Illyrie et
plusieurs contrées barbares, Hippocrate fut mandé
par les rois de ces diverses nations pour les délivrer de ce fléau ; mais, qu'ayant appris par les
ambassadeurs qu'on lui avait envoyés, la direction
des vents qui régnaient dans leur pays, il prévit
par là que la peste allait bientôt fondre sur l'Attique; en sorte qu'il refusa de partir, aimant mieux
rester dans sa patrie, où ses secours allaient devenir si nécessaires. Assurément ce récit ne renferme rien qui ne fasse beaucoup d'honneur à Hippocrate ; mais parce qu'un fait honore la mémoire
d'un grand homme, est-ce une raison pour l'admettre sans examen ? Je ne le pense pas; et c'est
pourquoi je vais exprimer mes doutes sur ce que
l'on attribue au vieillard de Cos dans cette occasion.

Je dirai en premier lieu que l'on ne trouve dans
les auteurs absolument rien qui ait le moindre rap-

(1) Cette anecdote a fourni au pinceau du grand
Lairesse le sujet d'un de ses plus beaux tableaux.
Voyez, pour les détails, Winckelmann, Réf. sur
la peint., etc., page 102 et suiv.

(2) Comment. in Hipp. De Vict. acut.

port à une maladie pestilentielle venue du côté de
l'Illyrie, ce qui est déjà un motif de doute ; ensuite, que la plupart de ceux qui se sont occupés
de l'histoire de la médecine ont pensé que la peste
dont parle ici Soranus, et qui menaçait de ravager
l'Attique, est la même que celle qui a désolé Athènes, et dont Thucydide a donné une description si
vraie et si animée. Or, voici maintenant ce qu'aurait fait Hippocrate dans cette circonstance : Après
avoir envoyé deux de ses enfants, son gendre Polybe et plusieurs de ses disciples dans les diverses
contrées où régnait la contagion, avec les instruc-
tions nécessaires pour s'opposer à ses progrès, lui-
même parcourut dans un but semblable la Thessalie,
la Phocide, la Béotie, la Dorie, le pays de Delphes et celui d'Athènes, où il finit ses courses, et
où ses conseils furent d'une si grande utilité, qu'il
obtint en récompense, par un décret solennel du
peuple, le droit de bourgeoisie, l'initiation aux
mystères d'Éleusis, et une place pour lui et ses
enfants au Prytanée, honneur insigne chez les Grecs.

Tout cela est très beau sans doute ; mais tout
cela est-il bien conforme à la vérité? C'est ce que
nous allons examiner. D'abord, il est presque certain, pour ne pas dire sûr, qu'Hippocrate n'est
jamais allé à Athènes exercer son art. Ce qui le
prouve, à notre avis, c'est qu'on ne trouve dans
les ouvrages qui sont véritablement de lui aucune
observation recueillie dans cette ville. Toutes les
maladies dont l'histoire est rapportée dans le premier et dans le troisième livres des Épidémies, ont
été observées, si nous nous en rappelons bien,
à Thase, à Larysse, Abdère, Platamon, Mœlibée

et à Cysique : le nom d'Athènes ne s'y trouve
nulle part. Nous n'ignorons pas cependant que Galien, s'appuyant d'un ou deux malades qui habitaient sur la Place du Mensonge, a soutenu qu'Hippocrate avait pratiqué l'art de guérir à Athènes,
parce qu'il y avait en effet dans cette ville une
place de ce nom, appelée aussi le Marché de Cé-
crops. Mais, on ne peut en disconvenir, c'est chercher à établir un fait sur une preuve bien équivoque ; car enfin il pourrait y avoir dans plusieurs
villes de la Grèce une place portant le nom de
Place du Mensonge, comme il y a en France dans
presque toutes les grandes villes, une place appelée Place d'Armes, Place des Victoires, etc...
Et que deviendrait dans cette hypothèse une pareille désignation ? Pour nous, il nous parait évident que les deux malades dont il est question
au troisième livre des Épidémies, et qui habitaient
sur la Place du Mensonge, étaient de Thase et
non d'Athènes. Nous fondons notre opinion sur ce
que le nom de la ville de Thase se trouvant en
tête de la seconde section du troisième livre des
Épidémies, tous les malades qui appartiennent à
cette section semblent par conséquent appartenir
également à cette ville. S'il en était autrement,
nous demanderions pourquoi Hippocrate n'aurait
pas nommé ici Athènes, comme il a nommé ailleurs Thase, Abdère, Platamon, etc. Au surplus,
nous trouvons dans Galien lui-même la preuve
qu'Hippocrate n'est point allé à Athènes pratiquer
son art, puisqu'il dit, en parlant d'un cas de
chirurgie qu'Hippocrate n'avait pas vu, et que lui-
même n'avait rencontré que cinq fois, qu'il n'aurait

jamais eu de semblables occasions s'il n'eût habité
de grandes villes, telles que Rome, *dont un seul
quartier*, observe-t-il, contient plus d'habitants que
la *plus grande ville où Hippocrate ait jamais été (B).*

D'un autre côté, comment croire que le médecin
de Cos, s'il eût été réellement à Athènes dans le
but de s'opposer aux ravages de la peste, ne nous
eût pas laissé dans ses écrits le souvenir de ce
voyage, et surtout la description de cette affreuse
maladie, lui qui était si empressé à recueillir des
observations partout où il se trouvait, et si exact
à tracer le tableau des constitutions régnantes?
Mais, nous répondra-t-on, Hippocrate est loin, ainsi
que vous paraissez le croire, d'avoir oublié de peindre la peste d'Athènes. Pour vous en convaincre,
ajoutera-t-on, ouvrez le troisième livre des Épidémies, vous y verrez une belle description de cette
cruelle maladie. Nous n'ignorons pas que tel a été
en effet le sentiment d'un grand nombre de savants;
nous le savons même si bien, que c'est pour cette
raison que nous nous sommes adressé cette objection, à laquelle il devient maintenant nécessaire
de répondre.

Si la constitution épidémique décrite au troisième
livre des Maladies populaires, était la même que
la grande peste d'Athènes, nous demanderions d'a-
bord pourquoi Hippocrate, en donnant le tableau
de cette maladie, n'a pas dit qu'elle avait régné
et qu'elle avait été observée par lui à Athènes;
car nous ne pouvons croire qu'il eût fait cette omis-
sion, si véritablement il eût recueilli l'histoire de
cette maladie dans cette ville, et si surtout on lui
eût décerné tous les honneurs dont ses biographe

font mention. Nous demanderions ensuite comment Hippocrate aurait pu se trouver à Athènes en qualité de médecin, lui qui, ainsi que nous le dirons plus bas, n'avait tout au plus que vingt-cinq ans au commencement de la guerre du Péloponèse. Un jeune homme qui en était encore à suivre les philosophes et à prendre des leçons d'éloquence, pouvait-il être un médecin assez renommé pour jouer le rôle qu'on lui prête dans cette circonstance ?

Ensuite, tous ceux qui voudront se donner la peine de comparer le récit d'Hippocrate avec celui de Thucydide, s'apercevront aisément que l'épidémie observée par le médecin de Cos ne présente aucun des caractères de la peste décrite par l'historien grec. Cela est si vrai, que Schulze (1) traite d'insensé quiconque chercherait la peste d'Athènes dans les écrits d'Hippocrate. En effet, tout diffère dans les deux narrations. Suivant le divin vieillard, la maladie était due aux intempéries de l'atmosphère ; suivant Thucydide, elle venait de l'Éthiopie, et la cause en était inconnue. Dans l'un, ce sont diverses affections morbides, comme des érysipèles, des maux de gorge, des frénésies, des phthisies, etc., lesquelles affections morbides, quoique toutes soumises à l'empire d'une même constitution, n'en présentent pas moins une grande diversité de symptômes, parce qu'elles ont réellement un siége différent. Dans l'autre, c'est une seule maladie qui a bien quelque variété, suivant les divers tempéraments, mais qui, dans le fond, est toujours la même et ne change jamais de na-

____

(1) Hist. med., pag. 188.

ture. Dans Thucydide la maladie était contagieuse, ce qui causa une affreuse mortalité; dans Hippocrate on ne voit rien de semblable. Le premier nous apprend que le mal était supérieur aux forces humaines, et que l'on périssait également avec ou sans médecin. Le second nous dit que les maladies qu'il décrit étaient plus effrayantes que funestes, et que de tous les malades, il en réchappa un assez bon nombre. Thucydide fait remarquer que, durant la peste, on perdit tout respect pour les choses divines et humaines, et que les Athéniens se voyant à chaque instant sur le point de mourir, et croyant qu'il était raisonnable de tirer au moins quelque parti du peu de temps qu'il leur restait à vivre, n'étant d'ailleurs retenus ni par la crainte des dieux, ni par les lois humaines, dirigèrent toutes leurs pensées vers la volupté, et se livrèrent sans réserve à toutes sortes de crimes. Hippocrate ne nous dit pas un seul mot de ce mépris de tous les devoirs, ni de ce débordement affreux, Hippocrate que l'on représente pourtant si attaché aux principes d'une morale sévère, et si respectueux envers la divinité.

Mais c'est pousser assez loin un parallèle qui, comme on vient de le voir, n'a rien de ressemblant. Aussi ne m'arrêterai-je pas davantage sur ce point. J'ajouterai seulement que si je n'ai pas comparé en détail les symptômes donnés par Thucydide avec ceux décrits par Hippocrate, c'est qu'ayant dit que le médecin de Cos avait dans sa constitution donné la description de diverses espèces de maladies, j'ai pensé avoir suffisamment indiqué par là toute la différence qui existe sous ce rapport entre ces deux auteurs. Je conclurai donc en disant que tout concourt à prouver que l'épidémie du divin vieillard n'a aucune ressemblance avec la maladie pestilentielle de l'historien grec.

J'ai fait voir que l'on ne trouve dans les écrits d'Hippocrate aucune preuve de son séjour à Athènes comme médecin ; je vais maintenant montrer combien sont invraisemblables toutes les circonstances qui accompagnent son prétendu voyage dans cette ville. Le motif qui engagea Hippocrate, nous dit-on, à parcourir la Grèce pour la délivrer de la peste, c'est qu'il pressentit l'arrivée de ce terrible fléau dans l'Attique, par la direction des vents qui régnaient dans l'Illyrie. Mais, outre que la peste dont il est question venait de l'Éthiopie et non de l'Illyrie, qui ne sait aujourd'hui que ce ne sont pas les vents qui transportent cette cruelle maladie de contrée en contrée, surtout à une si grande distance ? Il fit cesser, ajoute-t-on, les fureurs de la contagion en faisant allumer de grands feux, afin de purifier l'atmosphère. Mais qui ne sait encore que ce moyen n'étant propre qu'à altérer la pureté de l'air, et non à détruire le principe contagieux, ne pouvait en aucune manière arrêter les ravages de la peste (C). Non-seulement il parcourut lui-même la Grèce, mais il envoya en outre ses deux fils Thessalus et Draco, et son gendre Polybe, dans les diverses contrées barbares, pour s'opposer aussi de leur côté au fléau pestilentiel qui les ravageait. Mais Hippocrate, qui était tout au plus âgé de trente ans au moment où la grande peste d'Athènes éclata, pouvait-il avoir déjà deux enfants et un gendre capables d'exercer la méde-

cine? Il fut comblé d'honneurs par les Athéniens,
porte le récit de Soranus, pour les avoir délivrés
des maux dont ils étaient accablés. Mais si ce médecin célèbre eût fait cesser la peste, et s'il eût
reçu en récompense de cet immense service tous
les honneurs dont on parle dans sa vie, pourquoi
Thucydide, qui entre dans de si grands détails
sur cette cruelle maladie, ne dit-il pas un seul
mot d'Hippocrate ni des prétendus honneurs qu'on
assure lui avoir été rendus dans cette circonstance?
Pourquoi dit-il au contraire que les médecins, ne
connaissant pas la maladie, n'avaient en rien di-
minué sa violence; que toute industrie humaine
était superflue : prières dans les temples, oracles
consultés, pratiques de toutes espèces, que tout
enfin devenait inutile? Est-ce donc ainsi qu'un
historien aussi exact eût parlé, si Hippocrate fût
véritablement venu à bout d'arrêter la contagion?

Ainsi on voit clairement à présent qu'Hippocrate n'est point allé à Athènes faire cesser la peste,
et que tout ce que l'on a dit là-dessus n'est qu'une
fable imaginée à plaisir. Cependant presque tous
les auteurs qui ont écrit l'histoire de sa vie ont
rappelé ce fait sans avoir l'air de se douter le moins
du monde qu'il fût supposé. Mais ce qui doit surprendre le plus, c'est que les auteurs de la Biographie médicale, ouvrage tout récent (1), en rappor-
tant le même fait, n'aient pas élevé le moindre
doute sur sa réalité. Ils ignoraient apparemment
qu'il ne reposait sur aucun témoignage authentique :

(1) Il ne faut pas perdre de vue que cela a été
écrit en 1824.

et pourtant la source qui l'a fourni est tellement suspecte, qu'elle doit de toute nécessité inspirer la plus grande défiance. Le discours de Thessalus et le décret des Athéniens, pièces qui se trouvent rejetées à la fin des œuvres d'Hippocrate, sous le titre de pièces étrangères, sont les ouvrages *recommandables* d'où l'on a tiré les matériaux de ce récit. Or, de l'aveu de tous les critiques, ces pièces sont apocryphes, et la supposition en est même si évidente qu'il serait tout-à-fait superflu d'y revenir ici. Maintenant quand un fait est raconté avec des circonstances invraisemblables et même impossibles; quand aucun auteur contemporain n'en fait nulle mention, et qu'il est même détruit par le témoignage négatif d'un historien exact et digne de foi, comme Thucydide, qui n'en dit pas un seul mot ; quand surtout ce même fait est tiré de pièces évidemment supposées, je le demande, un pareil fait peut-il être reçu sans examen, et ne doit-il pas plutôt être rejeté comme entièrement faux?

D'après tout ce qui précède, on ne peut s'empêcher de convenir que c'est le plus sage parti à prendre. Mais que doit-on penser de ce que l'on raconte au sujet du refus fait par le médecin de Cos d'aller au secours de la Perse, également dévastée par la peste? «Dès que ce fléau se fit sentir » en Perse, dit Rollin (1), Artaxercès Longuemain » lui fit écrire par ses gouverneurs pour l'engager à » venir dans ses états traiter ceux qui étaient at- » taqués de cette maladie. Il lui fit les offres les » plus avantageuses, ne mettant du côté de l'in-

(1) Hist. anc.

» térêt aucune borne aux récompenses dont il pré-
» tendait le combler, et du côté de l'honneur,
» promettant de l'égaler à ce qu'il y avait de per-
» sonnes plus considérables dans sa cour. Mais tout
» l'éclat de l'or et des dignités, ajoute le même
» auteur, qu'on fit briller aux yeux d'Hippocrate
» ne fut point capable de le tenter, et ne put
» étouffer dans son esprit le sentiment d'aversion
» et de haine qui était devenu naturel aux Grecs
» à l'égard des Perses, depuis que ceux-ci étaient
» venus les attaquer. Sa réponse fut donc qu'il
» était sans besoin et sans désirs ; qu'il devait ses
» soins à ses concitoyens et à ses compatriotes, et
» qu'il ne devait rien aux barbares, ennemis dé-
» clarés des Grecs. »

Tel est le récit de ce refus superbe vanté à outrance par les apologistes d'Hippocrate, et blâmé
avec quelque apparence de raison par les véritables
philantropes, refus qui ne repose cependant sur
aucune preuve historique valable; car Soranus,
qui ne manque pas d'en faire honneur au médecin
de Cos, ne donne d'autre garant de la certitude
de ce fait que la lettre écrite par Hippocrate au
roi de Perse par l'intermédiaire de son satrape
Hystanes. Or, voici ce que dit Fréret à ce sujet:
« Cette lettre, observe cet habile critique, pleine
» d'outrages et de menaces impertinentes, ressem-
» ble bien plus à l'ouvrage d'un scoliaste qui n'a
» jamais vu que la poussière de son cabinet, et
» qui parle à un prince mort depuis plusieurs siè-
» cles, qu'à une lettre véritable écrite à un prince
» vivant, et dont les états sont voisins de celui qui
» l'écrit. D'ailleurs elle n'a point le style d'Hippo-

» crate, homme d'esprit et bien élevé. Les Grecs
» redoutaient le roi de Perse, mais ne le mépri-
» saient pas, surtout lors de la guerre du Pélo-
» ponèse, dans laquelle les deux partis qui divi-
» saient la Grèce, cherchaient également à se for-
» tifier de son alliance. » (1)

Rien assurément n'est plus sensé que ces réflexions de Fréret : elles démontrent clairement
que cette lettre d'Hippocrate sur laquelle on a
voulu fonder la réalité du récit que j'ai tiré de
Rollin, est encore une pièce supposée. J'en dirai
autant de ces différentes lettres que se sont écrites
réciproquement sur le même sujet Artaxercès, Pœtus
et les habitants de Cos. Toute cette correspondance
est l'œuvre de fourbes si malhabiles même, que ce
serait perdre son temps que de prendre la peine
de les réfuter. Je n'ignore pas cependant que ces
lettres sont très anciennes, puisque Caton le Cen-
seur les connaissait (2). Mais malgré leur ancien-
neté, dit Haller, elles n'en portent pas moins
plusieurs signes de supposition : *Perantiquæ sunt,
cùm ad eam Cato adludat, quâ Hippocrates Artaxercæ
auxilium suum negat.; sed multæ sunt suppositionis
notæ (3).* C'était d'ailleurs, à ce qu'il paraît, une

(1) Chronolog. tom. VIII, pag. 66 et 67.

(2) Plut. in Vit. Cat. Cens. Il est douteux au reste
que Caton ait connu ces lettres ; il paraît au contraire plus certain qu'il avait simplement entendu
parler de la réponse d'Hippocrate, sans l'avoir lue
lui-même dans la lettre que celui-ci écrivit à Hystanes.

(3) Art. med. princip. tom. IV, pag. 268.

espèce de coutume aux faussaires de l'antiquité
de supposer ainsi un commerce de lettres entre
des personnages de marque. Plutarque fait entendre
dans la vie de Lycurgue qu'il courait de son temps
plusieurs lettres sous le nom de ce célèbre légis-
lateur, mais qui étaient supposées ainsi qu'une
foule d'autres qu'on attribuait faussement à un grand
nombre d'hommes illustres. Casaubon, Spanheim,
Ménage, ont aussi élevé tour-à-tour des doutes sur
la légitimité de ces sortes d'écrits, et aujourd'hui
la supposition en est tellement reconnue, qu'il
serait tout-à-fait inutile de s'arrêter là-dessus. Aussi
a-t-on rejeté depuis long-temps comme apocryphes
toutes ces lettres ainsi que celles d'Hippocrate (1).
Or si, comme je viens de le dire, toute la correspondance que l'on assure avoir eu pour objet de
la part du roi Artaxercès de réclamer les secours
d'Hippocrate est imaginée à plaisir; et si surtout
le refus du médecin de Cos n'a pas d'autre garant
que ces pièces supposées, quelle confiance, je le
demande, peut-on accorder à cette anecdote? Il
serait inutile d'apporter en preuve le témoignage
de Suidas, car il n'ajouterait rien à la certitude
de ce fait, puisque le lexicographe ne rapporte ce
fait que sur la foi de cette même correspondance.
Il existe d'ailleurs entre les auteurs qui en parlent une telle diversité, que cela suffirait seul pour
le faire rejeter. Tzetzès se contente de dire qu'Hippocrate était contemporain d'Artaxercès, sans parler le moins du monde du refus si prôné de ce

(1) Voyez Schœl, Hist. de la Littér. grecque,
tom. II, pag. 273 et suiv.

célèbre médecin. Plutarque, dans la vie de Caton l'Ancien, fait entendre que le divin vieillard fut mandé en Perse pour traiter Artaxercès lui-même, tandis que nous voyons que le roi des rois, dans sa lettre à Pœtus, ne désirait attirer dans ses états le médecin de Cos que pour soigner ceux de ses sujets qui étaient atteints de la peste ; et si Stobée parle de la réponse superbe que l'on prête à Hippocrate dans cette occasion, ce n'est, semble-t-il, que pour la rendre incroyable, puisque, suivant lui, elle aurait été faite par le médecin de Cos à Xercès, prince mort, comme l'observe judicieusement Sprengel, avant la naissance même du *père* de la médecine. Faut-il donc maintenant être surpris si Schulze (1), regardant cette anecdote comme dénuée de preuves, l'a mise au nombre de ces fables dont l'antiquité offre tant d'exemples ? (2)

Mais, me dira-t-on peut-être, est-ce que vous avez l'intention de jeter ainsi des doutes sur toute la vie d'Hippocrate, et de nous faire accroire qu'elle n'est qu'un tissu de rêveries ? Si, comme vous le prétendez, pourrait-on ajouter, le vieillard de Cos n'a pas été appelé à la cour de Perdiccas ; s'il n'a point guéri les Athéniens de la peste ; si enfin le roi de Perse ne lui a point fait les offres magnifiques dont vous parliez tout à l'heure, en direz-vous autant de cette entrevue si célèbre dans l'antiquité,

(1) Hist. med., pag. 213.

(2) M. Girodet a prêté à cette fable l'appui de son talent ; son sublime pinceau l'a mise en scène dans un tableau qui fait l'admiration de tous les connaisseurs.

que l'on assure avoir eu lieu entre Hippocrate et Démocrite? Soranus, Tzetzès, Diogène Laërce, Suidas, en font mention : tant de témoignages ne suffisent-ils pas pour établir la certitude d'un fait? A cela je réponds qu'en thèse générale, dans la recherche du vrai, il ne faut pas compter les voix, mais les peser, *non enim tam auctoritatis in disputando quàm rationis momenta quærenda sunt. (Cic.)* Ainsi, pour adopter un fait, je ne réglerai point mon jugement sur le nombre des auteurs qui en parlent, mais bien sur la validité des preuves qui lui servent d'appui. Quand on a dit, par exemple, qu'Hippocrate avait été appelé par les Abdéritains pour guérir Démocrite de sa folie, je pourrais à la vérité, pour donner plus de poids à ce récit, compter les suffrages. Mais si je trouve que non-seulement ces auteurs ne s'accordent pas entre eux, mais encore qu'ils ont tiré leur récit d'un ouvrage supposé, et qu'ils l'ont accompagné de détails invraisemblables, alors il m'importera fort peu que Soranus, Suidas, etc., en aient fait mention. Dès qu'il m'est démontré que le fait a été puisé à une source suspecte, et qu'il est raconté diversement et avec des circonstances absurdes, cela me suffit pour le rejeter comme supposé. Maintenant je ferai cette question : Le récit qui relate les détails de l'entrevue du médecin de Cos et du philosophe d'Abdère porte-t-il réellement tous ces caractères de fausseté? Le lecteur en jugera par ce qui suit.

D'abord, j'observerai qu'il est pour ainsi dire hors de doute que le récit en question a été tiré d'une pièce apocryphe. Les auteurs de la Biogra-

phie médicale s'expriment là-dessus de la manière
la plus positive : « Nous avons omis à dessein,
» disent-ils, une foule de petites anecdotes qui ont
» été débitées sur le compte de Démocrite, et qui
» sont toutes dénuées d'authenticité. Dans ce nom-
» bre on doit ranger celle du voyage entrepris par
» Hippocrate à la prière des Abdéritains, pour gué-
» rir Démocrite de la folie dont ses compatriotes,
» en le voyant rire et se moquer de tout, l'avaient
» supposé atteint. Ce fait improbable, ajoutent-ils,
» ne repose que sur une lettre d'Hippocrate, qu'on
» soupçonne avec raison d'être apocryphe ». Ainsi
les rédacteurs de la Biographie médicale déclarent
nettement, comme on le voit ici, que ce récit n'a
d'autre fondement qu'une pièce supposée. Et quand
ils ne l'auraient pas dit, qui ne sait aujourd'hui
que toute la correspondance que l'on suppose avoir
existé entre Hippocrate et Démocrite a été fabri-
quée par des faussaires? « Les lettres qui sont
» annexées aux œuvres d'Hippocrate, dit Schulze,
» et qui ont rapport à l'entrevue de ces deux phi-
» losophes, quoiqu'elles soient anciennes, n'en sont
» pas moins supposées, et font naître à chaque
» instant au lecteur attentif mille doutes sur leur
» authenticité. Je ne veux point ici, observe le
» même auteur, m'arrêter sur cette matière, tant
» d'hommes instruits ayant démontré combien toute
» cette correspondance méritait peu de confiance.
» Cependant, ajoute Schulze dans une note, je
» ferai connaître le jugement du célèbre Joseph
» Scaliger sur ces lettres, jugement qui se trouve
» dans la Bibliothèque grecque de Fabricius. Si
» vous me demandez ce que je pense des lettres

» d'Hippocrate, dit donc Scaliger, je répondrai
» que je n'ignore pas qu'elles sont anciennes, ainsi
» que celles de Démocrite, de Solon, de Pittacus
» de Mitylène, qu'on lit dans Diogène Laërce.
» Mais, comme je peux prouver par plusieurs bon-
» nes raisons que toutes ces lettres attribuées à
» ces philosophes ont été supposées par les Grecs,
» à qui le mensonge était familier, c'est pourquoi
» il m'est bien permis de porter le même jugement
» sur celles d'Hippocrate ; et certes, ajoute cet ha-
» bile critique, si je voulais m'en donner la peine,
» il ne me serait pas difficile de démontrer qu'elles
» ne sont pas de cet illustre médecin. Mais j'aime
» mieux laisser à chacun son jugement libre, et
» me contenter de dire qu'il est plus sûr de douter
» d'une chose quand cette chose est plus facile à
» réfuter qu'à prouver. » (1)

Ainsi donc, d'après tout ce qui précède, il est évident que les lettres qui donnent les détails du prétendu voyage d'Hippocrate auprès de Démocrite sont
apocryphes. Mais est-il de même aussi évident que
les auteurs anciens qui ont parlé de cette entrevue,
en aient puisé le récit dans ces lettres supposées ?
Nous avons vu tout à l'heure que les auteurs de
la Biographie médicale partageaient cette manière
de voir, et tout nous prouve qu'ils ont raison.
Soranus, comme on le sait, était peu difficile en
fait de preuves, et puisait indifféremment à toutes
sortes de sources. Pourquoi n'aurait-il pas encore
tiré cette anecdote de ces lettres, lui qui n'a fait
nulle difficulté de tirer de ces mêmes lettres le

____

(1) Hist. med., pag. 214 et 215.

récit du refus des offres d'Artaxercès? D'ailleurs, ainsi qu'on a pu le voir précédemment, tout ce commerce de lettres, quoique fabriqué par des faussaires, a passé pour légitime dans l'ancien temps; et si Caton l'Ancien y a été trompé, nous ne voyons pas pourquoi un Soranus, auteur de mince aloi, ne s'y serait pas aussi laissé tromper. Pour Tzetzès, il n'a rien dit dans ses Chilliades qui ne soit extrait de l'ouvrage de Soranus, *Ex Ephesio Sorano res Hippocratis exposui*, ce sont ses propres termes; par conséquent son autorité n'ajoute rien à celle du médecin d'Éphèse. Et que dit-il d'ailleurs? que les Abdéritains envoyèrent dix talents (500,000 fr.) à Hippocrate pour l'engager à venir auprès de Démocrite afin de le guérir de sa folie, comme si une petite ville comme Abdère, qui était pauvre, pouvait faire présent d'une pareille somme à un médecin pour traiter un de ses habitants. Écoutons au surplus les réflexions de Gruner à ce sujet : « Quel est l'hom-
» me, dit ce savant (1), assez insensé et assez stu-
» pide pour croire que les habitants d'une aussi
» petite ville aient pu gratifier Hippocrate de dix
» talents, quand nous savons par Plutarque qu'au
» temps de Philippe, roi de Macédoine, tout le
» trésor destiné aux frais de la guerre se montait
» à peine à soixante-dix talents. Or, si cela est
» vrai, comme il n'est pas permis d'en douter,
» comment, ajoute le même auteur, les Abdéri-
» tains, peuple tout-à-fait misérable, pouvaient-ils
» disposer d'une aussi grande quantité d'argent? »

(1) Censur. lib. Hipp., pag. 200 et 201.

Mais, répondra-t-on, si Tzetzès ne mérite pas plus de confiance que Soranus, que doit-on penser du témoignage de Diogène Laërce et de celui de Suidas? ce que l'on pense en général de deux auteurs qui se sont copiés l'un l'autre, ou plutôt qui ont puisé à la même source dans Athénodore, et qui racontent ces choses puériles. Or, voici ce qu'ils disent : que dans une visite qui eut lieu entre Démocrite et Hippocrate, celui-ci fit apporter du lait, et que le philosophe d'Abdère, après l'avoir examiné, reconnut que c'était du lait d'une chèvre noire qui n'avait porté qu'une fois; ensuite, qu'Hippocrate étant accompagné dans cette visite d'une jeune fille, Démocrite la salua par ces mots : Bonjour, ma fille; mais que l'ayant revue le lendemain, il l'appela femme, ayant également reconnu qu'elle avait perdu sa virginité la nuit précédente. « Si l'on me demandait, dit le célèbre Bayle (1), » mon sentiment sur cette histoire, je répondrais » sans hésiter que je la crois fausse; ce n'est pas » que je ne croie possible que la cause de la noir- » ceur d'une bête et la fécondité réitérée produi- » sent quelque qualité particulière dans le lait. Il » n'est pas impossible que cela se fasse, et il est » d'un autre côté fort possible que cela ne se fasse » point. Disons-le même de l'autre article. Il est » possible que la perte de la virginité produise » quelque changement dans l'extérieur des person- » nes, et il est possible qu'elle n'en produise au- » cun. Ces deux choses opposées étant possibles, » supposons que dans le lait d'une chèvre noire, et

(1) Dict. hist. art. demo. Not. C.

» qui n'a porté qu'une fois, il y ait une qualité
» particulière qui dépende de la noirceur et de
» la première portée, sera-t-il possible à un hom-
» me de connaître cette qualité? Je réponds, con-
» tinue Bayle, que cela ne me paraît pas impos-
» sible; mais je ne crois pas que jusqu'ici aucun
» homme soit parvenu à ce degré de connaissance.
» On dit que les abeilles ont un discernement assez
» fin pour connaître entre plusieurs personnes qui
» approchent de leurs ruches celles qui ont goûté
» depuis peu le plaisir vénérien. Il n'y a rien là
» qui ne soit probable; car les organes des insectes
» sont si délicats qu'une émanation de corpuscules
» qui n'excite point de sensation dans un homme,
» peut irriter l'odorat des abeilles et des fourmis.
» Mais la science de Démocrite surpassait celle des
» abeilles, puisqu'on ne dit pas qu'elles sachent
» discerner si c'est la première fois qu'on a exercé
» cet acte. Je dis donc, continue toujours Bayle,
» que quand tout ce que l'on conte des abeilles
» serait vrai, et qu'il serait constant que la perte
» du pucelage changerait quelque chose dans l'ex-
» térieur, il n'en faudrait pas inférer qu'aucun
» homme ait jamais connu ce changement; et quoi-
» qu'il en soit, je demeure persuadé que Démo-
» crite n'a point connu les deux choses dont il
» s'agit. »

Tel est le jugement de Bayle. J'avouerai sans
peine que pour détruire de pareilles absurdités,
il n'était pas nécessaire d'avoir recours à l'autorité
d'un aussi habile critique : il est des choses qu'il
suffit d'exposer pour les faire rejeter. Mais outre
que Bayle ne les avait pas jugées indignes de

son examen, on trouve ces contes dans un si grand
nombre d'ouvrages sans la moindre observation
critique, qu'il m'a paru nécessaire de les apprécier
ici à leur juste valeur. D'ailleurs je voulais infirmer l'autorité de Diogène Laërce et de Suidas,
il fallait bien s'y prendre d'une manière ou d'une
autre. Ces compilateurs, au reste, sont jugés
depuis long-temps, je ne l'ignore pas, et sont
maintenant reconnus pour n'avoir observé aucune
règle de critique dans la composition de leurs ouvrages. Aussi suis-je loin de penser qu'il prenne
envie à qui que ce soit de s'étayer de leurs suffrages pour prouver la réalité de l'entrevue d'Hippocrate et de Démocrite.

Ainsi voilà donc cette visite si célèbre, de même
que les autres actions d'Hippocrate, reléguée au
rang des fables. Et pourquoi d'ailleurs ferait-on
quelque difficulté de l'y mettre? Un récit qui n'a
pour garant aucun auteur recommandable, tiré au
contraire d'un ouvrage apocryphe et surchargé de
détails puérils et invraisemblables, un pareil récit
n'est-il pas évidemment un conte imaginé à plaisir? Aussi n'y a-t-il pas lieu d'être étonné si Schulze
en a porté le même jugement que moi dans le
passage qui suit : «C'est une *fable* très répandue,
dit-il, qu'Hippocrate a été mandé au nom du sénat
et du peuple d'Abdère pour guérir Démocrite de
sa folie, et que l'ayant trouvé occupé à disséquer
différents animaux afin de connaître la nature de
la bile, il a conçu une grande estime pour lui, duquel il apprit même, assure-t-on, une multitude
de choses. Mais ce récit repose particulièrement
sur les lettres que ces deux philosophes se sont

mutuellement écrites, lettres qui se trouvent réunies aux œuvres d'Hippocrate, et dont la supposition peut être démontrée par plusieurs arguments irrésistibles. » (1)

Mais voici un autre récit qui n'est pas moins faux que tous ceux que nous avons examinés jusqu'ici. « Hippocrate, dit Dacier (2), n'eut pas plutôt appris que les Athéniens se disposaient à porter les armes contre l'île de Cos, qu'il alla lui-même implorer la protection des peuples voisins, et envoya en même temps son fils Thessalus à Athènes pour tâcher de conjurer l'orage qui menaçait son pays. Déjà la Macédoine, la Thessalie et le Péloponèse étaient prêts à marcher au secours de Cos, quand Thessalus apporta la nouvelle que les Athéniens, sur les remontrances qu'il leur avait faites, renonçaient à leur projet. »

Ce fait ferait infiniment d'honneur à Hippocrate, et c'est sans doute pourquoi ses biographes n'ont pas manqué de le lui attribuer. Il eût été beau en effet de voir un simple citoyen, sans aucun titre dans l'administration publique, non-seulement engager par son nom seul les nations voisines à faire cause commune avec sa patrie, mais encore détourner l'ambitieuse Athènes d'une conquête qui était à sa convenance. Il faut l'avouer, rien n'est plus honorable ; mais aussi rien n'est moins prouvé. En effet, toute cette narration ne repose sur aucun témoignage digne de foi : et si vous exceptez Soranus, qui n'en dit que deux mots et qui ne

(1) Hist. med., pag. 179.
(2) Vie d'Hipp., pag. 15.

saurait faire autorité, vous ne trouverez dans l'antiquité aucun auteur qui en fasse mention. D'où Soranus et Dacier l'ont-ils donc tirée? toujours de la même source, c'est-à-dire du discours de Thessalus et de celui qu'Hippocrate prononça devant l'autel, et qu'il adressa aux Athéniens, pièces que nous avons reconnues avec tous les critiques pour supposées, et par conséquent indignes de toute confiance.

Que trouverons-nous donc enfin de vrai dans la vie d'Hippocrate? assurément ce ne sera pas le trait suivant : «Un disciple d'Hippocrate présenta à Philémon le portrait de son maître. Philémon, après l'avoir examiné attentivement, jugea que la personne dont il lui présentait l'image était livrée à la luxure, à la mauvaise foi et au libertinage. Le disciple s'irrita d'un pareil jugement, et en fit part à Hippocrate. Quelle fut sa surprise, quand celui-ci avoua que Philémon ne s'était pas trompé, mais qu'il était parvenu par la philosophie à vaincre les penchants vicieux de son cœur ! »

Remarquons d'abord que ce fait a été passé sous silence par tous ceux qui ont écrit la vie d'Hippocrate. Ne l'ont-ils pas jugé aussi honorable que les autres? ils se seraient étrangement trompés ; car, suivant Platon (1), ce n'est pas une si petite victoire que celle que l'on remporte sur soi, surtout quand on est né avec des dispositions organiques aussi vicieuses : ou bien ne l'ont-ils pas trou-

______

(1) Par rapport à chaque individu, dit le fondateur de l'académie, la première et la plus excellente des victoires est celle qu'on remporte sur soi-même. (Lois, liv. 1er, pag. 8, trad. Cousin.)

vé appuyé sur des preuves assez authentiques? Mais ils n'ont pas été si scrupuleux dans tout ce qu'ils ont dit jusqu'ici d'Hippocrate. Quoiqu'il en soit, nous ferons remarquer que cette fois du moins cette anecdote nous a été transmise sous des noms recommandables, tels que ceux d'Aristote, d'Abul-Farage et d'Hadjy-Kaffa; c'est un motif suffisant pour en autoriser l'examen. Albert dit le Grand est celui de qui nous avons emprunté cette anecdote; il dit dans le premier livre de son Histoire des animaux l'avoir empruntée lui-même à Aristote. Or, ouvrons Aristote, et cherchons si le récit en question s'y trouve. Nous pouvons assurer que toutes les recherches que nous avons faites à ce sujet, quoique nous y ayions apporté tout le soin dont nous sommes capables, ont été infructueuses. Nous avons pourtant trouvé à la Bibliothèque royale, sous le n° 6298, un manuscrit latin dans lequel est un petit traité de physionomie adressé à un personnage inconnu, mais qu'on soupçonne être Alexandre. Cet opuscule n'occupe qu'un folio du manuscrit qui porte en effet le nom d'Aristote. L'aventure relative à Philémon et à Hippocrate s'y trouve rapportée tout au long. Albert l'aurait-il extraite de ce manuscrit, et ensuite Abul-Farage et Hadjy-Kaffa l'auraient-ils tirée de ce même traité traduit en arabe? Le premier point ne paraîtra pas douteux, si l'on prend la peine de comparer les deux textes, celui d'Albert et celui du faux Aristote. Quant au second, la chose ne nous paraît pas aussi évidente. Mais qu'ils l'aient tirée du manuscrit ou non, il importe fort peu, car il est maintenant reconnu que cette foule de petits traités, publiés en forme de lettres, sous le nom d'Aristote, ont tous été fabriqués par des faussaires.

La vie d'Hippocrate n'étant qu'un tissu de faits controuvés, il était tout naturel que sa mort fût accompagnée de quelque circonstance extraordinaire, et c'est justement ce qui est arrivé. Soranus rapporte qu'un essaim d'abeilles est venu pendant longtemps faire son miel sur le tombeau où il reposait, et que les nourrices trouvaient dans ce miel un remède d'une efficacité admirable pour les aphtes de leurs enfants. Ce conte en rappelle d'autres de même nature. N'a-t-on pas dit qu'Homère fut nourri par une prêtresse d'Isis, et que des gouttes de miel sortaient de son sein pendant qu'elle l'allétait (1)? N'a-t-on pas dit encore que Pindare fut, dans son enfance, abandonné loin de sa patrie, et que des abeilles prirent soin de le nourrir, en laissant tomber dans sa bouche du miel en guise de lait (2)? Est-il besoin de rappeler cette fable si connue, que des abeilles déposèrent leur miel sur les lèvres de Platon, paisiblement endormi dans son berceau, comme pour annoncer la douceur de son éloquence enchanteresse (3)? Qui ne sait qu'un dragon, dont Jupiter avait pris la forme, fut aperçu dans la couche d'Olympias, et que de ce commerce naquit Alexandre, dont l'orgueil aimait à se rappeler cette céleste origine (4)? On n'en finirait pas,

---

(1) Eustathe, Comment. in hom.

(2) Æli, Hist. var., lib. xii, cap. 45.

(3) Cicer. divinat. Plin., Æli., Valer. Max.

(4) Plut. in Vit. Alex. On en a dit autant de Scipion l'Africain. Aulu-Gell., Noct. attic. lib., vii, cap. 1er.

si l'on voulait rapporter tout ce que la grave antiquité contient de fabuleux en ce genre. Il semble qu'aux yeux du vulgaire, qui voit du merveilleux partout, les grands hommes ne doivent pas naître et mourir comme les autres. De là cette multitude de faux récits inventés par une admiration enthousiaste et crédule, qui déparent trop souvent les pages de l'histoire.

Nous avons examiné l'une après l'autre les principales circonstances de la vie d'Hippocrate, et nous avons reconnu que tout ce que ses biographes en ont dit était tiré de pièces supposées, et ne méritait par conséquent aucune créance. Il nous reste à présent à examiner si nous sommes plus instruits sur ses qualités morales. Le tableau qui en a été fait est sans contredit le plus beau modèle que l'on puisse proposer à l'imitation des médecins. Voyons maintenant s'il est fidèle, ou plutôt s'il n'est pas un peu flatté.

Quoi! va-t-on s'écrier, est-ce que vous auriez aussi l'intention de deshériter Hippocrate de son plus beau titre de gloire, de ses vertus qui ont été l'ornement de sa vie, et qui ont fait jusqu'ici l'admiration des siècles? Pourquoi non, répondrai-je, si tout ce que l'on en dit est démontré faux. Que l'on vante tant que l'on voudra sa perspicacité, parce qu'il a connu la maladie qui consumait en secret Perdiccas; son dévouement, parce qu'il a été au secours d'Athènes ravagée par la peste; son désintéressement, parce qu'il a refusé et les offres d'Artaxercès et l'argent des Abdéritains; son amour de la patrie, parce qu'il a empêché les Athéniens de réduire sous leur domination la petite île de

Cos, de bonne foi dois-je y souscrire, quand tous ces faits sont autant de fables à mes yeux? On a aussi fait grand bruit de cette franchise, de cette candeur avec laquelle il rend compte de ses malheurs et de ses fautes; et pour preuve, on cite le cas d'un certain Thessalien qui reçut un coup de pierre à la tête, et qui en eut le crâne fracassé. Hippocrate, observe-t-on, supérieur à toute espèce d'amour-propre, avoue ingénuement qu'il a méconnu la fracture, et que, par suite de cette erreur, le malade est mort. Il n'y a, dit Celse (1), que les hommes véritablement grands et qui sentent toute leur supériorité, qui puissent ainsi convenir de leurs fautes. Cela est vrai; mais le grand homme qui voulut que ses erreurs fussent même des leçons, était-il bien Hippocrate? On l'a cru anciennement, peut-être le croit-on encore aujourd'hui; mais pour cela, il faudrait que le livre duquel ce fait est tiré fût authentique, et malheureusement il ne l'est pas (2).

On a encore beaucoup parlé de sa piété, et l'on a dit qu'ennemi de la superstition il eut de la divinité les idées les plus raisonnables que l'homme, livré à ses propres lumières, puisse en avoir (3). Qu'un descendant des Asclépiades, ces prêtres de l'antiquité, où le respect pour les dieux se transmettait comme un héritage de famille, ait été d'une grande piété, je ne vois rien là de bien étonnant,

(1) Lib. viii, cap. 3.
(2) Voyez Gruner, Cens. lib. Hipp., pag. 147.
(3) Dacier, Vie d'Hipp., pag. 14. Barthez, Génie d'Hipp., pag. 32 et 33.

il n'eût fait en cela que suivre l'exemple de ses
ancêtres ; qu'ensuite, éclairé par les lumières que
fournit ordinairement l'étude de la nature et de
la philosophie, il ait abjuré les erreurs de la superstition, je ne vois encore rien là qui doive surprendre : disciple de Démocrite, il était bien naturel qu'il partageât les opinions de son maître. Or,
voici ce que l'on raconte de Démocrite : « Qu'ayant
été, suivant sa coutume, hors de la ville passer
la nuit dans un tombeau pour étudier (1), de
jeunes étourdis entreprirent de lui faire peur ; ils
se déguisèrent en spectres, prirent les masques les
plus affreux, et puis allaient et venaient autour
de lui. Démocrite, sans daigner les regarder, et
tout en continuant d'écrire : Jeunes gens, leur dit-il,
vous ne m'intimiderez pas ! cessez donc vos folies ».
Comme il était fortement persuadé que l'âme meurt
avec le corps, il faisait peu de cas de tous les
contes que l'on débite touchant l'apparition des
fantômes et le retour des esprits. Aussi Lucien, de
qui j'ai tiré cette anecdote, le met-il au nombre
de ces philosophes qui, comme Épicure et Mé-
trodore, avaient une âme de diamant contre ceux
qui voulaient leur persuader des prodiges et autres
choses semblables, *qui adversus hœc et similia mentem
haberent adamantinam* (2). Qu'y a-t-il donc maintenant

---

(1) Il semble plus naturel de penser que Démocrite fréquentait ainsi les cimetières pour chercher
quelques pièces ostéologiques, que de croire qu'il
se mettait dans un tombeau pour étudier. Cette
conjecture est du célèbre Cuvier, Cours de l'hist.
des Scienc. nat., pag. 103.

(2) In Pseud.

de si étonnant qu'Hippocrate, qui avait étudié sous un tel maître, se soit montré supérieur aux préjugés de son siècle? Mais ce qui doit paraître le plus étrange dans tout ceci, c'est que l'on ait voulu faire d'Hippocrate une espèce d'esprit fort, uniquement sur ce qui est dit dans le Traité de la maladie sacrée, livre en effet qui paraît avoir été composé par un homme sage et éclairé, ennemi en un mot de la superstition, mais qui certainement n'est point l'œuvre d'Hippocrate (1).

Quant à ses idées sur la divinité, nous ignorons si elles étaient bien pures. Démocrite, qui lui enseigna beaucoup de choses, n'était rien moins qu'orthodoxe sur la nature divine. Héraclite d'Éphèse, de qui on veut qu'il ait emprunté les opinions philosophiques, regardait le feu comme l'agent universel, ce qui veut dire qu'il n'avait que des idées matérielles sur la cause première. Anaxagore et Socrate sont les seuls, dans l'antiquité, desquels il eût pu recevoir des notions sublimes sur la divinité; mais nous manquons de témoignages pour prouver cette filiation. De plus, nous ne trouvons dans les ouvrages légitimes d'Hippocrate absolument rien qui puisse nous faire connaître sa véritable manière de penser sur cet objet important. Sur quoi a-t-on donc pu se fonder pour soutenir qu'il avait de Dieu des idées justes? Nous avouons bonnement que nous n'en savons rien; et en attendant qu'on nous l'ait montré, qu'il nous

______

(1) Voyez Gruner, pag. 162. Cens. lib. Hipp., et Sprengel, Hist. de la méd., tom. 1er, pag. 105.

soit du moins permis de douter de l'orthodoxie du divin vieillard.

Hippocrate, lit-on quelque part, *jouit de ce rare avantage de réunir en lui des vertus qui semblent s'exclu-re, la pénétration et le sang-froid, la force d'âme et la douceur du caractère, la patience et la sensibilité, etc...* Il est possible qu'Hippocrate ait réuni ces précieuses qualités, nous sommes loin de le nier; nous affirmons seulement qu'on n'en sait rien. Quand on fait un roman on peut douer son héros de telles vertus qu'il nous plait, comme autrefois Xénophon le fit à l'égard de Cyrus (1). En histoire, c'est tout autre chose : on y veut du positif, du vrai, et rien de plus. Sans doute il est naturel de vouloir qu'un auteur pour lequel on se passionne, soit orné des plus belles vertus; mais il ne faut pas pour cela en faire un type de beauté morale si parfait, que la faible humanité ne puisse y atteindre, et en même temps si éloigné du vrai, que les preuves manquent pour justifier cette perfection.

Hippocrate porta la discrétion si loin, que jamais, durant le cours d'une longue pratique, on ne l'entendit ni dire ce qu'il avait vu, ni répéter ce qu'il avait entendu. C'est toujours la suite de ce type idéal dont nous venons de parler. N'allez pas croire que, pour former un pareil assemblage de vertus, on ait été bien difficile sur le choix des preuves. L'auteur

______

(1) *Cyrus ille a Xenophonte, non ad historiæ fidem scriptus est, sed ad effigiem Justi imperii.*

Cicer. Epist. 1re ad Quint.

De Jurejurando fait jurer le médecin par Hygée d'ê-
tre discret, on a doué Hippocrate de la plus grande
discrétion ; de se tenir pur de toute corruption,
on en a fait un modèle de chasteté. L'auteur du
petit traité *De Habitu descenti* recommande de n'être
pas trop recherché dans sa parure, en voilà assez
pour avancer qu'il était simple et modeste dans
ses vêtements ; de ne pas montrer un air dur,
sévère, en abordant ses malades, et surtout de
ne pas leur laisser apercevoir l'embarras où la nouveauté du cas nous jette quelquefois : là-dessus on
a dit qu'il savait allier la sérénité à la présence
d'esprit, et soutenir l'espoir de ses malades par
des paroles pleines de consolation et d'aménité,
au moment où le danger était le plus pressant et
où lui-même était le plus en peine. L'auteur *De
Præceptionibus* donne le conseil de ne point imiter
les frélons qui ne font qu'un vain bruit, c'est-à-dire
de ne point s'amuser à faire parade de beaux discours quand on devrait agir, et de ne point im-
portuner le malade par une loquacité bruyante et
sans fin. A cette occasion, Dacier n'a pas manqué
de dire qu'Hippocrate parlait fort peu, et qu'il haïs-
sait mortellement les grands parleurs, etc., etc.

C'est ainsi qu'Hippocrate nous a été représenté
dans ses mœurs. Comme on le voit, on a été obligé
de puiser partout. Tantôt on a dérivé ses vertus
d'actions qui lui ont été faussement attribuées ; tantôt on les a dérivées de préceptes qui ne sauraient
être de lui, puisque ces préceptes ne se trouvent
que dans des ouvrages supposés. Quel fond doit-
on faire d'après cela sur tout ce que l'on a dit
là-dessus ? Nous le répétons, Hippocrate peut

avoir été un modèle de vertus, nous nous plaisons même à le croire. Tout ce que nous voudrions établir ici, c'est que l'histoire, étant la science de ce qui est, n'est point la science de ce que l'on voudrait qui fût. Autrement, elle changerait de caractère, elle ne serait plus qu'un tissu de mensonges.

Maintenant il nous resterait à parler de l'authenticité des livres d'Hippocrate; mais que dire de nouveau sur un sujet qui a exercé tant de plumes savantes et, sans aucun doute, plus habiles que la mienne? Galien, Fabricius, Foëse, Mercuriali, Louis de Lemos, Gruner, etc., ont tour-à-tour traité cette question; puis-je me décider à reprendre un sujet qui semble avoir été épuisé par tant de travaux si justement recommandables!

D'un autre côté, si l'on considère que Baillou, Baglivi, Stoll, etc., ont cité fréquemment, comme étant d'Hippocrate, des ouvrages qui ne sont pas de lui; qu'aujourd'hui, encore, des médecins même très instruits citent tous les jours ces mêmes ouvrages, et, chose plus étonnante! que des historiens de la médecine, tels que Leclerc, Schulze, etc., en voulant exposer la doctrine d'Hippocrate, ont puisé indifféremment dans les livres légitimes, comme dans ceux qui sont évidemment apocryphes; si, dis-je, on réfléchit à tout cela, on sera tenté de croire que la question est loin d'être décidée. Cette considération m'avait d'abord porté à entreprendre un livre exprès sur cette matière; mais pensant que, dans un sujet si rebattu, je ne ferais que reproduire les idées des autres, j'ai dû y renoncer pour m'en tenir à ce qui va suivre.

Que les écrits publiés sous le nom d'Hippocrate
ne soient pas tous du même auteur, c'est ce qu'il
est facile de démontrer. Le style concis des uns et
diffus des autres, les répétitions et les contradictions nombreuses qu'on y rencontre, les doctrines
diverses et souvent opposées qui y sont enseignées,
l'absence de tout raisonnement d'un côté, et de
l'autre une foule d'explications futiles et de discussions oiseuses, tout prouve que ces écrits ne
sont point sortis de la même plume; mais de savoir précisément à qui il faut les attribuer, la
chose n'est pas facile. Déjà, du temps de Soranus,
la question était très embrouillée : « On est loin,
dit-il, d'être d'accord sur l'authenticité des livres
d'Hippocrate. La difficulté de dire quelque chose
de certain là-dessus entretient ce dissentiment et
vient de plusieurs causes : 1° de la ressemblance
de nom; 2° de la possibilité d'imiter le style d'un
autre; 3° de ce qu'un même auteur peut, suivant
l'âge, écrire tantôt d'une manière serrée, tantôt
d'une manière lâche et diffuse » (1). Saint-Augustin
n'est pas moins positif, car il dit que parmi les
ouvrages attribués à Hippocrate il s'en trouve un
grand nombre tout-à-fait indignes de lui, tant sous
le rapport du style que sous le rapport des choses (2). Conringius est du même avis : « Les
écrits qui portent aujourd'hui le nom d'Hippocrate
ne sont pas tous de la même main ; cela est évident, observe-t-il, parce qu'un ouvrage dit souvent

(1) In Vit. Hipp. sub fine.

(2) Cont. Faust. Manich., lib. 33.

le contraire d'un autre, et que de plus on trouve dans le même livre des contradictions fréquentes : d'où il suit manifestement que ce recueil n'est qu'une collection d'ouvrages divers composés par différents auteurs » (1).

L'opinion de Conringius est aujourd'hui partagée par tous les savants. Les faussaires qui ont pris le nom d'Hippocrate sont pour une grande part dans ce recueil, soit en altérant par des interpolations étrangères les ouvrages qui sont véritablement de lui, soit en faisant passer sous son nom des traités supposés. Galien soupçonne avec juste raison que les faussaires en ont agi ainsi lorsque les Ptolémées et les Attales, enflammés d'une noble émulation, mettaient tous leurs soins à augmenter leurs bibliothèques. Comme ils n'épargnaient pas la dépense, et qu'ils proportionnaient le prix à la renommée de l'auteur, une foule de gens, conduits par l'appât du gain, écrivirent sous des noms supposés un grand nombre d'ouvrages, et firent ainsi passer leurs écrits à la faveur d'un nom déjà avantageusement connu dans les lettres (2). Ce genre de spéculation était trop lucratif, et le nom d'Hippocrate trop célèbre pour croire qu'il fut épargné. Il fut donc emprunté comme tant d'autres, et sous lui parurent alors cette multitude de traités qui se trouvent aujourd'hui confondus dans ses œuvres.

Cette noble rivalité qui s'établit entre les rois

(1) Intred. in Univ. Art. med.

(2) Gruner, Cens. libr. Hipp., pag. 5.

d'Égypte et ceux de Pergame, eut, comme on le voit, des suites fâcheuses pour les lettres, en donnant lieu à l'introduction dans la littérature d'un grand nombre de livres pseudonymes. De Paw remarque à ce sujet, dans ses Recherches philosophiques sur les Grecs (1), que les courtisanes de Corinthe n'étaient pas les seules qui vendissent chèrement un long repentir, car les bibliopoles d'Athènes en faisaient autant. On se repentait d'abord d'avoir lu leurs livres, et ensuite de les avoir achetés. Ces spéculations littéraires furent portées à un tel degré, qu'on n'attendait pas même la mort des plus célèbres écrivains pour leur attribuer des ouvrages supposés; et Galien assure qu'on exposait publiquement en vente sous son nom des traités complets auxquels il n'avait jamais eu la moindre part. Ammonius raconte de son côté que, connaissant la prédilection de Ptolémée ii pour les œuvres d'Aristote, des hommes avides composèrent des livres sous le nom du philosophe de Stagire, et les vendirent au roi d'Égypte (2). Ce ne fut pas au reste la seule porte ouverte aux faussaires. Parmi les maux sans nombre que causa au monde entier l'ambition de César, l'ami des lettres compte particulièrement l'incendie de la bibliothèque d'Alexandrie. Gruner soupçonne, sur la foi de J. Néander, que, pour remplacer ceux des ouvrages d'Hippocrate qui devinrent alors la proie des flammes, des gens malintentionnés en substituèrent de supposés (3).

(1) Tom. ii, pag. 85.
(2) Comm. in Arist. Categ., pag. 10.
(3) Cens. lib. Hipp., pag. 5.

Ajoutez que dans l'ancien temps on cachait ou on jetait même au feu les manuscrits, soit par envie, soit par le désir de passer pour les auteurs de ce qu'on y avait trouvé. Galien, qui nous apprend ce fait, croit que c'est une des causes des nombreuses contradictions qui abondent dans les écrits du médecin de Cos (1).

Non-seulement on fit des ouvrages sous le nom d'Hippocrate, mais encore on falsifia de diverses manières ceux qui étaient véritablement de lui. La première altération eut lieu immédiatement après sa mort, lorsque ses fils Thessalus et Draco, et son gendre Polybe, qui avaient déjà adopté d'autres principes, y firent de nombreuses interpolations, suivant l'esprit de la nouvelle doctrine qu'ils avaient embrassée. Ensuite, un certain Mnémon de Pamphylie apporta à Alexandrie plusieurs ouvrages du médecin de Cos, et les vendit à la Bibliothèque avec les *corrections* et les *additions* qu'il y avait faites (2). Ajoutez encore que des gens avides profitèrent de la passion des Ptolémées pour les livres, en cherchant à augmenter les ouvrages d'Hippocrate par des additions considérables qui, bien qu'écrites avec beaucoup de soin en dialecte ionien, n'en décèlent pas moins, selon la remarque de Sprengel, une origine récente. Mais le mal fut porté à son comble sous le règne d'Adrien, lorsqu'Artémidore Capiton et Dioscoride entreprirent de donner une nouvelle édition de ses

(1) In Nat. hom. Comment., tom. III, pag. 98.

(2) Sprengel, Hist. de la méd., tom. 1er.

œuvres. Non contents de remplacer les expressions tombées en désuétude par d'autres plus modernes, ils firent dans le texte des interpolations et des changements sans nombre, et retranchèrent tout ce qui ne leur convenait pas. Au milieu de ces altérations de tout genre, comment reconnaître aujourd'hui les véritables opinions d'Hippocrate, et surtout comment démêler les écrits légitimes parmi cette multitude de traités publiés sous son nom par les speudographes?

La chose, comme nous l'avons vu, était déjà très difficile du temps de Soranus. Les siècles nombreux qui nous séparent d'Hippocrate n'ont fait qu'accroître les difficultés. Galien lui-même, qui avait à sa disposition une foule de matériaux qui nous manquent, n'a jamais pu bien fixer ses idées là-dessus, car il s'exprime sur plusieurs points d'une manière différente et souvent contradictoire. Erotien, Lemos, Foëse, Mercuriali, Gruner, J.-F.-Charles Grimm, F. Linck, ne s'accordent pas davantage entre eux, puisque tel livre qui paraît légitime à l'un paraît illégitime à l'autre. Qui donc peut nous servir de guide dans une matière aussi obscure et où les avis sont si partagés? Galien mériterait la préférence par le temps où il a vécu; mais il se contredit si souvent, que l'on ne doit déférer à son jugement qu'avec défiance. En général, les anciens ignoraient l'art de discerner le vrai au milieu du faux qui l'environne; ils recevaient tout sans examen, même les choses les plus absurdes, et citaient sans scrupule les ouvrages les plus manifestement supposés. Cette absence de critique se fait remarquer chez presque tous les écrivains de l'antiquité, et doit par conséquent nous prémunir contre eux quand il s'agit d'en appeler à leur autorité.

Nous avouons que Galien ne mérite pas tout-à-fait ce reproche, et qu'il s'est même élevé au-dessus de son siècle en établissant quelques règles de critique pour distinguer les véritables ouvrages d'Hippocrate. Mais ces règles sont si peu sûres, que lui-même ne s'y est pas exactement conformé. Toutefois, nous devons lui savoir gré des efforts qu'il a faits pour tâcher de débrouiller ce cahos ; et s'il n'y a pas toujours réussi, il a du moins cet avantage sur ses contemporains, qu'il est le premier qui ait senti la nécessité d'y porter le flambeau de la critique. C'est donc lui, préférablement à tout autre, que nous prendrions pour guide si nous avions à traiter la question de l'authenticité des livres d'Hippocrate.

Le recueil publié sous son nom se compose de près de quatre-vingts traités ; *huit seulement lui appartiennent*. Nous n'entreprendrons point de rendre à chaque auteur la part qui lui revient ; seulement nous ferons remarquer qu'Hippocrate, dans le temps où il a vécu, a jeté une si vive lumière qu'il a effacé tous ses prédécesseurs et ses contemporains. C'est le propre de l'astre du génie d'éclipser ses satellites, et de se montrer sous une forme tellement colossale que toutes les célébrités du temps se perdent dans son ombre, en sorte qu'il demeure seul environné d'une auréole de gloire dont la brillante clarté fixe tous les regards. Une grande renommée, dans l'ancien temps, avait une puissance attractive à laquelle rien ne résistait. Ce qui se

faisait de bien, de beau, lui revenait de droit.
C'est ainsi que l'antiquité a mis sur le compte
d'Homère tout ce que la poésie primitive des Grecs
avait enfanté de merveilles. Et c'est encore ainsi
que le chantre d'Achille, *qui fulgore claritatis suæ
cæterorum luminibus offererat* (1), a fait oublier les
poètes qui l'avaient précédé, et qui lui avaient
ouvert la carrière.

Hippocrate a vu comme lui son patrimoine s'accroître de toutes les richesses de ses devanciers
et de ses contemporains. Et de même qu'Homère
a couvert de l'éclat de son nom les chants des
Homérides et des Rhapsodes, et les a fait ainsi
passer à la postérité, de même Hippocrate a
réuni sous le sien les travaux des Asclépiades,
ses aïeuls (2), ainsi que ceux de la plupart des
anciens médecins qui l'avaient précédé et suivi.
Nous n'avons nullement l'intention, nous le répétons encore, de chercher les véritables auteurs des
nombreux traités qui composent le recueil connu
sous le nom *d'œuvres d'Hippocrate*; d'habiles critiques l'ont essayé, mais ils y ont presque tous
échoué. Nous pensons que l'on pourrait reprendre
cette classification avec quelque succès; nous avons
même eu un instant, ainsi que nous l'avons dit,

(1) Wolf, Prolog. ad hom., pag. 157.

(2) Toute l'expérience acquise par les Asclépiades, pendant plusieurs siècles, dit le célèbre Cuvier, se trouve résumée dans l'admirable collection
connue sous le nom d'œuvres d'Hippocrate.

Cours de l'hist. des Scienc. natur.,
1re part., pag. 124.

le désir de le faire : mille embarras nous en ont empêché ; nous souhaitons qu'un autre y répande la lumière.

Voici au reste les seuls ouvrages qui appartiennent véritablement à Hippocrate, mais encore altérés par des additions nombreuses :

1° Les Aphorismes ;

2° Les Pronostics ;

3° Le premier et le troisième livres des Épidémies ;

4° Du Régime dans les maladies aiguës ;

5° Des Plaies de tête ;

6° Des Airs, des Eaux et des Lieux ;

7° De la Boutique du médecin ;

8° Le Serment.

Ce dernier opuscule est même disputé. Nous allons examiner les raisons de ceux qui le regardent comme illégitime. Ils se fondent surtout sur ce qu'on y fait jurer l'élève de ne jamais pratiquer la lithotomie, et de l'abandonner à ceux qui en font métier. Or, dit-on, la distinction entre la médecine et la chirurgie ne fut établie qu'au temps de l'école d'Alexandrie, ce ne peut donc être avant ce temps-là que le serment a été écrit. « De ce » qu'Hippocrate faisait jurer à ses élèves de ne » point se mêler de cette opération, dit Dujardin » (1), on en conclut mal à propos que l'ouvrage » où il en parle était supposé et postérieur à la » division de la médecine en trois professions. Mais » avec quelque attention on se fût épargné une » conséquence aussi hasardée, puisqu'Hippocrate » motive sa défense, en disant à ses élèves de

(1) Hist. de la Chir., tom. 1er, pag. 294 et suiv.

» laisser cette opération à ceux qui s'étaient exer-
» cés à la faire. Ce que l'on peut raisonnablement
» inférer, continue-t-il, c'est sans doute que quel-
» que famille était en possession de la pratiquer
» exclusivement, et que les tentatives de ceux qui
» s'en étaient mêlés n'avaient sûrement pas été
» heureuses........ Il n'y a guère plus d'un siècle
» que la pratique de cette opération était le pa-
» trimoine de la famille des *Colots* ; il est donc
» encore moins surprenant qu'il en ait été de même
» du temps d'Hippocrate ».

Sprengel allègue une autre raison pour en rejeter l'authenticité. « Il est certain, dit-il (1), que
le serment d'Hippocrate ne remonte pas au-delà
du temps de l'école d'Alexandrie, car Apollon
y est cité comme une divinité médicale avec Hygée
et Panacée, ce qui ne permet pas de le rapporter
à une époque plus ancienne ». Il faudrait, pour
que cette raison fût valable, qu'Apollon, Hygée
et Panacée n'eussent été reconnus comme divinités
de la médecine qu'au temps de l'école d'Alexandrie ; or, le témoignage de l'histoire n'est nullement
favorable à cette opinion. Pindare, dans sa cinquième Pythique, dit : *Apollo qui et gravium morborum remedia viris et mulieribus dat* (2). Dans l'An-
dromaque d'Euripide, on voit Oreste s'adresser à
Phœbus comme au dieu de la médecine ; et dans
les hymnes orphiques qui sont antérieures à Euripide, puisqu'elles sont attribuées à Onomacrite,
on lui fait le même honneur. Quant à Hygée et à

____

(1) Hist. de la Méd. , tom. VII , pag. 209.
(2) Pag. 183.

Panacée, Plutarque rapporte que du temps de Périclès, un oracle rendu par Hygée avait guéri un architecte tombé du haut d'un temple (1), et on lit dans Aristophane que Panacée aida de ses secours l'aveugle Plutus (2).

Maintenant si nous comptons les témoignages, Galien à la vérité ne fait pas mention du serment; mais Érotien, Théodore Priscien, Soranus, etc., en parlent. Que si, parmi les modernes, Mercuriali, Schulze et Sprengel en rejettent l'authenticité, elle est admise d'un autre côté par Méïbomius, Foëse, Gruner, etc. Ainsi, de part et d'autre, il y a des noms respectables. Mais comme nous pensons avoir détruit les raisons de ceux qui le regardent comme apocryphe, nous adoptons sans hésiter l'opinion contraire.

(1) In Vit. Peric.

(2) In Plut.

FIN DU LIVRE PREMIER.

ÉTUDES

SUR

HIPPOCRATE.

LIVRE SECOND.

DE L'ÉTAT DE LA MÉDECINE

AVANT

HIPPOCRATE.

LIVRE SECOND.

DE L'ÉTAT

DE LA MÉDECINE

AVANT

HIPPOCRATE.

*Medicina non ingenii humani partus, sed
temporis filia, quam, ex iis quæ usus diu-
turnus notavit, effectam meritò dixeris.*
BAGLIV., tom. 1er, pag. 3.

Demandez à un philosophe qui aura médité sur
les difficultés sans nombre que les hommes rencontrent dans la recherche de la vérité, si les sciences et les arts peuvent être portés soudainement

à la **perfection**, ou s'ils n'y arrivent que par une marche **lente**, graduelle et progressive, je gage que ce philosophe répondra, en s'appuyant sur l'exemple des siècles passés, qu'aucun art, aucune science, ne peut se fonder qu'après une multitude d'essais long-temps incertains et infructueux, et que par les efforts réunis de plusieurs grands hommes qui se succèdent dans la même carrière. Demandez ensuite à un médecin ce qu'Hippocrate a fait pour l'art de guérir, il y a gros à parier qu'il vous dira qu'avant Hippocrate la médecine n'était qu'un aveugle empirisme; que c'est lui qui l'a le *premier* réduite en art, et que, par la seule force de son génie, il l'a portée *soudainement* au plus haut degré d'éclat et de perfection (1). Comme on le voit, le philosophe et le médecin sont ici d'une opinion entièrement contraire; car, suivant l'un, l'esprit humain n'arriverait à la vérité dans les sciences qu'à force de tâtonnements et par une route longue et tortueuse, et, suivant l'autre, un homme heureusement organisé, dédaignant les écueils qui se trouvent sur son passage et qui ont causé tant de naufrages à ses prédécesseurs, arriverait au même but à pas de géant, et sans avoir besoin d'autre guide que son propre génie. Assurément, dans une manière de voir aussi opposée, il serait difficile que la vérité fût des deux côtés; mais si quelqu'un, comme on n'en peut douter, a tort dans cette occasion, à mon avis ce n'est pas le philosophe.

(1) Voyez les considérations préliminaires de la Nosologie naturelle du prof. Alibert, pag. 7.

Pour vous en convaincre, ouvrez les annales de l'antiquité, suivez les progrès successifs des sciences; que d'efforts vagues et vains! que de pas rétrogrades! Combien les acquisitions ont été lentes et pénibles! « Les arts et les sciences, dit Montaigne, ne se jettent pas en moule, ains se forment et figurent peu à peu en les maniant et polissant à plusieurs fois, comme les ours forment leurs petits, en les léchant à loisir ». A cette autorité joignons celle du célèbre La Harpe. «Il n'existe aucun art, dit aussi cet habile critique, qui n'ait été développé par degré : tous ne se sont perfectionnés qu'avec le temps. Un homme a ajouté aux travaux d'un homme, un siècle a ajouté aux lumières d'un siècle, et c'est ainsi qu'en perpétuant leurs efforts, les générations, qui se reproduisent sans cesse, ont balancé la faiblesse de notre nature, et que l'homme qui n'a qu'un moment d'existence a prolongé dans l'étendue des siècles la chaîne de ses connaissances et de ses travaux ». Cette marche lente et progressive des sciences est si incontestable qu'il serait, sans contredit, tout-à-fait superflu de s'arrêter davantage sur ce point. Tout le monde, je pense, conviendra avec Zimmerman que ces mêmes sciences sont plutôt filles du temps que du génie, et que, quelque brillantes qu'elles soient à leur naissance, elles n'auront jamais plus d'éclat qu'après avoir reçu des siècles toute leur perfection.

Ce que je viens de dire des sciences en général, pourquoi ne le dirais-je pas de la médecine en particulier? N'est-ce pas partout même route ténébreuse, mêmes obstacles à surmonter? Cependant à entendre les apologistes d'Hippocrate, la médecine serait sortie toute parfaite de son cerveau avec moins d'efforts peut-être qu'autrefois Minerve naquit tout armée de la tête de Jupiter. La merveille serait grande, il faut l'avouer; mais comme le prodigieux n'étonne pas certaines gens, on ne doit pas être surpris s'il s'en trouve un si grand nombre qui n'ont jamais songé à élever le moindre doute sur tout cela. On a dit depuis des siècles que le divin vieillard était le père, le fondateur de l'art de guérir : il était bien naturel d'y croire et de le répéter sur parole. N'est-ce pas ainsi d'ailleurs que toutes les erreurs se perpétuent? Toutefois, je ne puis disconvenir qu'examiné abstractivement en lui-même, c'est-à-dire en l'isolant des lumières de son siècle, Hippocrate ne présente un juste sujet d'étonnement et d'admiration. Aussi n'y a-t-il pas lieu d'être surpris si une grande partie de ceux qui ont écrit l'histoire de la médecine, sans doute éblouis par le vif éclat dont il a brillé dans l'antiquité, ont été jusqu'à présent beaucoup plus occupés à l'admirer qu'à chercher la véritable cause de ses vastes connaissances dans les antécédents qui ont préparé et amené leur développement.

Cependant Sprengel avait dit : «Si l'on réfléchit aux immenses progrès que les arts et les sciences avaient fait du temps d'Hippocrate, l'apparition de ce célèbre médecin cesse d'être un problème surnaturel, et l'on ne voit plus dans la réforme salutaire opérée par ce grand homme qu'une *suite nécessaire d'un concours infini de circonstances*». Mais, qui le croirait? Sprengel ne donne aucun développement à cette réflexion judicieuse, qui se trouve

même comme jetée au hasard dans son grand ouvrage sur l'histoire de la médecine. Quelle que soit
la cause de son silence à cet égard, j'ai essayé
d'y suppléer dans ma dissertation inaugurale, en
cherchant à prouver, contre la façon ordinaire de
penser, qu'Hippocrate n'avait pu tirer tout de son
propre fond, et que les progrès qu'il avait fait
faire à la médecine, il les devait peut-être autant
aux découvertes de ses devanciers et aux lumières
de son siècle, qu'à la fécondité de son génie.

Ai-je réussi alors à porter dans l'esprit de mes
juges le degré de conviction dont j'étais moi-même
pénétré? C'est ce qu'il me serait peut-être permis
de penser, si j'en croyais la manière obligeante
avec laquelle MM. les professeurs accueillirent mon
faible travail; car, quelque témérité qu'il y eût
de la part d'un récipiendaire d'oser attaquer de
la sorte une idole en honneur de laquelle l'encens
brûle depuis tant de siècles, soit bienveillance de
la part de mes juges, soit succès dans mon entreprise, toujours est-il que je reçus alors les éloges
les plus flatteurs, et sur le choix de mon sujet, et
sur la manière dont je l'avais traité. Ce n'est pas
assurément que je veuille ici me prévaloir d'un suffrage de cette importance, et que j'ai sans doute
si peu mérité. Ma seule intention, en rappelant
ces éloges, a été uniquement de déclarer que les
regardant comme un simple encouragement, je
ne m'étais jamais trompé sur l'intention des célèbres professeurs qui daignèrent me donner ces marques de bienveillance, et que, pour y répondre
dignement, j'avais bien compris que je devais
désormais consacrer tous les instants de ma vie à

méditer et à approfondir la plus noble comme la plus utile des sciences.

Mais cette science, si utile à l'humanité, serait-il vrai qu'elle n'existât pas comme science avant Hippocrate? je ne saurais le croire. Le besoin de remédier à ses souffrances étant une des premières nécessités humaines, la médecine naquit du sein même de nos infirmités, et dut être pour cette raison une des premières conquêtes de l'esprit humain. « Les sciences dont on aura eu le plus de besoin, dit le savant Goguet (1), sont celles qu'on aura cultivées les premières. On ne peut donc pas douter que la *médecine*, l'arithmétique, l'astronomie et la géométrie n'aient une origine fort ancienne ». « L'homme par sa nature, dit aussi le célèbre Destutt-de-Tracy (2), tend toujours au résultat le plus prochain et le plus pressant : il pense d'abord à ses besoins, ensuite à ses plaisirs : il s'occupe d'abord de *médecine*, de guerre, de politique pratique, puis de poésie, d'arts et de philosophie (3). Ainsi, dans l'ordre successif des in-

(1) Orig. des Arts, des Scienc., etc. Tom. 1er, livr. III, pag. 211.

(2) Élém. d'Idéologie, préfac., pag. 14.

(3) *Duo hìc memorantur*, dit le chevalier Marsham, *primorum temporum utilissima inventa, medicina atque architectura. Inter artes, quas ferè omnes ægyptus peperit, illæ primum natæ sunt, quibus obstetricavit necessitas : subsidia vitæ contra infirmitas corporis, contra injurias cæli, dictante naturâ, comparata sunt.*

Canon, Chron. ægypt., pag. 44.

ventions humaines, la médecine a eu la priorité,
et chacun sent que cela devait être ainsi. La santé
étant le bien le plus précieux dont l'homme jouisse
ici-bas, il dut songer de bonne heure aux moyens
de porter remède à tout ce qui pouvait l'altérer.
Malgré la justesse de ces réflexions, nos adversaires insistent et répètent encore tous les jours qu'a-
vant Hippocrate la médecine n'avait pas fait assez
de progrès pour mériter le beau titre de science.
A les entendre, parmi les connaissances variées
qu'avait alors acquises le genre humain, l'art si
naturel de soulager ses infirmités était à peine
connu. Pour l'honneur même de cet art, peut-être
ne devrait-on pas les en croire. On aurait donc
bâti des villes comme Babylone, Ninive, Thèbes,
Memphis, Tyr, etc.; on y aurait élevé des monuments éternels d'architecture civile et **militaire**; on
y aurait fait des lois, cultivé le **commerce,** la
navigation, les arts, réglé l'année, **marqué** les
points fixes des saisons; en un **mot,** on aurait eu
la société formée avec toutes ses dépendances pour
le bonheur des États et pour celui des particuliers, pour les besoins de goût et de luxe, et tout
cela sans que la médecine, cet art si nécessaire
à l'humanité, n'eût fait aucun progrès! De bonne
foi une pareille opinion est-elle soutenable (1)?

Peut-être même ne l'aurais-je pas discutée plus
long-temps, si je ne l'avais trouvée reproduite
dans un ouvrage moderne, aussi remarquable par
son luxe typographique que par l'élégance du style:
je veux parler de la Nosologie naturelle du pro-

(1) Le Batteux, hist. des Caus. prem.

fesseur Alibert. Dans les considérations prélimi-naires on lit que la médecine paraît avoir commencé d'une manière plus glorieuse que les autres sciences ; que la plupart n'offrant à leur aurore que des efforts superflus et des tâtonnements incertains, la médecine fut au contraire portée *soudainement au plus haut degré d'éclat et de perfection.* On y lit en outre que l'art de guérir, fondé sur un aveugle empirisme, était avant Hippocrate tout-à-fait *indigne du nom de science* : or, voilà précisément ce que je conteste dans ce livre.

D'abord, remarquons-le bien, il est tout-à-fait invraisemblable qu'une science qui ne tire ses véritables principes que de la marche extrêmement lente de l'observation, ait pu être créée et perfectionnée par le même homme. En effet, pour peu que l'on connaisse les pénibles développements de l'esprit humain, ses faibles progrès, ses erreurs fréquentes, on concevra sans peine que la perfection, en quelque genre que ce soit, ne saurait être le partage d'un seul individu. M. Alibert l'a dit lui-même dans un autre ouvrage : « Les sciences ne s'achèvent, observe-t-il dans son Traité des fièvres pernicieuses, que par les travaux réunis des observateurs qui se succèdent *dans la durée des siècles,* et il n'est pas donné *à un seul homme* d'approfondir entièrement un point quelconque des connaissances humaines ». Après un tel aveu, on comprendra difficilement comment ce médecin célèbre a pu avancer plus tard qu'Hippocrate avait tiré la médecine de l'enfance, et qu'il l'avait portée soudainement à la perfection. Quoiqu'il en soit, je n'essaierai point de concilier ici deux passages

qui se contredisent d'une manière aussi manifeste.
Seulement je ferai remarquer qu'en soutenant que
le vieillard de Cos devait tout à son génie et rien
à ses devanciers, M. Alibert n'a fait que suivre
l'opinion généralement admise. En effet, dans presque tous les dictionnaires biographiques qui ont
été publiés jusqu'à ce jour, dans tous les ouvrages qui traitent de l'histoire de notre art, partout enfin où il est question des progrès qu'Hippocrate a fait faire à la science, vous y verrez qu'a-
vant l'apparition de ce grand homme, la médecine
était à peine au berceau; que c'est lui qui le
premier l'a réduite en art, et que, sans autre secours
que la force de son génie, il l'a élevée au plus
haut degré de perfection. Cette opinion, à notre
grand étonnement, n'a encore rien perdu de sa force, car on la retrouve même dans la Biographie
médicale, ouvrage tout récent. A l'article *Hippo-*
crate, fait par MM. Jourdan et Boisseau, deux médecins d'un mérite distingué, on trouve ce passage
remarquable : « S'il est vrai qu'avant *Héraclite* au-
» cun Grec n'ait écrit en prose, il n'est pas impossi-
» ble non plus qu'Hippocrate, contemporain de ce
» grand homme, n'ait eu aucun modèle dans la
» carrière que son vaste génie lui fit parcourir à
» pas de géant. Quelques écrivains à courte vue
» ont beaucoup parlé de son érudition; mais que
» pouvait être l'érudition dans un temps où il n'y
» avait encore pour tous livres que des poèmes » ?
Ce qui veut dire bien clairement qu'avant Hippocrate, il n'existait en Grèce aucun ouvrage en prose
dans quelque genre que ce soit, et que par conséquent le divin vieillard n'ayant aucun modèle à

imiter, a créé tout ce qu'il nous a transmis sur la médecine.

Je ne m'arrêterai point ici à rechercher s'il est bien vrai qu'avant *Héraclite* il n'existait en Grèce aucun ouvrage en prose : j'en ferai tout au plus la matière d'une note (*D*). Ce qu'il m'importe le plus d'examiner en ce moment, c'est de savoir si, avant le vieillard de Cos, la médecine n'existait pas encore, ou plutôt si elle n'était pas déjà réduite en art, et si elle n'en portait pas tous les caractères. Comme on vient de le voir, on pense généralement le contraire ; aussi dois-je m'attendre à éprouver quelque difficulté à faire partager mon opinion là-dessus, car c'est là que gît en entier le nœud de la question. Si je parvenais en effet à gagner les suffrages sur ce point, j'aurais rempli mon but, et l'hypothèse que je combats serait détruite de fond en comble. Mais, il faut en faire l'aveu, il règne, sur l'état de la médecine chez les peuples de l'antiquité, une telle obscurité qu'il nous est devenu bien difficile aujourd'hui de répandre de grandes lumières sur cet objet important. Tous les documents historiques qui auraient pu nous instruire, **le temps** nous les a impitoyablement ravis. Néanmoins, **au milieu des débris** qui nous restent, **nous pouvons marcher** encore assez sûrement : il ne s'agit que de former un faisceau de ces lueurs éparses pour en faire jaillir la vérité. Nous ne nous dissimulerons pas pourtant toute la difficulté d'une pareille entreprise. Outre qu'un grand nombre de siècles nous séparent d'Hippocrate, nous avons à déplorer, ainsi que nous venons de le dire, une multitude d'ouvrages qui

auraient pu jeter de vives lumières sur cette matière. Le livre d'Andréas sur l'Origine de la médecine, celui de Soranus sur la Vie et les Sectes
des médecins, les écrits que les prédécesseurs d'Hippocrate avaient composés sur différentes parties
de l'art de guérir, et tous ceux que renfermait
la bibliothèque de Cnide ainsi que celle de Cos,
étaient, sans doute, autant de sources précieuses
d'où nous eussions pu tirer une foule de matériaux
utiles. Nous en dirons autant des ouvrages d'Arius
de Tarse, de Phérécyde, d'Eratosthènes, de Polyan-
tus de Cyrène, qui tous avaient pris soin d'écrire
l'histoire des Asclépiades (1). Mais que de regrets
ne doit pas surtout inspirer aux savants la perte
de la riche bibliothèque d'Alexandrie, de cette
bibliothèque fameuse, dont les sept cent mille
volumes (2), rassemblés par les soins infatigables des

(1) Soran., in Vit. Hipp.

(2) Il ne faut pas croire que les volumes ou
rouleaux des anciens étaient aussi considérables
que les volumes d'aujourd'hui. Didyme, surnommé le
chalcenteros, en composa six mille; Callimaque, quatre-vingt mille : comment concevoir une telle fécondité si l'on juge les volumes anciens d'après les nôtres ? Ne sait-on pas d'ailleurs que les Métamorphoses
d'Ovide, qui ne contiennent que la matière d'un
mince volume, en formaient anciennement jusqu'à
dix-huit ? En partant de cette donnée, on voit qu'il
y a beaucoup à rabattre sur le nombre des volumes
qui périrent dans la guerre de César.

D'un autre côté, il y avait à Alexandrie deux
bibliothèques : l'une, la grande bibliothèque, dans
le quartier de Rhacotis, et l'autre, sa fille, dans
le Sérapéum; et comme le quartier de Rhacotis fut
épargné par l'incendie, il n'y eut que la bibliothè-

Ptolémées, devinrent en un instant la proie des flammes. Jamais incendie ne ruina plus de monuments littéraires que celui qui anéantit avec la flotte égyptienne le palais des Lagides. Parmi les pertes irréparables que firent alors toutes les branches du savoir humain, les médecins ont particulièrement à regretter une grande quantité de livres que Démétrius de Phalère y avait réunis sur la médecine. A ce sujet, rapportons textuellement ce passage de saint Épiphane : « Ptolémée, dit ce père de l'église, chargea Démétrius de Phalère d'acquérir des ouvrages de tout genre et de toute la terre. Il écrivit aux rois, et les pria instamment de lui envoyer ce qu'il y avait dans leurs pays d'écrits de poètes, de logographes, d'orateurs, de sophistes, *de médecins*, de médico-sophistes, d'historiographes, etc. (1) ». Certes si nous jouissions de ces antiques richesses littéraires, nous serions mieux à même de juger du point d'où Hippocrate est parti, et par conséquent des progrès qu'il a fait faire à la science; et dès-lors on reconnaîtrait que

que du Sérapéum qui devint la proie des flammes : perte immense, il est vrai, mais qui fut en partie réparée par les deux cent mille volumes que Marc-Antoine tira de la bibliothèque de Pergame pour en gratifier celle d'Alexandrie (PLUT., in Vitâ M.-Anton.)

Ainsi, tout bien examiné, les sept ou huit cent mille volumes qui composaient les deux bibliothèques d'Alexandrie, n'ont pas été tant anéantis par l'incendie du Sérapéum, que par d'autres causes qu'il serait trop long de faire connaître ici.

(1) De Mensuris et Pond., pag. 9.

c'est une erreur manifeste que de placer le berceau et les développements de l'art de guérir dans la Grèce, dans cette Grèce qui fut reconnue par toute l'antiquité pour avoir emprunté ses sciences des nations barbares, et particulièrement des Egyptiens.

Mais quoique ce défaut d'annales nous réduise sur ces siècles si reculés à de simples conjectures, nous ne laisserons pas néanmoins de faire observer, ainsi que nous l'avons insinué plus haut, que de grands progrès dans la civilisation supposent nécessairement de pareils progrès dans les sciences et surtout dans les arts de première nécessité, comme dans l'art de conserver la santé, par exemple. Ainsi, partout où il aura existé des empires florissants, comme le furent autrefois ceux des Assyriens, des Phéniciens, des Babyloniens *(E)*, il sera raisonnable de penser que la médecine dut suivre les acquisitions successives de la civilisation. En vain nous opposerait-on le témoignage d'Hérodote et de Strabon, qui disent que chez quelques peuples de l'antiquité tout l'art de guérir consistait à exposer les malades dans les rues afin de recueillir des passants quelque soulagement à leurs maux, nous répondrons que cette pratique portant avec elle le caractère d'une haute antiquité ne peut être citée que comme un exemple de la manière dont on a commencé à exercer la médecine. En effet comment croire que des nations, qui étaient d'ailleurs si éclairées, soient toujours restées, par rapport au plus précieux comme au plus nécessaire des arts, dans la plus grossière ignorance? Encore une fois, une pareille supposition passe toute vraisemblance.

Je n'ignore pas que l'on pourrait m'opposer l'exemple des anciens Romains, qui, au dire de Pline (1), étaient restés six cents ans sans médecins : preuve évidente, dirait-on, qu'un peuple peut arriver à un assez haut degré de civilisation sans que l'art de guérir y soit exercé par des hommes spécialement adonnés à cette profession. Mais, demanderai-je, cette assertion de Pline est-elle bien véritable? J'ai beaucoup de peine à croire, je l'avoue, qu'un peuple policé, continuellement en guerre, et exposé par conséquent à des blessures graves et fréquentes, se soit passé si long-temps de médecins. Nous voyons que dans la grande Grèce la médecine y était cultivée dès la plus haute antiquité : on en trouve la preuve dans une loi de Zaleucus ainsi conçue : « Si quelqu'un d'entre les Locriens-Épizéphriens, étant malade, se permet de boire du vin pur, sans l'ordre du *médecin*, quand bien même le malade viendrait à se rétablir promptement, il sera puni de mort (2) ». D'un autre côté, l'école de Pythagore renfermait dans son sein, ainsi que nous le verrons plus bas, plusieurs habiles médecins; pourquoi quelques-uns, attirés par la nouveauté de la ville et par sa nombreuse population, n'auraient-ils pas eu l'idée d'aller se fixer à Rome, surtout après la dissolution de leur institut? « Plusieurs choses me portent à croire, dit Cicéron,

____

(1) Hist. nat. , tom. 17, pag. 243 de l'édition de Panckouke.

(2) Ælien, Hist. var. , lib. 11, cap. 37.

que nos pères *tirèrent leurs sciences d'ailleurs*, et
qu'après les avoir goûtées, il les cultivèrent avec
succès; ils avaient presque sous les yeux le grand,
le sage Pythagore, car il vivait en Italie du temps
que Brutus mit fin à l'esclavage de sa patrie. Or
je suis persuadé, continue-t-il, que comme la doctrine de Pythagore se *répandit de tous côtés, elle
parvint jusqu'à Rome;* et outre que cela est de soi-
même assez probable, il reste d'ailleurs des vestiges qui ne permettent guère d'en douter. Peut-on
en effet se figurer que pendant tout le temps que
les Grecs eurent des établissements si considérables
dans la grande Grèce, nos Romains n'entendirent
parler ni de Pythagore lui-même, ni de ses disciples, dont les doctes leçons firent tant de bruit (1)?»

Dans le royaume d'Albe il y avait aussi des
médecins, comme le prouve ce passage de Denys-
d'Halicarnasse : Amulius, roi des Albains, soup-
çonnant que Rhéa, fille de Mumitor et prêtresse
de Vesta, était enceinte, envoya près d'elle des
médecins de confiance pour s'assurer de la vérité (2);
et comme Albe était aux portes de Rome, je ne
vois pas pourquoi les médecins de la première
ville n'auraient pas passé dans l'autre, surtout
quand celle-ci eut soumis les Albains. On en peut
dire autant de la vieille Étrurie, qui, comme on
le sait, transmit aux Romains sa religion, ses arts
et ses sciences. Mais sans nous arrêter à ces conjectures qui, on ne saurait le nier, présentent une

(1) Tuscul., lib. iv.

(2) Antiq. rom., lib. 1ᵉʳ.

grande vraisemblance, nous trouvons dans l'histoire un fait qui décide sans réplique la question : « Trois cents ans après la fondation de Rome, dit le même historien, sous le consulat de Publius Horatius et de Sextus Quintilius, Rome fut affligée d'une maladie contagieuse, plus terrible que toutes celles qu'on avait vues jusqu'alors. La contagion emporta presque tous les esclaves, et environ la moitié des autres citoyens. Enfin le nombre des malades devint si grand, qu'il n'y avait pas assez de *médecins* pour les traiter (1) ». Ajoutez à ce fait cet autre non moins positif que, dans la vie de Caton l'Ancien, Plutarque parle d'un ambassadeur romain envoyé au roi de Bithynie, lequel ambassadeur avait un grand vide à la tête pour avoir été trépané. Or, une pareille opération suppose des connaissances assez étendues en chirurgie : d'où l'on doit inférer qu'il existait dans ce temps-là à Rome des chirurgiens fort habiles.

Mais jetons maintenant un coup d'œil rapide sur l'antique Egypte, sur cette nation jadis si fameuse, décorée par Macrobe du titre glorieux de mère des arts et des sciences, regardée de tout temps comme le berceau de la sagesse et comme l'une des premières écoles du genre humain. Ici les ténèbres commencent à se dissiper : nous ne sommes plus comme tout-à-l'heure réduits à de simples conjectures; et quoique le temps ait détruit une grande partie des monuments superbes qui décoraient le sol de l'Égypte, les débris nombreux qui en ont été rassemblés dans ces derniers temps,

(1) Antiq. rom.

tout en ne formant encore qu'un corps mutilé, n'en excitent pas moins dans l'âme une haute admiration, et nous font voir dans les Égyptiens un peuple éminemment éclairé et parvenu à une grande civilisation. En vain quelques contempteurs outrés ont-ils cherché à prouver le contraire : c'est aux ruines de Thèbes que nous les transporterons pour les faire revenir de leur erreur (*F*). Qu'ils y contemplent à loisir ces portiques somptueux, ces magnifiques péristyles, ces statues colossales, ces obélisques élégants, ces longues avenues de sphinx, ces bas-reliefs où l'art égyptien a déployé tant de richesse d'expression, en un mot tous ces restes imposants de temples et de palais magnifiques, et qu'ils nous disent, après avoir médité sur tous ces chefs-d'œuvre, si des ruines d'une aussi grande magnificence ne décèlent pas l'existence d'un grand peuple. Toutefois, nous n'ignorons pas tout ce que Goguet, l'abbé Guasco, Winckelmann, etc., ont écrit sur l'imperfection de l'art en Égypte ; mais il nous paraît évident que ces auteurs célèbres ont porté dans cette circonstance un jugement au moins prématuré. Si en effet ils avaient pu avoir connaissance des travaux de l'Institut d'Égypte et de l'ouvrage vraiment monumental sorti des mains de cette illustre compagnie, ils auraient reconnu, ainsi que le dit un orientaliste du plus grand mérite, M. Champollion le Jeune (1), que les Grecs et les Romains qui se sont plus à vanter l'antiquité, la sagesse et les connaissances scientifiques

____

(1) L'Égypte sous les Pharaons ; introd., pag. 3.

des Egyptiens, ne nous ont point fait de ce peuple des rapports exagérés ou dictés par l'enthousiasme, mais que ce qu'ils en ont écrit est même au-dessous de la réalité. C'est dans le grand et le magnifique ouvrage de la *Description de l'Égypte*, et dans ceux de M. Champollion lui-même, qu'on trouvera des preuves irrécusables de cette assertion. Il serait d'ailleurs assez étrange, il faut en convenir, que les Grecs et les Romains, qui, certes, s'y connaissaient en matière de goût, eussent rendu sur le compte des Égyptiens cette foule de témoignages flatteurs, si leur admiration pour ce peuple n'eût été bien fondée, car non-seulement ils ont reconnu les Égyptiens pour leurs maîtres, mais ils ont de plus vanté l'excellence de leurs institutions et admiré leurs chefs-d'œuvre en architecture. « Les lois des Égyptiens, dit Diodore de Sicile, n'ont pas été révérées d'eux seuls, les Grecs même les ont admirées : de sorte que les plus habiles d'entre eux se sont fait honneur de venir jusqu'en Égypte pour y apprendre les maximes et les coutumes de cette nation fameuse ». « Nul pays, rapporte Hérodote, ne renferme autant de merveilles de la nature que l'Égypte, et il n'en est pas non plus où l'on voie autant d'ouvrages de l'art qui surpassent tout ce que l'on en peut dire. J'ai vu, ajoute le même écrivain, le Labyrinthe d'Égypte, ce monument magnifique que j'ai trouvé supérieur à sa réputation; je crois même, remarque Hérodote, qu'en réunissant tous les bâtiments construits, tous les ouvrages exécutés par les Grecs, on resterait encore au-dessous de cet édifice, et pour le travail et pour la dépense, quoique le

temple d'Éphèse et celui de Samos soient justemen t
célèbres ». « Des quatre principaux temples de Thèbes, dit Diodore de Sicile, le plus ancien est une
merveille en grandeur et en beauté. Tous les ornements de ce temple, et par la richesse de la
matière et par la finesse du travail, répondent à
la magnificence de l'édifice » : Voilà ce que les
Grecs disaient des lois et de l'architecture des Égyptiens. Quant à la sculpture, la plupart des modernes en ont conçu une idée peu avantageuse; mais
il paraît qu'en cela ils sont encore dans l'erreur :
du moins les deux passages qui suivent le prouvent
assez clairement. « C'est, disent MM. Jollois
et Devilliers, une remarque importante à faire,
qu'on s'est en général mépris sur l'état de la sculpture chez les anciens Égyptiens : on en a jugé
par cette multitude de figures égyptiennes qui
servaient d'amulettes, et que l'on fabriquait en si
grand nombre et avec si peu de soin, pour satisfaire la superstition des Égyptiens et leur empressement à se les procurer. Ces figures inondent,
pour ainsi dire, les cabinets de l'Europe. Porter
d'après elles un jugement sur l'état de l'art en
Égypte, c'est comme si l'on voulait juger chez nous
de l'avancement de la peinture et de la sculpture
par cette multitude de figures et d'images de saints,
qui sont entre les mains de tous les gens du peuple.
Pour se faire une juste idée de la sculpture égyptienne, il faut la considérer dans les beaux morceaux que nous avons trouvés au milieu des ruines
des anciennes villes, tels que la superbe tête du
tombeau d'Osymandyas, le torse d'Abydus et celui
de Semenhoud, qui est maintenant déposé à la

Bibliothèque impériale. Il faut surtout considérer la sculpture dans ses rapports avec l'architecture : c'est alors qu'elle paraît vraiment grandiose et monumentale. Quoi de plus magnifique et de plus majestueux en effet que ces masses colossales placées en avant de constructions plus colossales encore! Elles ne séduisent pas par ce charme, cette grâce, ce mouvement, qui plaisent dans les statues des Grecs; mais l'immobilité et la tranquillité de leur pose, ainsi que la régularité de leurs proportions, ont quelque chose de grave et d'imposant qui caractérise éminemment le peuple qui les a fait élever : on y retrouve la trace de quelques-unes de ces grandes pensées qui dominaient les Égyptiens; et ce qui n'avait d'abord semblé qu'un effort naissant de l'art, finit par en paraître une des perfections. Aucun peuple n'a mieux entendu cette sculpture extérieure, qui, pour être en rapport avec l'architecture, doit être surtout monumentale (1)».

« Accoutumés à voir des monuments égyptiens d'une très petite proportion, et travaillés avec peu de soin et une extrême négligence, ou ne possédant que quelques fragments des bas-reliefs symboliques, les savants de l'Europe, dit M. Champollion le Jeune (2), n'ont pu avoir jusqu'ici que des idées obscures et défavorables de l'art de la sculpture chez les Égyptiens. On a cherché à fixer le degré de perfection auquel ils l'avaient porté, d'après des bas-reliefs religieux qui étaient exé-

(1) Antiq. Descript. de Thèbes, pag. 83 et 84.

(2) Ouvrage cité, tom. 1er, pag. 557.

cutés selon un type convenu, dont les artistes ne pouvaient nullement s'écarter. On a eu dès-lors une opinion peu avantageuse de l'habileté des sculpteurs égyptiens, et l'on n'a pas fait cette réflexion bien naturelle qu'il n'était pas raisonnable d'attribuer à l'ignorance des artistes les formes vicieuses qu'on remarque ordinairement dans le peu de figures humaines que possèdent les divers cabinets de l'Europe, lorsque ces mêmes artistes ont saisi d'une manière admirable le caractère et le beau idéal des animaux qu'ils ont sculptés de ronde bosse. C'est sur les lions du Capitole, sur les sphinx et les statues de Thèbes, qui seront publiés dans la *Description de l'Égypte*, qu'il faut étudier la sculpture égyptienne ; c'est à la vue de ces monuments que les idées qu'on s'est faites de l'art égyptien se rectifieront, qu'on appréciera la correction de dessin et le savoir d'exécution des Égyptiens, lorsqu'ils ont pu s'abandonner entièrement à l'impulsion de leur génie. On aura une connaissance approximative de ces perfections en étudiant le torse de basalte noir donné par *S. M. l'Empereur et Roi* au Cabinet des Antiques de la Bibliothèque impériale ».

Telles sont les réflexions extrêmement judicieuses de M. Champollion le Jeune sur les causes qui jusqu'à ce jour ont trompé les savants sur le véritable état de la sculpture en Égypte. Or, je le demande ici, un peuple qui avait fait de si grands progrès dans les arts, est-il croyable qu'il n'ait pas cultivé les sciences avec le même succès ? Cette question, pour être traitée convenablement, demanderait, j'en conviens, de grands développe-

ments, mais chacun sent que la nature de notre
travail ne saurait comporter de pareils détails.
Je dirai seulement qu'à en juger par l'empressement
avec lequel les philosophes de la Grèce couraient
en Egypte pour s'y enrichir des connaissances des
prêtres (1), on ne peut s'empêcher de partager
l'admiration de l'antiquité pour ce peuple si célèbre.
Au dire de Diodore de Sicile, les prêtres de cette
nation comptaient au nombre de leurs disciples
Orphée, Musée, Dédale, Homère, Lycurgue, Solon, Pythagore, Platon, Eudoxe, Démocrite et
OEnopidès; quelle apparence que tant d'illustres
Grecs aient été en Égypte recueillir des leçons,
s'il n'y avaient été attirés par la haute réputation
dont jouissaient les sages de cette contrée? Comme
tout le monde le sait, les sciences étaient, dans
l'antique Égypte, le partage exclusif de la classe
sacerdotale; on ne peut douter que leur marche,
ainsi que le marque le célèbre Volney, dut y être
rapide, parce que la curiosité oiseuse des prêtres

(1) «Nul doute, dit M. Guigniaut, que la caste
sacerdotale des Égyptiens n'eût en dépôt d'assez vastes connaissances, fruit de l'expérience des âges,
du besoin de soutenir une domination fondée en
grande partie sur la supériorité des lumières, et
des loisirs qu'une vie exempte de tous les soins vulgaires livrait aux méditations du génie : de là ce
concours des étrangers, des philosophes grecs surtout, avides d'aller puiser la science égyptienne à
sa source antique. C'est là, ce nous semble, ajoute
M. Guigniaut, la plus forte preuve que l'on puisse
alléguer en faveur de la réalité des lumières et des
connaissances généralement attribuées par les anciens
aux Égyptiens».

Creuzer, Symb., tom. 1er, 2me part., pag. 797.

physiciens n'avait pour aliment, dans la retraite des temples, que l'énigme toujours présente de l'univers, et que, dans la division politique qui long-temps partagea cette contrée, chaque État eut son collége de prêtres, lesquels, tour-à-tour auxiliaires ou rivaux, hâtèrent par leurs disputes le progrès des sciences et des découvertes ». Ces progrès que les anciens prêtres d'Égypte firent dans les sciences, toute l'antiquité les a reconnus. Aristote dit que dans ce pays l'ordre des prêtres s'adonnait entièrement à l'étude (1). Chérémon, qui fut bibliothécaire d'Alexandrie, et qui se livra particulièrement à la connaissance des antiquités égyptiennes, leur rend ce témoignage important « qu'éloignés des affaires et des soins du monde, ils se tenaient toujours renfermés dans leurs temples, où ils n'é-taient occupés qu'à chercher la nature et les causes des choses; que le temps qu'ils ne consacraient pas aux cérémonies sacrées, ils l'employaient à l'étude de l'arithmétique, de la géométrie, de l'astronomie, de la philosophie, et qu'ils étaient si occupés à faire des découvertes et des expériences, qu'ils passaient les nuits à ces sortes d'exercices. Il ajoute qu'ils s'abstenaient soigneusement de vin et de viande, afin de conserver à leur esprit toute sa force et sa liberté (2) ». Avec de pareilles précautions et une aussi grande application au travail, il n'est pas étonnant qu'ils aient pénétré

(1) Metaphys., lib. 1er, cap. 1er. Strabon dit la même chose, Geog., lib. xvii.

(2) Apud Porphy., Absti. des viandes, pag. 2C8 et suiv.

si avant dans la connaissance des mystères de la nature. C'est sans doute ce qui a fait dire à Aulu-Gelle ce qui suit : *Veteres Ægyptios constat et in artibus reperiendis solertes existisse, et in cogitatione rerum indagandá sagaces (1).*

Ce fut dans l'encyclopédie hermétique que les prêtres égyptiens consignèrent le résultat de leurs immenses travaux; mais malheureusement ce recueil précieux est perdu pour nous depuis long-temps. *Jamdudum perierunt genuini hermetis libri : Jamdudum irrepserunt supposititii*, dit le chevalier Marsham (2). A cette occasion nous ferons cette demande : Parce qu'on aura supposé des livres sous le nom d'Hermès, est-ce une raison pour croire que l'encyclopédie hermétique dont parle Clément d'Alexandrie était elle-même apocryphe? Sprengel le pense, mais nous ne saurions partager sa manière de voir à cet égard. Ce savant médecin s'est étayé dans cette occasion de l'autorité de Jamblique et de celle de Galien; et si nous avons bien cherché aux endroits désignés, Jamblique et Galien ne disent rien de tout cela. L'un rapporte que les prêtres égyptiens, regardant Hermès comme l'inventeur de toutes choses, lui faisaient honneur de leurs productions en les lui dédiant, ou bien pensaient se faire honneur à eux-mêmes en mettant son nom à la tête de leurs livres. L'autre parle d'un ouvrage intitulé le Livre des trente-six herbes des horoscopes, qui ne renfermait que des futilités.

(1) Noct. attic., lib. ii, cap. 18.

(2) Canon, Chron. ægypt.

et qui était un de ceux qui avaient été faussement
attribués à Hermès; mais tout cela ne prouve absolument rien. Du passage de Jamblique, on en
infère que l'encyclopédie hermétique était l'œuvre
des prêtres égyptiens, et c'est ce que tout homme
sensé doit croire (G); de celui de Galien, on en
tire cette conséquence, qu'on a fait paraître sous
le nom d'Hermès des ouvrages supposés, et c'est
ce que tout le monde sait depuis long-temps; mais
il sera toujours impossible de conclure de l'un ou
de l'autre passage, que les quarante-deux volumes
qui composaient l'encyclopédie hermétique (*H*),
et qui, au rapport de Clément d'Alexandrie (1),
renfermaient la philosophie entière des Égyptiens,
avaient été composés par des faussaires. Aussi ne
puis-je assez m'étonner que Sprengel, homme d'un
grand jugement et d'une profonde érudition, ait
embrassé une opinion qui me paraît si erronée.

Afin que le lecteur juge de l'immensité des connaissances des savants de l'ancienne Égypte, je
vais donner le titre des quarante-deux volumes
du recueil hermétique. Les deux premiers conte-
naient, l'un des hymnes aux dieux, l'autre les
devoirs des rois. Les quatre suivants traitaient de
l'ordre des étoiles errantes, de la lumière, du
lever et du coucher du soleil et de la lune. Dans
dix autres on donnait la clef des hiéroglyphes,
la description du Nil, des ornements sacrés, des
lieux saints; puis on y enseignait l'astronomie,
la cosmographie, la géographie et la topographie
de l'Égypte. Dix autres volumes concernaient le

_____

(1) Strom., lib. vi, pag. 757, ed. Potter.

choix des victimes, le culte divin, les cérémonies de la religion, les fêtes, les pompes publiques, etc.... Un pareil nombre de volumes, qui étaient appelés sacrés, étaient consacrés aux lois, aux dieux et à toute la discipline des prêtres; enfin les six derniers regardaient la médecine. Nous laissons au lecteur le soin de déduire toutes les conséquences d'une pareille encyclopédie; mais ce que nous ferons remarquer, c'est que les six volumes qui regardaient spécialement la médecine, renfermaient un corps de doctrine complet et des mieux ordonnés. Le premier traitait de l'anatomie, le second des maladies, le troisième des instruments, le quatrième des médicaments, le cinquième des maladies des yeux, et le dernier des maladies des femmes : assurément on ne peut nier que cette distribution ne fût très méthodique. On donnait d'abord la description du corps humain, montrant par là qu'il fallait commencer par la connaissance du sujet sur lequel on devait opérer ; ensuite on passait à l'étude des maladies, puis à celle des médicaments et des instruments nécessaires pour les guérir : et comme les affections des yeux et les maladies des femmes sont en très grand nombre, et qu'elles demandent une attention toute particulière, on avait soin de les examiner à part et d'en faire une étude spéciale. N'est-ce pas là un corps de doctrine médicale aussi complet que bien disposé?

Il ne faut pas croire cependant que la médecine soit arrivée en Égypte tout-à-coup à ce degré de perfection. Comme chez les autres peuples de la haute antiquité, on commença d'abord, ainsi que

nous l'apprend Strabon (1), par exposer les malades
aux yeux du public, et tous les passants qui avaient
été attaqués et guéris des mêmes maux étaient
tenus d'aider de leurs conseils ceux qui en souf-
fraient. Plus tard, et ce moyen était bien plus
propre à accélérer les progrès de l'art, on imposa,
dit Galien (2), l'obligation à tous ceux qui sortaient
de maladie, d'aller faire inscrire dans les temples
les symptômes de l'affection qu'ils venaient d'éprouver, et les procédés curatifs dont ils s'étaient servis.
Le temple de Memphis devint le principal dépôt
de ces registres salutaires : ils y étaient gardés
avec le même soin que les archives de la nation.
Pendant long-temps chacun eut la liberté d'aller
les consulter et de choisir pour sa maladie ou pour
celle de ses proches les médicaments dont l'expérience avait confirmé le succès. Cette méthode,
comme on le prévoit aisément, était très propre,
malgré ses inconvénients, à faire avancer la science, car elle reposait entièrement sur l'observation.
On dut par ce moyen rassembler une quantité prodigieuse de faits et en tirer des principes sûrs pour
l'exercice de la médecine : c'est en effet ce qui
arriva. Les prêtres qui étaient chargés de rédiger
ces observations, ne tardèrent pas à s'emparer de
l'exercice exclusif de cet art, et quand ils eurent
recueilli une grande masse de faits, ils firent un
code médical, fruit de l'expérience des siècles,
et appelé par Diodore de Sicile le *Livre sacré*.

(1) Geog., lib. III.

(2) De composit. Medicam. per genera, lib. V,
caput 2.

duquel il ne fut plus permis de s'écarter (1). C'est d'après ce code, qui fut dans la suite attribué à Hermès, et qui fit sans doute partie du recueil dont parle Clément d'Alexandrie, que les pastophores se réglèrent pour exercer la médecine. Si, en suivant les règles qui y étaient prescrites, ils ne sauvaient pas leurs malades, ils n'étaient responsables de rien; mais ils étaient punis de mort si, après s'en être écartés, l'événement ne justifiait pas leur conduite. Sans doute cette loi était atroce, et ne pouvait surtout qu'arrêter tout progrès ultérieur de l'art de guérir; mais il n'en est pas moins vrai qu'elle ne fut rendue qu'après avoir reconnu la solidité des principes qui lui ont servi de base. Diodore de Sicile, qui nous a transmis cette loi, est formel à cet égard : il dit positivement que le motif d'une loi aussi sévère était qu'une pratique confirmée par une longue expérience, et appuyée sur l'autorité des plus grands maîtres de l'art, était préférable à l'expérience bornée de chaque médecin en particulier. On peut au reste donner encore un autre motif de cette loi, en apparence, si déraisonnable. « Comme l'expérience, dit de Paw (2), a démontré qu'en temps de peste la police peut autant que la médecine,

(1) Ce code médical fut composé par une association nombreuse de médecins très instruits, ainsi que le prouve le passage suivant de Diodore de Sicile : *Medicinam ex lege scriptâ per multos ab antiquo medicos illustres concinnatam applicant.*

(2) Recherc. philos. sur les Égypt., etc., pag. 90 et 91.

cela explique pourquoi les lois avaient beaucoup borné en Égypte le pouvoir des médecins : on craignait que leur penchant à essayer de nouveaux remèdes et à changer à chaque instant de méthode, ne rendît inutile la police, dont l'effet était certain contre des maladies toujours semblables à elles-mêmes. Ceci a paru, observe notre auteur, ridicule à quelques écrivains modernes, qui disent que c'était le comble de la folie de borner le pouvoir des médecins ; mais la vérité est que rien n'a été plus sage ».

Nous ne terminerons pas cet article sans faire remarquer que l'Égypte avait aussi des médecins pour les pauvres. Suivant Diodore, il n'en coûtait rien aux Égyptiens pendant la guerre, et même, ce qui n'est pas moins admirable, lorsqu'ils voyageaient dans le royaume ; des médecins étaient payés des deniers publics pour donner des soins aux malades dans ces deux circonstances. Des institutions aussi bienveillantes sont un indice certain d'un gouvernement paternel, et annoncent une grande civilisation.

Ainsi, on le voit maintenant, la médecine, réduite en théorie, formait un corps de doctrine chez les Égyptiens, et y portait tous les caractères d'une véritable science. Il est, du reste, assez facile de rendre raison de son avancement dans un pays où les médecins sont aussi nécessaires. Les débordements du Nil l'ont de tout temps exposé à des maladies fréquentes ; on dut surtout en ressentir des effets très pernicieux dans les premiers siècles, où on n'avait pas pris les précautions nécessaires pour faciliter l'écoulement des eaux. D'un autre côté, ceux qui sont éloignés des bords du Nil ne boivent guère que de l'eau saumâtre et souvent corrompue; ensuite, comme le soleil est très chaud dans ces climats, l'air se charge d'une multitude de vapeurs qui le rendent très malsain. Ajoutez qu'il y règne parfois certains vents qui occasionnent des douleurs affreuses dans tous les membres, et même des maladies graves dont on guérit difficilement (*I*). Tant de causes d'insalubrité, qui de tout temps ont exercé des ravages en Égypte, ont dû nécessairement réveiller de bonne heure l'attention de ses habitants; aussi voyons-nous la médecine cultivée chez eux dès la plus haute antiquité (1). «On doit regarder, dit Goguet (2), les Égyptiens comme les *premiers* qui aient réduit en principes et assujéti à des règles certaines les pratiques vagues et arbitraires auxquelles on s'en était tenu pendant bien du temps; ils passaient dans l'antiquité, ajoute le même auteur, pour avoir cultivé la médecine *plus anciennement* et *plus savamment* qu'aucun autre peuple ». Pour justifier cette assertion, ce savant écrivain a recours aux témoignages d'Homère, d'Isocrate, de Pline et de Clément.

(1) Clément d'Alexandrie (Strom., lib. 1er), en disant que Moïse fut instruit de la médecine par les Égyptiens, fait assez connaître qu'elle existait comme science dès les temps les plus reculés. Cela devient encore plus évident par ce verset de la Genèse (cap. 50, v. 2) : *Joseph ordonne aux médecins d'embaumer le corps de Jacob, son père :* d'où il suit clairement qu'il y avait des médecins en Égypte quatre cents ans avant Moïse.

(2) Orig. des Lois, etc., tom. 1er.

d'Alexandrie. Isocrate surtout dépose formellement en faveur de cette opinion, et ce qu'il dit même à cet égard est trop important pour ne pas trouver place ici. « Les prêtres égyptiens, rapporte cet orateur célèbre, inventèrent la médecine, non pas celle qui fait usage de remèdes dangereux, mais cette médecine qui emploie des médicaments aussi innocents que les aliments journaliers, et pourtant d'une efficacité telle, que personne ne peut nier qu'il n'y ait au monde un peuple plus sain et qui vive plus long-temps que les Égyptiens (1) ». Ce qui prouve, à notre avis, encore bien clairement que la médecine avait fait des progrès réels en Égypte, c'est la réputation dont jouissaient les médecins de cette contrée. Au rapport d'Hérodote, Cyrus, roi de Perse, fit venir d'Égypte un médecin oculiste (2). Xénophon nous apprend en outre dans la Cyropédie (3), que les médecins de cette nation devinrent bientôt tellement à la mode qu'il n'y en avait pas d'autres à la cour du souverain de Perse, et que même les généraux en attachaient à leur personne pendant la guerre. Il dit de plus que Cyrus attira dans son royaume les meilleurs médecins de l'Égypte, et qu'il encourageait leurs talents, autant par l'intérêt qu'il portait aux malades confiés à leurs soins, que par les récompenses dont il honorait leurs succès (4).

(1) In Laud. Busiridis.

(2) Hist., lib. III, §. 1.

(3) Lib. 1er.

(4) Cyropæd., lib. VIII.

Je pourrais à présent, pour donner plus de poids à mon opinion sur les grands développements que la médecine avait reçus chez les Égyptiens, parler ici de leur hygiène publique, et faire voir que d'une terre d'abord inhabitable et devenue dans la suite le foyer des maladies pestilentielles, ils étaient parvenus par des travaux inouis et des efforts incroyables à en faire un pays très sain. Je pourrais de plus exposer ici leur régime diététique, et démontrer combien il était approprié à leur climat; mais d'après tout ce qui précède, ces détails m'ont paru surabondants. Je dirai seulement que menacés à chaque instant de la peste, de la lèpre et de la sporophthalmie, les Égyptiens avaient tellement combiné leur diète prophylactique qu'ils étaient en quelque sorte parvenus à se préserver de ces cruelles maladies. Leurs institutions là-dessus étaient si admirables, et leurs lois civiles avaient même un rapport si intime avec la santé, qu'un Égyptien qui observait bien ces lois était déjà regardé comme médecin. C'est peut-être pour cette raison qu'ils avaient tous eu la réputation de l'être, ainsi que le dit Plutarque dans son dialogue sur l'âme des bêtes.

D'après tout ce que nous venons de dire, il est facile de voir que la manière dont nous avons envisagé la médecine des Égyptiens nous est tout-à-fait particulière; car personne, avant nous, du moins que nous sachions, n'avait cru que cette science avait fait chez eux de véritables progrès. En effet, tous les auteurs qui ont écrit l'histoire de notre art n'ont voulu voir dans la médecine de ce peuple qu'un mélange absurde de pratiques.

magiques et d'idées ridicules sur l'astrologie judiciaire. Sprengel, entre autres, a fait tous ses efforts pour faire prévaloir cette opinion. Mais il y a cette extrême différence entre ces auteurs et nous, qu'ils ont regardé les Égyptiens comme une nation en quelque sorte dégradée, combée sans cesse sous le joug dominateur de ses prêtres, et dont le génie, comprimé par un tel despotisme, incapable d'aucun élan sublime, avait toujours été renfermé dans une sphère très étroite, tandis que nous voyons en eux un grand peuple qui a été aussi exercé dans les arts qu'il a excellé dans les sciences. En partant d'un point aussi opposé, il était difficile que nous pussions nous rencontrer. Quoiqu'il en soit, nous pouvons assurer que, si nous avons embrassé une opinion contraire à celle qui a régné jusqu'ici, nous n'y avons été déterminé que par de mûres réflexions sur le haut degré de civilisation auquel était parvenu ce peuple célèbre (*J*).

Avant de quitter ce sujet, peut-être devons-nous essayer de répondre à quelques objections qui pourraient nous être adressées. Comment, va-t-on nous dire par exemple, l'art de guérir aurait-il été cultivé en Égypte avec succès, quand nous savons par Hérodote que cet art y était partagé de telle manière qu'il y avait un médecin particulier pour chaque maladie ? L'un s'occupait des maux de dents, un autre des affections des yeux, un troisième de celles du ventre, etc....... Sans doute cette objection aurait quelque force si le passage d'Hérodote, sur lequel elle est fondée, avait le sens qu'on lui prête ordinairement. Comme

les diverses parties du corps humain sont étroitement unies entre elles par des liens sympathiques
qui les font toutes compatir à la fois et partager
ainsi leurs souffrances, on conçoit, d'après cela,
qu'il ne peut y avoir aucune maladie purement
locale, et que par conséquent tout système de traitement qui tendait à préposer un médecin particulier pour chaque maladie serait très défectueux,
et présenterait les plus graves inconvénients. Mais
ce n'est pas ainsi que les choses se passaient en
Égypte : l'exercice de la médecine n'y était pas
plus divisé au détriment de l'art qu'il ne l'est aujourd'hui en France, où l'on voit des médecins,
les uns pour les dents, les autres pour les yeux ;
ceux-ci pour les oreilles, ceux-là pour les parties
honteuses, etc..... Cette coutume, au reste, paraît
très ancienne : « *Habebant Romani et Græci medicos,*
» dit Mercuriali (1), *qui peculiares corporum humano-*
» *rum partes curare profitebantur, veluti aures, testes,*
» *dentes. Quando verò ea à variis medicis varias corpo-*
» *rum partes curandi consuetudo invecta fuerit, si quæ-*
» *ratur; ego sanè existimo Ægyptios, ut multa alia,*
» *hos mores in Græcos invexisse; ab his deindè ema-*
» *nasse ad Romanos.........* ». Ainsi, l'habitude de se
destiner à traiter particulièrement certaines espèces
de maladies date de la plus haute antiquité; et
certes il faut bien que cette habitude n'ait rien en
soi de bien désavantageux, puisqu'elle a passé successivement des Égyptiens aux Grecs, de ceux-ci
aux Romains, et de ces derniers aux peuples modernes. L'extrême étendue de l'art de guérir, d'un

(1) Vari. Lect., lib. II, cap. 8, pag. 95.

côté, les bornes étroites de la capacité humaine
de l'autre, ont sans doute amené cette nécessité.
On a dû en effet sentir de bonne heure qu'une
science comme la médecine, qui demande des études si multipliées, ne pouvait guère être embrassée
tout entière avec succès par le même homme; aussi
l'a-t-on de tout temps divisée en deux branches
principales, la médecine et la chirurgie : et comme
chacune de ces branches se subdivise encore, il
n'est pas étonnant que les médecins se les soient
partagées, et qu'ils s'en soient tenus à celles que
leur aptitude leur avait fait choisir. C'est là tout
ce que veut dire le passage d'Hérodote; et lui
donner un autre sens, c'est à mon avis mal le
comprendre.

Mais, me dira-t-on encore, en admettant que
cette interprétation soit juste, comment nous per-
suaderez-vous que la médecine portait en Égypte
tous les caractères d'une science, quand nous savons que l'anatomie, qui est son principal appui,
n'a point été étudiée sous les Pharaons? Nous n'ignorons pas en effet que presque tous les historiens
de la médecine pensent que l'anatomie n'a commencé à être cultivée en Égypte que sous le règne
des Ptolémées. Cette opinion a même tellement
prévalu aujourd'hui, que ce n'est qu'avec la plus
grande défiance que nous osons la combattre ici.
Cependant les preuves historiques que nous possédons pour établir l'opinion contraire nous semblent
tellement péremptoires, que nous n'avons jamais
pu concevoir comment on s'était obstiné à les rejeter. Clément d'Alexandrie (1), comme on a pu

(1) Strom., loc. cit.

le voir plus haut, rapporte que parmi les divers volumes qui composaient l'encyclopédie hermétique, il y en avait un qui traitait particulièrement de la description du corps humain. Pline (1) dit que les anciens rois d'Égypte avaient ordonné des ouvertures de cadavres afin de découvrir la cause et le siége des maladies. Apion, ainsi qu'on le lit dans Aulu-Gelle (2), rapporte aussi en termes formels, dans son ouvrage sur les Égyptiens, que c'était la coutume en Égypte d'ouvrir et de disséquer des cadavres humains. Que faut-il donc de plus pour étayer une opinion? Voudrait-on le témoignage même d'un historien égyptien? eh bien! le voici : Manéthon, prêtre et gardien des annales sacrées du temple d'Héliopolis, Manéthon, qui composa son ouvrage sur l'Égypte d'après des mémoires authentiques conservés avec un soin tout religieux dans le sanctuaire des temples, Manéthon dit qu'un ancien roi d'Égypte avait écrit lui-même un ouvrage sur l'anatomie. Je sais qu'un auteur célèbre, Winckelmann (3), qui semble avoir pris à tâche de ravaler les Égyptiens, a récusé le témoignage de cet historien, en soutenant que les anciens Égyptiens ne connaissaient point l'anatomie. Mais, comme l'observe judicieusement de Paw dans ses Recherches philosophiques sur les Égyptiens (4), Mané-

(1) Hist. nat., tom. XII, pag. 210 de l'édition de Panckoucke.

(2) Noct. attic., lib. X, cap. 10.

(3) Histoire de l'art chez les anciens, tom. 1er, pag. 63, édit. in-8º.

(4) Tom. 1er, pag. 209.

tbon était trop instruit pour avoir voulu, sur ce point, choquer toutes les traditions et toutes les idées reçues. Cette réflexion de Paw est trop juste pour croire qu'elle ne se soit pas présentée à l'esprit d'Eusèbe, de Jules Africain et de Georges le Syncelle, qui tous nous ont transmis cette tradition, sans élever le moindre doute sur sa réalité. Aussi, le chevalier Marsham, fort sans doute de tant de témoignages, a-t-il admis comme très vraisemblable l'opinion qui fait naître l'anatomie dans l'antique Égypte. «*Neque à vero absimile est artem anatomicam ab Æsculapio fuisse inventam et in Syringicis stelis memoriæ traditum* (1).

Mais voici une autre objection : Aux yeux des

(1) Can. ægypt., pag. 14. (Le célèbre Cuvier pensait comme nous là-dessus; il dit dans son Cours d'Histoire des sciences naturelles, pag. 46, que de toutes les sciences dont on cherche l'origine, l'anatomie est principalement celle qui doit le plus à l'Égypte. La religion prescrivait l'embaumement non-seulement des animaux sacrés, mais encore des cadavres humains et des animaux autres que ceux qui appartiennent aux espèces divinisées. Or, cet usage devait nécessairement procurer aux hommes qui étaient chargés de son accomplissement des connaissances sur la forme et la position des viscères que renferment le thorax et l'abdomen; sur les muscles, les membranes et les éléments osseux et cartilagineux qui composent ces cavités. En effet, c'est en Égypte qu'elle se développa d'abord; c'est sous ce beau ciel que les Grecs, qui brûlaient leurs cadavres et par conséquent ne pouvaient pas acquérir de notion en anatomie, furent s'instruire de cette science si importante de nos jours, puisqu'il n'y a pas de bonne médecine sans elle, et qu'elle sert de base à toutes nos idées philosophiques sur l'économie animale.).

prêtres égyptiens, disent Leclerc et surtout Sprengel, les maladies étant l'effet du courroux céleste, la médecine ne dut être entre leurs mains qu'un vain échafaudage de pieuses jongleries, où les pratiques magiques avaient plus de part que la science (1). Bien qu'une pareille objection soit déjà détruite par tout ce que je viens de dire, j'ajouterai néanmoins que cette accusation de magie est d'autant plus inconcevable de la part de ces auteurs, qu'elle ne repose sur aucun témoignage historique. Le savant Goguet, qui était porté à partager l'erreur commune à cet égard, est forcé d'en faire l'aveu : « Il faut convenir, dit-il, que ni dans » Hérodote, ni dans les autres auteurs de l'anti- » quité, on ne trouve rien qui autorise à croire » que les Égyptiens employassent des pratiques su- » perstitieuses dans la manière de traiter les mala- » des (2) ». D'ailleurs, ajouterai-je, on sait aujourd'hui à quoi s'en tenir sur cette imputation aussi souvent renouvelée que mal comprise, surtout quand on a lu l'ouvrage de Naudé sur cette matière. Cet auteur affirme positivement que la magie qui était connue dans l'Égypte n'était autre que la magie naturelle ; aussi prouve-t-il clairement, à l'exemple d'Apulée, que par magie on n'entendait chez les peuples de la haute antiquité *qu'une physique pratique par laquelle on s'élève à des*

___

(1) On pourrait apporter en preuve les guérisons obtenues dans les temples par l'assistance d'Osiris et d'Isis ; mais cette preuve me paraît égale à celle que l'on tirerait de nos jours des malades qui croient devoir leur rétablissement à l'intercession des saints.

(2) Ouvrag. cité, pag. 231, tom. 2ᵉ.

spéculations éminentes, et on se tire ainsi de la presse pour prendre l'essor vers la contemplation des causes, et parvenir de cette manière à la connaissance des phénomènes de la nature. Or, ajoute le même auteur, *voilà ce que l'on peut faire par le moyen de cette magie, que les Perses nommaient anciennement sagesse, les Grecs philosophie, les Juifs cabale, etc.* (1).

Maintenant que conclure de tout cela? que l'on a eu tort de regarder Hippocrate comme celui qui a inventé et perfectionné la médecine, puisque long-temps avant lui l'Égypte possédait un corps de doctrine médicale tout formé, et même assez avancé pour s'y constituer en science et en porter les caractères; il est vrai que la marche qu'elle y suivit était peu propre à la faire avancer. La voie des découvertes étant fermée ou ne pouvant être tentée qu'à ses risques et périls, la médecine, gênée ainsi dans son développement, devait nécessairement se ressentir de l'état de contrainte où la loi l'avait mise. Mais enfin elle y fit des progrès, et s'ils ne furent ni aussi rapides ni aussi brillants qu'en Grèce où l'esprit humain, affranchi de toute espèce de tutelle, pouvait tout à son aise se livrer à ses inspirations, ils n'en furent pas moins réels : c'est, je crois, ce qui a été mis hors de doute par les développements qui précèdent.

Ici se présente une question : La médecine des Égyptiens passa-t-elle en Grèce? D'abord il est un fait que personne ne contestera, puisque les Grecs en conviennent eux-mêmes, c'est que la Grèce a

(1) Apolog. des grands homm. accus. de magie, pag. 26 et suiv.

emprunté le germe de toutes ses connaissances à l'Égypte. Hérodote, Diodore de Sicile, Strabon, Plutarque, sont unanimes sur ce point. Le même fait est attesté par Pline, Tacite, Ammien-Marcellin, Lactance, Clément d'Alexandrie, Eusèbe, etc..... Ce que je connais de plus curieux là-dessus est un passage de Tatien, dans son exhortation aux Grecs, qui commence par ces mots : *Quelle est parmi vous*, leur dit-il, *la science qui ne tire son origine de quelque étranger....?* Je sais que c'était une tactique convenue entre les pères de l'Église de déprimer les Grecs, en leur refusant le mérite de l'originalité, et en leur reprochant sans cesse que ce qu'ils avaient fait de bien dans les sciences, ils le devaient aux autres nations. On ne saurait le nier, si ces reproches sont exagérés, ils n'en retiennent pas moins ce qu'ils renferment de juste ; et puisque toute l'antiquité est d'accord en ce point avec les pères de l'Église, je demande de quel droit on viendrait aujourd'hui infirmer cette unité de témoignages.

L'arbre de la science fut donc transplanté en Grèce, et quoique le sol fût moins fertile qu'en Égypte, il y porta incontestablement de plus beaux fruits ; mais il n'est pas moins vrai que les philosophes Grecs allèrent presque tous sur les bords du Nil puiser à la source des arts et des sciences, et qu'ils devinrent comme autant de canaux par où s'écoulèrent en Grèce les richesses intellectuelles des Egyptiens. Il serait bien étrange, il faut l'avouer, que, de tous les arts transportés en Grèce, l'art de guérir fût le seul excepté ; mais il n'en fut pas ainsi : les Asclépiades sont d'origine égyptienne, Æsculape de qui ils descendent étant lui-même Égyp-

tien (1) : c'est déjà une première voie de trans-
mission. Ensuite, nombre de colonies parties de
l'Égypte, vinrent aborder en Grèce avec leurs
sciences et leurs arts perfectionnés; pourquoi n'y
auraient-elles pas également introduit la médecine ?
Ajoutez que plusieurs Grecs, attirés par la réputation des médecins égyptiens, passèrent en Égypte
afin d'étudier la médecine, et puis revinrent chez
eux l'exercer : tel est du moins le sentiment de
Schulze (2). Jean Lange est du même avis, et désigne particulièrement Pythagore et Démocrite comme étant ceux qui ont importé en Grèce la médecine
des Égyptiens (3). De plus, la philosophie égyptienne
dont la médecine faisait partie, comme on l'a vu
ci-dessus, était connue des Grecs par Hécatée de
Milet qui en avait traité dans un ouvrage exprès (4).
Si on ne peut assurer qu'Hippocrate ait pris connaissance de ce livre, il est du moins impossible
de nier qu'il ne l'ait jamais lu. Le contraire
est même très probable.

Avant d'aller plus loin, peut-être devons-
nous chercher à résoudre cette autre question :
Pourquoi, m'a-t-on dit souvent, voulez-vous qu'Hippocrate n'ait pas fait pour la médecine ce qu'Ho-

(1) Marsham, Can. ægypt., pag. 39. Le Clerc,
Hist. de la med., pag. 52. Cyrille, contrà Juli.,
lib. viii, cap. 46.

(2) Hist. méd., pag. 161, conf. Mercuriali, var.
Lect., pag. 125 et 126.

(3) Epist. med., lib. ii. Epist. 1re, conf. Jambl.
in Vit. Pyth., cap. 25.

(4) Diog. Laert., in proœm.

mère a fait pour l'épopée, et Newton pour la philosophie de la nature? Sans avoir ici l'intention de ternir la gloire de noms si justement célèbres, qu'il nous soit néanmoins permis de rechercher s'il est bien vrai que ces deux grands hommes ne doivent qu'à leur génie tout le fruit de leurs travaux. Pour Newton du moins, il est hors de doute qu'il a été préparé à ses belles découvertes par celles de ses devanciers. Il suffit, pour s'en convaincre, de lire le passage suivant, extrait de l'Exposition du Système du Monde par Laplace :
« La nature, dit ce savant (1), en douant Newton
» d'un profond génie, prit encore soin de le placer
» à l'époque la plus favorable. Descartes avait chan-
» gé la face des sciences mathématiques par l'ap-
» plication féconde de l'algèbre à la théorie des
» courbes et des fonctions variables. La géométrie
» de l'infini, dont cette théorie renfermait le ger-
» me, commençait à percer de toutes parts : Wal-
» lis, Vren et Huyghens venaient de trouver les
» lois du mouvement ; la découverte de Galilée
» sur la chute des graves, et d'Huyghens sur les
» developpées et sur la force centrifuge, conduisaient
» à la théorie du mouvement dans les courbes ;
» Kepler avait déterminé celles que décrivent les
» planètes, et entrevu la gravitation universelle.
» Enfin Hook avait très bien vu que leurs mou-
» vements sont le résultat d'une force de projection
» combinée avec la force attractive du soleil. La
» mécanique céleste n'attendait ainsi, pour éclore,
» qu'un homme de génie, qui, en généralisant ces

(1) Page 332, seconde édition.

» découvertes, sût en tirer la loi de la pesanteur :
» c'est ce que Newton exécuta dans son immortel
» ouvrage des principes mathématiques de la phi-
» losophie naturelle ».

Ce que nous venons de dire de Newton, nous
le dirons également d'Homère, car le poète, comme le philosophe, a eu ses prédécesseurs qui lui
ont frayé la route. Toutefois, nous n'ignorons pas
que Velleïus Paterculus a dit de ce poète que ce
qu'il y avait de plus grand en lui, c'est qu'il n'existait de son temps aucun auteur qu'il pût imiter :
*In quo hoc maximum est, quod non antè illum, quem
ille imitaretur inventus est (1).* Le célèbre Wolf a
fort bien remarqué à ce sujet que, pour justifier
ce mot de Paterculus, il faudrait que le génie fût
descendu du ciel dans l'entendement d'Homère, et
qu'il eût déroulé devant lui le tableau tout entier
des connaissances divines et humaines (2). En effet, vouloir qu'Homère ait tout à la fois inventé
et perfectionné le genre épique, autant vaudrait
dire, comme quelques anciens, qu'il fut inspiré
de la divinité, et qu'il écrivit sous la dictée des
dieux. Nous ne voyons pas cependant qu'une pareille opinion ait eu beaucoup de crédit tant dans
l'antiquité que chez les modernes. Chacun semble,
au contraire, s'être évertué à expliquer de quelle
manière Homère était parvenu à composer ses poèmes. Depuis Ptolémée Ephestion jusqu'à Wolf et
Schubarth, il n'est sorte de conjectures que l'on

(1) Hist. rom., pag. 12, édit. de Panckoucke.

(2) Proleg. ad Hom., pag. 109.

n'ait imaginées là-dessus. Suivant l'un (1), Homère, dans un voyage qu'il fit en Égypte, aurait dérobé du temple de Vulcain les poëmes que la Pythonisse Phancy avait composés sur la guerre de Troie et sur le périple d'Ulysse, et y aurait puisé les matériaux des ses immortels ouvrages. Suivant un autre (2), l'Iliade et l'Odyssée auraient été originairement écrites dans un dialecte à demi barbare, et un insulaire de Chio, du nom de Cynéthus, en aurait accommodé le style au goût de son siècle. Suivant un troisième (3), Homère, né sur les bords du Nil, se serait approprié par un larcin les poëmes que Phantésia avait déposés parmi les archives du temple d'Isis, poëmes qui retraçaient sous le voile de l'allégorie des événements passés anciennement en Égypte, mais dont l'adroit plagiaire, pour mieux cacher son larcin, aurait transporté la scène dans la Troade, et habillé les héros à la Grecque. Enfin, suivant Wolf, dans les fameux prolégomènes dont nous avons parlé, Homère, s'il a réellement existé, n'était qu'un Rhapsode par excellence, dont l'ouvrage aurait été continué par d'autres jusqu'à l'époque où Pisistrate, rassemblant tous ces chants épars, et de tant de poëtes divers, leur donna une forme épique à laquelle

(1) Ptol. Ephest. apud Phot., in Biblioth.

(2) Klotz, Allemand, a défendu cette opinion dans un ouvrage imprimé à Leipsick en 1758.

(3) Bryant, profond érudit anglais, a soutenu ce paradoxe dans un opuscule intitulé Dissertation sur la guerre de Troie.

le premier n'aurait jamais songé (1). Nous ne nous attacherons point à faire valoir l'une ou l'autre de ces opinions, dont la dernière surtout a été défendue avec un rare talent et une grande érudition ; nous ferons seulement remarquer qu'elles prouvent toutes qu'on a soupçonné de tout temps qu'Homère n'avait pu tirer de son génie seul la perfection qu'il a su donner à ses ouvrages, et qu'il a eu nécessairement des devanciers dans la carrière qu'il a si glorieusement parcourue. « Tel est le sort de toutes choses, dit Cicéron, que rien n'a été inventé ni perfectionné en même temps ; on ne peut donc douter qu'il n'y ait eu des poètes avant Homère (2) ». Si en effet il n'en était pas ainsi, que l'on nous dise de quelle manière on parviendrait à expliquer l'apparition subite, au milieu d'un peuple barbare, d'un génie sublime qui crée un chef-d'œuvre devenu tout à la fois l'admiration et le désespoir des siècles ? On est donc forcé d'ad-

(1) Voyez, dans le résumé très bien fait du système de Wolf, par Caillard, la page 221 du Magasin encyclopédique, tome III, 3me année. Voyez aussi la page 109 et suivantes de l'*Essai sur cette question si Homère a connu l'usage de l'écriture*, etc., par Franceson, lequel n'a fait pour ainsi dire que traduire en français les prolégomènes de Wolf. Il n'y a rien en effet dans son opuscule qui ne se retrouve dans le célèbre philologue de Hall. Il en est presque de même de l'*Histoire des Poésies homériques* de Dugas-Montbel : ce qui est une preuve certaine que Wolf a épuisé le sujet, et qu'il reste peu d'espoir de dire du nouveau à ceux qui seraient tentés de le reprendre.

(2) In Brut., §. 18.

mettre que le temps qui vit naître l'Iliade a dû nécessairement appartenir à un siècle très éclairé, puisque le langage de la Grèce a dans ce poème une beauté et une richesse qui ne peuvent être que le résultat très lent de grands progrès dans la civilisation. Quand je n'aurais d'autre preuve de cette assertion que l'Iliade elle-même, sortie de la nuit du temps, avec un tel ouvrage à la main, je m'écrierais, Non! on ne devient pas géant en un jour (*K*).

Cette opinion, ou, si l'on aime mieux, ce paradoxe qu'Homère n'était point l'auteur des poèmes qui couraient sous son nom, a trouvé partout des partisans. Soutenu avec des succès variés, mais presque toujours avec talent, il a été défendu en France par l'abbé d'Aubignac, Perrault, et, tout nouvellement, par Dugas-Montbel; en Italie, par Vico et son école; en Angleterre, par Robert Wood et Richard Bentley; en Allemagne, par F. Wolf, Heyne, Charles-David Ilgen, etc. Si la généralité d'une opinion était un motif suffisant pour y croire, on ne saurait nier que celle-ci ne méritât quelque confiance. Il est au surplus assez facile de démontrer que, long-temps avant Homère, la poésie était cultivée en Grèce avec succès. Pline, ce célèbre auteur romain qui fit des recherches si étendues sur l'antiquité, dit qu'à la vérité on ne connaît pas au juste l'époque qui vit naître les premiers poètes, mais qu'il est certain qu'il y eut des poèmes écrits avant la guerre de Troie (1). On peut voir dans Tatien (2), dans

(1) Hist. nat., liv. VII, cap. 56.

(2) Grat. ad Græcos, pag. 166 et 173.

Sextus Empiricus (1), mais surtout dans la bibliothèque grecque de Fabricius, le nom des poètes
qui ont précédé Homère; on y verra, non sans
étonnement peut-être, que le nombre en est assez
considérable (2). Malheureusement le temps nous
a ravi leurs belles productions; nous savons cependant que leurs poèmes n'étaient en grande partie
que des Cosmogonies et des Théogonies dans le
genre de celle d'Hésiode, qui semble n'être arrivée jusqu'à nous que pour nous donner la mesure du génie de leurs auteurs; car, suivant Blackwell, dans ses Recherches sur la vie et les écrits
d'Homère (3), une théogonie est l'œuvre d'un
savoir profond et d'un travail immense. Cependant
l'épopée, et c'est là le point essentiel, avait aussi
été dès ce temps-là portée à un certain degré de
perfection. «Les poètes chantaient les combats que
les Titans et les Géants livrèrent au ciel; ils célé-
braient les exploits des demi-dieux que les familles
illustres de la Grèce regardaient comme leurs sou-
ches. En les ornant de tous les charmes de l'imagination, ils en formèrent une suite ou une chaîne
d'épopées qui constituaient une espèce d'histoire
mythologique non interrompue. D'après l'événement que chacun d'eux avait choisi pour sujet,

(1) Adversus Math., pag. 41.

(2) Fabricius ne compte pas moins de soixante-
et-dix poètes antérieurs à Homère. «Combien de
poètes que nous ne connaissons pas, dit La Harpe,
et qui avaient écrit avant qu'Homère fît son Iliade».
(Introd., pag. 9).

(3) Pag. 104.

leurs productions portaient les titres d'*Héracléides*, d'*Argonautiques*, de *Thébaïdes*, de *Guerres des Épigones*, etc. (1) ». Diodore de Sicile nous apprend, d'après le témoignage de Denys de Milet, que Linus avait écrit un poème sur l'expédition du premier Bacchus, et que Thymétès, contemporain d'Orphée, avait composé un ouvrage sur la même matière, appelé le *Poème phrygien* (2). Élien parle d'Orœbantius comme d'un poète épique antérieur à Homère, sans nous dire néanmoins sur quoi il exerça son talent (3) ; mais Mélisander de Milet, au rapport du même auteur, chanta le combat des Lapithes et des Centaures dans un poème qui fit grand bruit dans l'ancien temps, et qui paraît avoir fourni une ample matière aux jeunes poètes de la Grèce (4). Toutefois, le cycle troyen semble avoir été le sujet sur lequel les poètes qui ont vécu avant Homère se sont le plus exercés. A ce cycle appartenaient les poèmes qui portaient les titres de *Cypride*, de *Destruction de Troie*, des *Erreurs des Princes grecs*, *vainqueurs d'Ilium*, ainsi que les *Télégonies*, qui racontaient le meurtre d'Ulysse par le fils qu'il avait eu de Circé (5).

(1) Schœll, Histoire de la Littérature grecque, tome 1er, page 99.

(2) Biblioth. hist., lib. III.

(3) Hist. vari., lib. XI, cap. 2.

(4) Idem ibidem.

(5) Schœll, Hist. de la Littér. grecque, tom. 1er, pag. 100.

Hérodote parle, sous le nom de vers Cypriens, d'un poème qui avait été faussement attribué au chantre d'Achille, et qui avait pour sujet cette guerre fameuse (1). Élien fait mention de deux poètes très anciens, Syagrus et Darès, qui avaient écrit sur le même sujet (2). Suidas rapporte que Corinnos avait traité la même matière dans un poème qu'il composa pendant le siège même de Troie, et Tzetzès nous apprend que Sizyphe, compagnon d'armes de Teucer, et Dictys de Crète, avaient fait chacun une Iliade qui, de même que celles de Darès et de Corinnos, avait servi de modèle à Homère (3). Ainsi, on le voit maintenant, rien n'est plus mal fondé que l'opinion de Paterculus; car non-seulement, comme on vient de le lire, l'épopée existait avant Homère, mais encore son poème n'est que l'imitation d'autres poèmes qui avaient été composés sur le même sujet (4).

(1) Euterpe, §. 117.

(2) Loco cit. et lib. xiv, cap. 21.

(3) Chiliad., v. hist., 29.

(4) Je sais tout ce qui a été écrit contre l'authenticité des ouvrages dont je viens de parler: je ne prétends point m'en constituer le défenseur. J'ai pris ces traditions comme je les ai trouvées : je les donne pour ce qu'elles valent. Voyez, au reste, les réflexions de Blackwell sur les poètes qui ont précédé Homère (Ouvrag. cit., pag. 86 jusqu'à 108). Voyez aussi l'essai sur l'Épopée homérique de M. Bignan, en tête de sa traduction en vers de l'Iliade, pag. 28, 29, 30 et 31. — Voyez enfin notre note L, où nous avons cherché à prouver que le génie, quelque fécond qu'il soit, a nécessairement des devanciers.

Pour ce qui regarde la question de savoir si l'I-
liade que nous avons aujourd'hui est un ouvrage
parfait dans son genre, nous renvoyons ceux qui
seraient curieux d'examiner cette matière au Discours sur Homère et aux Réflexions sur la critique
de La Motte Houdart. En lisant ces deux ouvrages, où brillent à la fois la finesse des réflexions
et l'élégance du style, on est tellement frappé de
la justesse des remarques pleines de sel de l'auteur, que l'on est en quelque sorte tenté d'admettre qu'Homère, qui nous paraît si grand, est
peut-être bien petit. Quoiqu'il en soit, ce poète
célèbre est si loin d'avoir inventé le genre épique, qu'il paraît certain qu'il a fait des emprunts
considérables aux poètes qui l'ont précédé. Qu'on
prenne la peine de jeter les yeux sur l'ouvrage
de saint Justin, martyr (1), et sur celui de Clément d'Alexandrie (2), on y verra, non sans surprise sans doute, que toutes ces imitations sont
regardées par ces auteurs comme de véritables
plagiats.

Ne nous y trompons pas, tout ce que nous venons de dire frappe peut-être plus directement au
but qu'on ne pourrait le croire au premier abord;
car, en prouvant par deux exemples remarquables, que ceux-là même auxquels on accorde le
plus de génie doivent une partie de leur gloire
à leurs devanciers, il devient incontestablement
plus facile de résoudre la question qui fait l'objet

(1) Ad Græcos, Cohort., pag. 17.

(2) Strom., lib. vi, pag. 618 et suiv.

de ce livre. En effet, nous verrons bientôt qu'Hippocrate, né dans le plus beau siècle qui fût peut-être jamais, riche d'une grande quantité de matériaux recueillis avec soin par ses prédécesseurs, est venu dans les circonstances les plus favorables pour lui : c'est maintenant ce qui nous reste à démontrer.

Je n'entreprendrai point de faire connaître quel était l'état de la médecine dans les temps héroïques; l'obscurité qui couvre l'histoire de ces siècles si reculés, m'interdit toute espèce de recherches à ce sujet. Cependant il est une remarque importante à faire ici : on ne saurait nier que, dès la plus haute antiquité, la médecine n'ait été cultivée en Grèce avec quelque succès. Sans parler d'Orphée et de Musée, qui, au dire de Pline (1), avaient écrit les premiers quelque chose d'exact sur les simples, Hésiode avait composé des poèmes entiers sur les vertus des plantes. Dans celui intitulé des *OEuvres et des Jours*, il conseille plusieurs pratiques diététiques et médicales. Mais c'est surtout dans Homère que nous trouvons des preuves de ce que je viens d'avancer : presque toutes les parties du corps humain y sont désignées par leur véritable nom, et les descriptions qu'il donne des blessures et des accidents qui en résultent nous attestent jusqu'à quel point il connaissait la structure et les fonctions ds nos organes; ses connaissances là-dessus allaient même si loin, qu'on

____

(1) Hist. nat., lib. xxv, cap. 2.

lui a reproché, suivant Pope (1), d'avoir tué trop savamment ses héros. Or, il se présente ici tout naturellement une question : Quand on trouve dans un poème épique des détails anatomiques aussi exacts, est-il permis de révoquer en doute les lumières que la médecine avait acquises au temps où parut ce poème ? Toutefois je n'ignore pas que, du silence d'Homère sur le traitement des maladies internes, on a mal à propos inféré que la médecine, proprement dite, n'était pas encore connue quand ce poète florissait ; mais ceux qui tirent une pareille conséquence y ont-ils sérieusement réfléchi ? Est-ce qu'ils voudraient par hasard qu'un poème épique fût un traité de pathologie ? Bien loin de nous plaindre du silence d'Homère là-dessus, réjouissons-nous au contraire de trouver dans ses ouvrages ces détails curieux sur le pansement des plaies, ces vues fines de physiologie, qui prouvent sans réplique combien ces sortes de connaissances étaient répandues de son temps.

Si, comme le prouve la lecture des poèmes d'Hésiode et d'Homère, l'art de guérir avait fait des progrès du temps de ces deux poètes célèbres, quels développements cet art reçut-il dans la suite ?

(1) Préf. de sa trad. anglaise d'Homère. (Homère, dit Camus, traducteur de l'Histoire des Animaux d'Aristote, en décrivant les blessures de ses héros, nous montre les connaissances qu'il avait de l'Anatomie).

Discours sur l'étude et la connaissance de l'Hist. natur., etc., pag. 6.

J'en ferai volontiers l'aveu, on l'ignore presque complètement. L'histoire de la médecine de ces siècles si éloignés n'est que ténèbres et incertitudes, et certes je n'entreprendrai point d'y porter la lumière. On ignore presque de même dans quel état se trouvait cette science dans ces temples jadis dédiés à Esculape. Mais, bien que les Asclépiades qui desservaient ces temples, fussent des prêtres, et, à ce titre, d'adroits imposteurs, j'ai peine à croire cependant que la médecine n'était entre leurs mains qu'un instrument de prestiges et un tissu de pieuses jongleries. Le soin qu'ils prenaient de bâtir leurs temples dans les lieux les plus sains, et situés auprès des sources d'eaux minérales; l'appareil imposant de leurs cérémonies, afin de frapper fortement l'imagination des malades; le choix de leurs médicaments et les nombreuses cures qu'ils opéraient; enfin l'attention qu'ils avaient de décrire les maladies, et d'indiquer les remèdes dont ils s'étaient servis, tout cela prouve, à mon avis, qu'il y avait dans leur manière de faire autre chose qu'une vaine imposture et une avide cupidité. Je me suis souvent demandé si, dans le sommeil où ils plongeaient leurs malades, il ne se passait pas quelque chose de semblable au somnambulisme magnétique; j'avouerai volontiers que je ne suis pas éloigné de le croire. Sans m'arrêter à cette idée, je ferai remarquer ce passage important de Pausanias (1) : « Il y avait autrefois, » dit-il, dans l'enceinte du temple d'Esculape, à » Épidaure, un grand nombre de colonnes; mais

____

(1) In Corinth., lib. II, cap. 27.

» aujourd'hui il n'en reste que six, sur lesquelles
» sont décrits les noms de ceux qui ont été gué-
» ris, les symptômes de leurs maladies et les
» moyens curatifs dont ils ont fait usage ». De
pareils monuments, extrêmement précieux comme
dépositaires de l'expérience des siècles, n'existaient
pas seulement à Épidaure : on en voyait presque
partout où les descendants d'Esculape s'étaient établis. J'ai rapporté plus haut, d'après Galien, qu'en
Égypte les prêtres recueillaient soigneusement, dans
des registres destinés à cet usage, l'histoire des
maladies qui étaient soumises à leur observation;
il y a grande apparence que les Asclépiades avaient
tiré cet usage de là. Ce qui le ferait croire, c'est
qu'Esculape, de qui les Asclépiades avaient reçu
leur doctrine, avait appris la médecine des prêtres
égyptiens, ou mieux était lui-même Égyptien. Quoiqu'il en soit, Pline nous apprend que c'était la
coutume de ce temps-là, à ceux qui sortaient de
maladie, de faire inscrire dans le temple d'Esculape le remède qui leur avait réussi, afin que l'on
pût en profiter quand on se trouvait dans le même
cas (1). C'est ainsi que nous lisons dans Galien
que la célèbre composition d'Eudémus contre la
morsure des animaux venimeux était inscrite sur
les portes du temple de Cos, et que l'on trouvait dans celui d'Éphèse la formule d'un collyre
indiqué par un orfèvre, propre à guérir les maladies des yeux réputées incurables. Non-seulement
on gravait sur des colonnes la composition des
remèdes importants, mais encore on était tenu

(1) Hist. nat., lib. XXIX, cap. 1er.

de déposer dans ces temples, pour être vus de
tout le monde, les instruments de chirurgie que
le hasard ou le besoin avait fait inventer. Nous
en trouvons un exemple dans Cœlius Aurélianus,
qui rapporte qu'Érasistrate avait placé dans le
temple d'Apollon, à Delphes, un instrument propre
à arracher les dents (1). Nous le demandons maintenant, si les Asclépiades n'avaient été que d'insignes imposteurs, plus confiants dans leurs su-
percheries que dans les moyens naturels propres
à combattre les maladies, est-ce ainsi qu'ils auraient
agi? Nous ne prétendons pas nier cependant qu'ils
n'aient jamais eu recours aux prestiges pour imposer
à la multitude. Disciples des prêtres de l'antique
Égypte, qui leur avaient appris jusqu'à quel point
la superstition peut étendre son empire, ils surent
habilement mettre à profit les leçons de leurs maîtres, et fascinèrent les yeux du peuple d'autant
plus facilement que les artifices coupables dont ils
usaient avaient la religion pour appui. Mais,
parce qu'ils mettaient en jeu des ressorts si puissants, on aurait tort néanmoins d'en conclure
qu'ils n'avaient rien fait pour la science. Sans
partager l'admiration outrée de Galien pour cette
caste si vénérée dans l'antiquité, le soin qu'ils
prenaient de charger les colonnes de leurs temples
d'inscriptions qui retraçaient brièvement l'histoire
des maladies, prouve invinciblement qu'ils avaient
enrichi la médecine d'une foule de faits précieux;

(1) Morb. chron., tom. ii, lib. ii, cap. 4, pag.
135. Conf. Meiners. Orig. des sciences dans la
Grèce, tome 1er, pag. 52 et suiv.

et certes il fallait bien que ces faits fussent intéressants, puisqu'Hippocrate y puisa un grand nombre de matériaux pour la confection de ses ouvrages. Le témoignage imposant de Varron, qui nous a été transmis par Pline, et celui non moins respectable de Strabon, ne laissent aucun doute sur ce dernier point (1).

Ce n'est pas, au reste, les seuls services que les Asclépiades aient rendus à la science; ils fondèrent en outre plusieurs écoles qui paraissent avoir joui dans l'antiquité d'une grande célébrité. Galien (2) en nomme trois qui rivalisaient de zèle et disputaient avec une louable émulation à qui ferait le plus avancer la médecine. L'école de Cos, au sein de laquelle naquit Hippocrate, était selon toute apparence la plus célèbre; puis venait l'école de Cnide et ensuite celle de Rhodes, qui s'éteignit la première, ainsi que le remarque le médecin de Pergame. Tandis que les Asclépiades travaillaient dans ces diverses écoles au perfectionnement de la science, Pythagore, de son côté, avait jeté en Italie les fondements d'une autre école, qui brillait alors de son plus vif éclat, et qui, comme on le verra plus bas, exerça sur la médecine l'influence la plus heureuse. Malgré la célébrité de ces antiques établissements, je dirai néanmoins que les documents nous manquent presque en entier pour exposer ici de quelle manière l'art de guérir y était cultivé et enseigné. Toutefois, nous savons

(1) Pline, Hist. nat., lib. xxix, cap. 1ᵉʳ. Strabon, Geogr., lib. xiv.

(2) Meth. med., lib. 1ᵉʳ, in init.

positivement qu'il y fit des progrès incontestables ; les grands hommes qui en sont sortis le prouvent de la manière la plus évidente : Euriphon et Ctésias, Démocède et Alcméon, Hippocrate et toute sa famille, parlent hautement en faveur de ces anciennes écoles. Euriphon, il est vrai, ne nous est guère connu ; mais on sait cependant, d'après Galien, qu'il fut un des médecins les plus célèbres de Cnide. Cardan en parle en ces termes : « *Forsan Euriphon nulla ex parte Hippocrati inferior,* » *si ex unguibus leonem ut in proverbio est cognoscere* » *mihi concessum est (1)* ». Ctésias de Cnide qui, selon Galien (2), était parent d'Hippocrate, n'a pas laissé une réputation moins brillante, et comme médecin et comme historien. En qualité de médecin il acquit en Perse, où les désastres de la guerre l'avaient conduit, une si grande renommée, qu'Artaxercès l'appela à sa cour et le garda auprès de lui pendant dix-sept ans (3). En qualité d'historien, il suffit de dire que Diodore de Sicile, Trogue Pompée et d'autres auteurs non moins célèbres, lui ont donné la préférence sur Hérodote. Démocède se couvrit de gloire à la cour de Darius. Ce prince, étant tombé de cheval dans une partie de chasse, se luxa le pied, et après avoir passé sept jours et sept nuits entre les mains des médecins égyptiens, au milieu des plus grandes souf-

(1) Dans les Essais de méd., etc., de J. Bernier, pag. 55 et 56.

(2) Comment. de articul.

(3) Diod. sicul., lib. ii.

frances, sans pouvoir être soulagé, il fit venir Démocède, dont on lui avait vanté l'habileté, et fut guéri presque de suite. La récompense fut proportionnée à la grandeur du service : Démocède, qui tout-à-l'heure avait les fers aux pieds, et qui était couvert de haillons étant au nombre des esclaves d'Orétès, fut rendu à la liberté, comblé d'honneurs et de richesses, et mis au nombre des commensaux du roi. Mais ce qui fit le plus d'honneur au médecin de Crotone, dans cette circonstance, c'est d'avoir obtenu par son crédit la grâce des malheureux médecins égyptiens que l'absolu monarque avait déja condamnés au supplice de la croix pour ne l'avoir pas guéri. Au reste, ce ne fut pas la seule cure éclatante qu'opéra Démocède à la cour de Darius : Atossa, fille de Cyrus, une des femmes du roi, portait au sein un ulcère malin qui lui donnait les plus vives inquiétudes; une fausse honte lui fit cacher son mal pendant long-temps; mais vaincue par la force de la douleur, elle se décida à appeler Démocède. Celui-ci la guérit, obtint pour récompense une mission dans la Grèce, et n'eut pas plutôt mis le pied sur la terre classique de la liberté, qu'il oublia la Perse, où l'on ne respirait que l'air empesté du despotisme (1).

Alcméon appartient à la même école : il fut, comme Démocède, disciple de Pythagore. Chalcidius nous apprend qu'il s'adonna particulièrement à l'étude de la nature; qu'il osa, le premier parmi

____

(1) Hérod., Thalie, §. 129 et suiv.

les Grecs, se livrer à l'art des dissections, et qu'il écrivit beaucoup de belles choses sur la structure de l'œil (1). M. Cuvier dit de plus qu'il eut sur l'embryologie des idées assez exactes (2). Sa physiologie, il est vrai, était peu avancée : ce que nous en lisons dans le faux Plutarque le prouve clairement ; mais celle qui se trouve dans les livres hippocratiques l'est-elle davantage ? Toutefois, Alcméon paraît avoir connu la méthode expérimentale et en avoir fait l'application à la médecine : c'était là certainement un grand pas de fait. Il a pu s'égarer dans quelques explications : sa théorie du sommeil et celle de la stérilité des mulets sont inexactes, nous en convenons volontiers ; mais ce qu'il dit de l'incubation de l'œuf, de l'origine du sperme humain et du siège de l'âme dans le cerveau, décèle, à notre avis, un observateur attentif.

Voilà les médecins qu'ont produit les écoles de Cnide et d'Italie. J'aurais pu en faire connaître un plus grand nombre ; mais ceux qui précèdent suffisent pour démontrer que l'art de guérir entre les mains de pareils hommes devait nécessairement faire des acquisitions importantes. L'école d'Italie mérite surtout de fixer notre attention sous ce rapport. Fondée, comme chacun le sait, dans cette partie de l'Italie appelée autrefois la grande Grèce, elle fut dans l'ancien temps un véritable foyer de lumières d'où jaillirent mille rayons qui éclai-

(1) In Comment. in Timæt. Plat. , pag. 340.

(2) Cours de l'hist. des Scienc. nat. , 1re partie, pag. 96.

rèrent non-seulement le reste de l'Italie, mais encore la Grèce proprement dite. Rappeler ici que toutes les sciences étaient cultivées avec un égal succès dans cet institut célèbre, ce ne serait rien apprendre à la plupart de nos lecteurs; je dirai seulement que la médecine y fut l'objet spécial de travaux assidus et fructueux. « Ceux qui sortirent de l'école de Pythagore, observe Schulze (1), étaient presque tous recommandables par leurs connaissances profondes en histoire naturelle et en médecine ». Le témoignage d'Élien vient encore renforcer cette assertion : « On rapporte, dit-il (2), que les Pythagoriciens se sont livrés avec des soins infinis et une ardeur extrême à l'étude de la médecine» ; et en effet cette science fit dans cette congrégation de si grands progrès, qu'au rapport d'Hérodote les médecins de Crotone passaient pour les plus expérimentés de toute la Grèce (3). Il arriva d'ailleurs dans cette école un

(1) Hist. med. , pag. 172.

(2) Hist. var. , lib. ix , cap. 22.

(3) Lib. iii, §. 131. (Apollonius ajoute que les Pythagoriciens avaient rendu la santé à un si grand nombre de personnes dans la grande Grèce, qu'ils y furent rappelés après en avoir été chassés).
Jambliq., in Vit. Pythag., pag. 264.

Dans Alexandre ab Alexandro on lit ce passage : « *Artium disciplinas Menander dixit nativa consuetudine distingui nationibus variis ; namque Mytelenæi cithara delectantur , Thebani tibia, Alexandrini geometria valent , Athenienses statuaria et pictura , Crotoniatæ medicina* ».
Genialium dierum , lib. iv , pag. 215.

événement qui eut la plus grande influence sur les progrès de l'art de guérir. Une partie des disciples de Pythagore, qui s'étaient plus particulièrement livrés à l'étude de cet art, dispersés par une émeute populaire, allèrent de contrée en contrée, sous le nom de *Périodeutes*, exercer la médecine. Comme ils se croyaient, par la dissolution de leur institut, dégagés du secret qu'ils avaient juré, ils ne faisaient nulle difficulté de communiquer leurs connaissances. Partout où ils passèrent ils répandirent des traits de lumière, et marquèrent leurs pas par des cures nombreuses et éclatantes. A compter de ce moment, et c'est là certes un service immense qu'ont rendu les Pythagoriciens, l'art de guérir, qui jusqu'alors avait été confiné dans les temples, sortit de ces lieux saints et devint un art public. Cependant les Asclépiades voulaient toujours s'attribuer l'exercice exclusif de la médecine, mais leurs efforts furent inutiles : l'impulsion était donnée, ils furent eux-mêmes contraints de suivre le mouvement commun. Les Asclépiades de Cnide renoncèrent les premiers à pratiquer leur art dans l'ombre du mystère; ils publièrent dès-lors une foule de livres parmi lesquels figuraient les fameuses *Sentences cnidiennes*. Ceux de Cos, qui depuis long-temps avaient pris l'observation pour guide, et travaillaient à purger la médecine de toutes les jongleries inventées par la cupidité et la fourberie des prêtres, excités par un tel exemple, déchirèrent aussi le voile sacré qui couvrait leurs connaissances secrètes, et les répandirent dans le public au moyen d'un grand nombre d'ouvrages très recommandables. On en peut juger par ceux qui nous restent, les Prénotions de Cos et le Traité des Fractures, ouvrages précieux, parvenus jusqu'à nous, et qui suffiraient seuls pour démontrer que la médecine avait fait de grands progrès avant Hippocrate (*M*).

Ce qui le prouve encore irrésistiblement, c'est le grand nombre de médecins, les uns devanciers, les autres contemporains d'Hippocrate, dont l'histoire a conservé les noms, et dont plusieurs jouissaient d'une certaine célébrité. Platon (1) et Xénophon (2) parlent d'Acuménos comme d'un médecin d'une grande réputation. Le fondateur de l'académie fait figurer dans le banquet Éryximaque, fils d'Acuménos, auquel il prête un discours qui, selon quelques commentateurs, tel que Thiersch, est tiré d'un de ses ouvrages. Dans Ctésias (3) il est question d'un médecin de Cos nommé Apollonides, qui florissait en Perse du temps d'Artaxercès, et qui était médecin d'Amytis, veuve de Mégabyse. Ctésias raconte au long sa fin tragique, châtiment d'un amour insensé. Diogène de Laerte (4) nous fait connaître quatre médecins qui ont vécu du temps d'Hippocrate, savoir : Théomédon, Chrysippe, Eudoxe, fils d'Eschine, tous trois de Cnide, et Philistion, que l'on dit être tantôt de Sicile, tantôt de Locres. On ne sait rien du premier, si ce n'est qu'il donna à Athènes l'hospita-

(1) Dans le Phèdre et dans le Protagoras.

(2) De Fact. et Dict. memorab. Socratis, lib. iii.

(3) In Fragmentis.

(4) In Vit. Eudox i.

lité à Eudoxe. On est un peu plus instruit sur le second : on sait qu'il fit un ouvrage sur les maladies des yeux, et qu'après avoir enseigné à Eudoxe ses opinions sur les dieux, le monde et les météores, il l'accompagna dans son voyage en Égypte. Pour le fils d'Eschine, il fut tout à la fois géomètre, philosophe et médecin distingué; et quant à Philistion, Plutarque (1), en lui donnant l'épithète honorable d'*auctor antiquus et celebris operibus artis*, nous fait assez connaître la haute estime qu'il s'était acquise. Athénée, dans ses Déipnosophistes (2), lui attribue un traité sur la manière d'apprêter les viandes.

Méthon d'Athènes, contemporain de Socrate, était un habile médecin, ainsi que nous l'apprend Plutarque (3); il joignit à la médecine l'étude de l'astronomie, dans laquelle il s'immortalisa par ses découvertes. Diagoras de l'île de Mélos, surnommé l'*athée* (4), qui vivait du temps de Démocrite,

(1) Symposia., lib. vii, cap. i^er.

(2) Lib. xii.

(3) In Vit. Alcibiad.

(4) « Diagoras, dit Bayle, fut l'un des plus francs et des plus déterminés athées du monde; il n'usa point d'équivoque ni d'aucun patelinage : il nia tout court qu'il y eût des dieux ». Hésychius raconte que ce fut une tendresse excessive pour une production de son esprit, qui l'entraîna dans l'impiété. Il avait composé un poème qu'il confia à un ami. Celui-ci ne voulant pas le lui rendre, il le fit citer en justice; mais l'ami infidèle jura qu'il n'avait rien reçu de Diagoras, et il publia peu de temps après le poème qu'il lui avait dérobé, et qui lui

puisque Suidas et Hésychius le font son affranchi et son disciple, est cité avantageusement par

acquit beaucoup de réputation. Diagoras voyant, que non-seulement il ne fut pas puni de son parjure, mais qu'au contraire il en avait tiré une grande gloire, conclut qu'il n'y avait ni dieux ni providence, et fit un livre pour le prouver.

On n'avait pas besoin d'imaginer un pareil conte pour expliquer l'athéisme de Diagoras. N'était-il pas beaucoup plus naturel de penser qu'il en avait puisé les principes dans les leçons de son maître? Qui ne sait en effet que Démocrite ayant embrassé la philosophie corpusculaire était irrésistiblement conduit à nier l'existence des dieux? Non-seulement il rejetait toute divinité, mais il enseignait que l'idée des dieux n'était née chez les hommes qu'à l'occasion des événements extraordinaires, tels que le tonnerre, les éclipses de soleil et de lune, etc. (Sext. emp. adv. Math., lib. viii).

On rapporte de lui quelques bons mots : Se trouvant un jour dans une hôtellerie où le bois manquait, il prit une statue d'Hercule et la jeta au feu en disant : *Fais cuire nos lentilles, ce sera le treizième de tes travaux* (Clem. alex. admonit. ad gent.). Une autre fois étant allé à Samothrace, un de ses amis lui montra plusieurs tableaux de personnes qui, à force de prières, s'étaient échappées de la tempête, et lui dit : Toi, qui ne crois pas à la providence, regarde combien de gens ne doivent leur salut qu'aux vœux qu'ils ont adressés au ciel. *Je vois bien*, reprit-il, *ceux qui se sont sauvés, mais je n'aperçois pas ceux qui ont fait naufrage : où les a-t-on peints?* Un jour qu'il se trouvait en mer, les gens de l'équipage, effrayés, tremblants au milieu d'une tempête, lui dirent qu'ils méritaient bien ce malheur pour l'avoir reçu dans leur vaisseau. Lui, en leur montrant d'autres navires exposés au même danger, *Croyez-vous*, leur dit-il, *que Diagoras soit*

Aëtius, Pline et Dioscoride. Aëtius rapporte de lui la formule d'un collyre qu'il décore même du nom de *grand*, composé de roses, d'antimoine, de rouille, de paillettes d'airain et d'une petite quantité d'opium, et qu'il assure être d'une grande efficacité dans les ophtalmies chroniques (1). Enfin Galien, cherchant l'auteur du Traité de la Diète salubre, nomme quatre médecins à qui on pouvait l'attribuer, et dont deux, Phaon et Ariston, sont presque inconnus (2). Ajoutez à tous ces noms ceux de Créon, de Jolas, d'Iccus, d'Hérodicos, d'Épicharme, de Dionysius, de Pythoclès, de Pittalus, de Philétas, de Bolus qui composa même un ouvrage sur la médecine (3), et vous n'aurez encore qu'une faible partie des médecins qui ont vécu avant et du temps d'Hippocrate. Un des plus remarquables est, sans contredit, Acron d'Agrigente. On ignore à quelle école il appartenait, cependant on le croit sorti de celle de Pythagore; ce qu'il y a de sûr, c'est qu'il était contemporain d'Empédocle, avec lequel il eut quelque différent. Il s'appelait orgueilleusement *le plus excellent des*

aussi dans chacun de ces bâtiments ! (Cicer. De nat. Deorum, lib. iii).

Cela, observe Bayle, doit apprendre aux orthodoxes et aux fidèles qu'il ne faut point alléguer à toutes sortes d'incrédules les raisons que l'on emprunte du train ordinaire de la providence.

(1) Lib. vii, cap. 108.

(2) Comment. in de Vict. acut.

(3) J. Vossius, de Hist. græcis, pag. 337.

médecins, par une froide allusion à son nom qui, en grec, signifie *éminent.* Il demanda, contre les lois, à ses concitoyens un endroit particulier où il pût élever un monument funèbre à la mémoire de son père ; cette demande lui valut de la part d'Empédocle une épigramme très mordante (1). Pline le regarde comme le fondateur de la secte empirique (2) ; Sprengel, qui veut que cette école soit d'une origine plus récente, assure que cela ne signifie autre chose sinon qu'il cherchait à asseoir la médecine sur l'observation (3), ce qui ne serait pas un petit mérite. Toutefois, la nature de ses prétentions justifie en quelque sorte la grande réputation dont il paraît avoir joui pendant sa vie. C'est lui qui, selon quelques auteurs, passe pour avoir arrêté les ravages de la peste d'Athènes, honneur qui a été ensuite reporté sur Hippocrate. Mais comme il était difficile que deux médecins, vivant à quelque distance l'un de l'autre, se trouvassent en même temps à Athènes, on a cherché à tout concilier en disant qu'il fallait apparemment que cette ville eût été ravagée par deux pestes différentes, l'une guérie par Acron, et l'autre par Hippocrate. Il est des hommes qu'aucune difficulté n'arrête, et qui ont un expédient tout prêt pour trancher le nœud.

De leur côté, les philosophes de la Grèce voulant tout embrasser et tout connaître, s'immiscè-

(1) Diog. Laert., in vit. Emped.

(2) Hist. nat., lib. xxix.

(3) Hist. de la méd., tome 1er, pag. 273.

rent dans l'étude de la médecine. On ne saurait
nier que les efforts qu'ils firent alors pour perfec-
tionner la théorie de cette science, n'allumèrent
entre eux et les médecins de profession un vif
désir de se surpasser les uns les autres, et par
conséquent une émulation qui tourna presque toute
au profit de l'art. C'est à ces diverses circonstances,
n'en doutons pas, qu'il faut attribuer l'avancement
de la médecine à cette époque; et ces diverses
circonstances, nous ne connaissons pas d'historiens
qui les aient réunies, et qui en aient fait sortir
les progrès de l'art de guérir. C'était pourtant à
ce point de vue qu'il fallait se placer pour juger
du véritable état où Hippocrate l'avait trouvé. Il
fallait montrer, d'une part, les *Périodeutes* répan-
dant partout leurs lumières et forçant les Asclépiades à tirer de leurs sanctuaires les connaissances
qu'ils y tenaient soigneusement renfermées, et de
l'autre, les philosophes aux prises avec les médecins, et travaillant tous en commun au perfectionnement de la médecine. De ce concours d'efforts,
on aurait vu cette science, élaborée par tant d'habiles mains, s'avancer successivement vers la perfection, et dès-lors Hippocrate, ce géant du monde
antique, nous serait apparu avec des proportions
moins colossales. Pour ce qui regarde les philosophes, nul doute qu'ils ne contribuèrent pour
leur part aux progrès qu'elle acquit alors. Celse (1)
nous apprend que plusieurs philosophes étaient très
habiles dans l'art de guérir, et que, parmi ceux-

______

(1) De Re med., in præf.

ci, Pythagore, Empédocle et Démocrite tenaient le premier rang. Pythagore, ainsi que nous venons de le dire, rendit à la médecine des services éminents en fondant une société de savants dont une grande partie avaient consacré leurs veilles à l'avancement de cette science. Empédocle, nommé par Sextus Empiricus le plus grand scrutateur de la nature (1), pour qui l'antiquité a eu une si haute admiration, et dont Lucrèce a fait un si pompeux éloge (2), Empédocle fut aussi habile physicien que grand médecin ; il connut les deux forces qui animent la matière et qui entretiennent l'harmonie de l'univers, que nous avons nommées depuis attraction et répulsion ; il créa la doctrine des quatre éléments, doctrine qui a régné dans les écoles presque jusqu'à nos jours, et dont Hippocrate fit son profit ; enfin il fit des merveilles en médecine, ainsi qu'on en peut juger par ce qui suit : Agrigente, sa ville natale, était ravagée tous les ans par des épidémies cruelles ; notre philosophe-médecin examine les lieux, s'aperçoit qu'un vent impétueux et empoisonné cause tous ces maux, bouche, entre deux montagnes, l'endroit qui livrait passage à ce vent pestilentiel, et parvient, à l'aide de ce moyen, à délivrer sa patrie d'une maladie qui moissonnait presque tous ses habitants. La ville de Sélinonte était en proie à une peste due aux exhalaisons d'eaux stagnantes et corrompues : Empédocle fait cesser promptement la contagion

(1) Adver. Math., lib. vii.

(2) De nat. Rerum, lib. 1ᵉʳ, v. 718 et suiv.

en conduisant une onde vive et pure dans le marais. Une fille passe pour morte, on l'avait abandonnée, et déjà on se préparait aux funérailles, quand Empédocle entre chez cette fille, lui donne des soins et la rappelle à la vie (1). Je le demande, si un homme opérait de nos jours de pareilles cures, serait-il permis de douter de ses connaissances en médecine ?

Ajoutez à tout cela que l'antiquité place Empédocle à côté des plus grands poètes. Aristote dit que le génie d'Homère respire dans ses ouvrages, et qu'à l'égard de la sublimité du langage, des images hardies et de tous les autres ornements de la poésie, peu de poètes l'égalent, et qu'aucun peut-être ne le surpasse. Meiners, à qui j'emprunte ce passage, ajoute que les longs fragments qui nous restent de lui offrent un style majestueux, plein de feu et harmonieux, tel que celui des plus beaux chants d'Homère, et que l'on chercherait en vain dans d'autres poètes grecs (2).

(1) Diog. Laert. in vit. Emped. (Empédocle, dit Cuvier, fit mieux que de se livrer à des spéculations : il observa la nature dans ses détails, comme Alcméon l'avait fait avant lui ; il reconnut l'œuf des animaux et la semence des plantes ; il découvrit l'amnios, et on pourrait admettre, d'après un vers de son poème sur la nature, qu'il avait découvert le limaçon de l'oreille, découverte qui n'est due incontestablement qu'à des observations très délicates).

(Cours de l'hist. des Scienc. nat., pag. 98).

(2) Hist. de l'Orig. des scienc. dans la Grèce, tom. III, page 42.

Démocrite, avec lequel Cicéron (1) ne trouvait personne à comparer, non-seulement pour l'élévation de l'esprit, mais encore pour la puissance de la pensée, Démocrite mérite encore plus de fixer notre attention : c'était véritablement l'omniscience. Comme son ardeur pour le travail était extrême, il avait tout étudié et tout appris. Dominé par un amour ardent pour les sciences, il visita presque tous les pays du monde, et dépensa dans ses savants pèlerinages un patrimoine de cinq cent mille francs. Il alla en Égypte, en Chaldée, en Perse, et même, suivant quelques-uns, dans les Indes et en Éthiopie; il fréquenta les sages de ces diverses contrées, prit des leçons d'eux tous, et s'appropria ainsi leurs connaissances (2). Riche de tant de

(1) Academ., lib. ii, §. 23.

(2) « Les Grecs qui ont le plus honoré leur patrie par leur savoir, dit M. Lafaist, ancien élève de l'école normale, dans sa Dissertation sur la Philosophie atomistique, la tradition veut qu'ils se soient instruits d'abord à l'école des sages de l'Égypte, de l'Inde ou de la Perse. *On ne peut méconnaître,* observe l'auteur, *dans cette circonstance, la conviction profonde où était l'antiquité que toute lumière venait de l'Orient ; que là toutes les sciences avaient été blanchies par le temps,* selon la belle expression de Platon, *tandis, qu'en deçà de la mer Égée, elles sortaient à peine du berceau* ».

M. Lafaist, sorti naguère des bancs de l'école, malgré tout son mérite, ne peut faire encore autorité, je le sais; mais, outre qu'il ne rapporte ici qu'un fait attesté par toute l'antiquité, nié pourtant par quelques modernes, par Meiners surtout, il est *censé* dans cette circonstance n'être que le représentant de l'opinion de ses maîtres, opinion, au reste, que je partage entièrement.

lumières, l'esprit vaste et pénétrant, du génie pour l'invention, Démocrite, de retour en Thrace, ne pensa plus qu'à faire jouir ses compatriotes du fruit de ses immenses travaux. Afin de se posséder tout entier il s'enfonça dans la solitude : rarement, dit Cicéron, quittait-il son cabinet ; il vivait parmi les hommes comme s'il n'y avait pas d'hommes au monde. Toujours replié en lui-même, doué d'une grande puissance de combinaison, méditant et écrivant sans cesse, il parvint à composer une espèce d'encyclopédie ; car c'est le nom qu'il faut donner à ces ouvrages sans nombre qu'il publia sur les animaux et sur les plantes, sur la géométrie, l'astronomie, la géographie, l'agriculture, l'anatomie, la médecine, la logique, la musique, la poésie ; enfin, sur notre âme, nos sens, nos devoirs et nos vertus. Et comme si la nature eût voulu épuiser en lui tous ses dons, à cette fécondité prodigieuse elle joignit un style enchanteur qui sait répandre des grâces sur les matières les plus abstraites (1).

Je me suis souvent demandé d'où venait cet excès d'admiration que l'on porte d'ordinaire au génie du vieillard de Cos, tandis que l'on songeait à peine à la variété et à l'étendue infinies des connaissances du philosophe d'Abdère (2).

(1) Voyag. du Jeune Anacharsis, chap. 64. (Sextus Empiricus compare le style de Démocrite à la voix de Jupiter ; quel éloge !)

Adv. Math., lib. vii.

(2) La raison en est simple : nous n'avons plus ses ouvrages. Voilà la seule cause de notre indif-

Cependant, à mon avis, Démocrite ne le cède en rien à Hippocrate, si même il ne le surpasse pas en plusieurs choses. Physicien, médecin, astronome, moraliste, poëte, etc....., il fut tout et excella en tout. Les sciences les plus opposées, et qui paraissent même s'exclure, devinrent également son partage ; il semble que l'immensité des connaissances humaines avait peine à remplir son cerveau, tant il était vaste. L'antiquité ne peut lui opposer, à bien dire, qu'Aristote ; encore ce dernier ne brilla-t-il d'un si vif éclat qu'en se parant parfois des dépouilles d'autrui. Démocrite a du moins ce rare avantage, qu'il ne doit presque rien à ses devanciers, et que ceux qui l'ont suivi lui ont beaucoup emprunté. Platon lui a fait des larcins nombreux, tout en affectant de ne pas le nommer (1). Aristote a profité de ses immenses travaux, quoiqu'il l'attaque sans cesse (2). Et si Hippocrate ne parle jamais de lui dans

férence, je dirai plus, de notre injustice à l'égard d'un philosophe de l'antiquité, qui était avare de ces sortes d'épithètes, nommait *vir præter alios venerandus, philosophus physicus, auctoritate antiquâ præditus, subtilissimus antiquorum omnium,* etc., etc.

(1) Aristoxène rapporte même que Platon voulut brûler les œuvres de Démocrite après en avoir pris tout ce qui lui convenait ; mais qu'Amyclas et Clinias l'en détournèrent, en lui représentant qu'il n'y gagnerait rien, les ouvrages du philosophe d'Abdère étant trop répandus (Diog. Laert., in vit. Democr.).

(2) Voyag. du Jeune Anach., chap. 64. (Si nous possédions les ouvrages des prédécesseurs d'Aristote, ceux principalement de Démocrite, je ne puis croire

ses écrits, il n'en est pas moins vrai qu'il lui doit une foule de connaissances.

Mais ce qui doit surtout fixer notre attention, c'est la direction que l'étude des sciences naturelles avait prise du temps de Démocrite (1).

que M. Cuvier eût dit que le disciple de Platon fut, dans les sciences naturelles, *seul, sans antécédents, et qu'il n'emprunta rien aux siècles qui l'avaient précédé.* Le génie ne va pas si loin sans le secours d'autrui. *Tout étonne, tout est prodigieux, tout est colossal dans Aristote,* ajoute notre célèbre naturaliste : oui, si vous l'isolez de ses devanciers; mais si vous le rapprochez d'Alcméon, d'Empédocle, surtout de Démocrite, le prodige disparaît en partie, et alors vous ne direz pas *qu'il suivit, le premier, la méthode d'observation, et qu'il plaça ainsi les sciences sur leur véritable terrain.* (Cours de l'hist. des Scienc. natur., 1re part., pag, 112 et suiv.)

Les anciens, frappés comme nous de l'immensité des connaissances d'Aristote en histoire naturelle, ont pensé qu'après avoir copié ses prédécesseurs, et s'être ainsi approprié leurs observations, il ne les critiqua qu'afin de se faire passer pour l'auteur de leurs découvertes. (Eusebe, Præpar. evang., lib. xv. — Porphy. in vit. Pythag.). On a même été jusqu'à dire qu'Aristote, voulant s'attribuer les trésors de ses prédécesseurs, brûla tous leurs livres, pour qu'il ne restât aucune trace de ses larcins. (Bayle, tome v, pag. 475).

(1) « En fait de méthode, l'atomisme, dit M. Lafaist, surpasse certainement tout ce qui l'a précédé. Avant Leucippe et Démocrite on n'avait pas encore eu le sentiment de la réalité ; on n'avait pas encore analysé les corps avec ce tact, cette délicatesse, je dirai même cette sorte de profondeur. On avait cherché à expliquer leur nature par des abstractions, mais on n'avait pas encore trouvé la vraie méthode de la science naturelle ; et si Thalès et ses successeurs l'avaient soupçonnée, les atomistes *l'étendi-*

Au lieu de consumer tous leurs moments à cette philosophie transcendante et abstruse qui a pour objet le monde et son origine, sa fin ou son éternité, le véritable principe qui l'anime, etc., etc., quelques bons esprits d'alors, parmi lesquels on doit ranger Démocrite, comprirent qu'avant d'entrer dans ce dédale, il était plus conforme à la marche véritablement légitime de l'esprit humain de descendre à cette philosophie plus humble et en même temps plus positive, qui a pour objet la connaissance des faits naturels. Déjà, quelques Pythagoriciens semblent nous donner l'exemple de la méthode expérimentale (1) : Alcméon, ouvrant les animaux pour connaître le mécanisme de leurs fonctions, nous en fournit la preuve. Mais c'est surtout Démocrite que l'on doit regarder comme un des premiers, chez les anciens, qui ait mis en pratique l'art d'interpréter la nature par l'observation et l'expérience. Outre les ouvrages nombreux qu'il composa sur les animaux et sur les plantes, et qui déposent formellement en faveur de cette opinion, nous avons de plus le témoi-

rent prodigieusement et la mirent en pratique. C'est en quoi ils ont bien mérité de la science». (Dissert. sur la Philos. atomist. , pag. 117 et 118).

Je cite ce passage avec d'autant plus de plaisir, qu'il concorde parfaitement avec la manière dont j'ai considéré Démocrite.

(1) «L'école de Pythagore, dit Cuvier, fondée sur les mathématiques, ne pouvait rester long-temps dans le vague ; elle devait bientôt, par un résultat inévitable de son procédé fondamental, s'appliquer à l'observation et à l'expérience». (Même ouvrage, page 96).

gnage positif de Pétrone : *Omnium, herbarum succos Democritus expressit*, dit-il, *et ne lapidum virgultorumque vis lateret, ætatem inter experimenta consumpsit.* Démocrite ne borna pas ses recherches expérimentales aux minéraux et aux végétaux ; à l'exemple d'Alcméon, il jugea que, pour donner une explication juste des fonctions animales, il fallait avant tout connaître les instruments qui les exécutent : aussi se livra-t-il avec ardeur à l'étude de l'anatomie ; et c'est sans doute parce qu'il passa toute sa vie, ainsi que vient de le dire Pétrone, à ces sortes de recherches, que Schulze l'appelle *magnus experimentor* (1) ; Tennemann, zélé observateur de la nature (2), et Cuvier, le premier anatomiste comparateur (3).

Tel fut le grand homme qui a précédé Hippocrate, et qui, ainsi qu'on vient de le voir, était bien fait pour lui donner des leçons. C'était en effet une opinion généralement répandue autrefois que le médecin de Cos avait étudié sous le philosophe d'Abdère : Soranus, Suidas, Celse et Tzetzès ne laissent aucun doute à cet égard. On peut juger, par les connaissances profondes du maître, des progrès rapides d'un disciple tel qu'Hippocrate, qui, au naturel le plus heureux, joignait une application soutenue au travail. Hippocrate avait l'esprit trop juste pour ne pas sentir tout le prix de

(1) Hist. med., pag. 178.

(2) Manuel de l'hist. de la Philosoph., tom. 1er, pag. 115.

(3) Ouvrag. cité, pag. 103.

la méthode de philosopher de Démocrite : aussi est-il extrêmement croyable qu'il prit de lui cette méthode; il avait d'ailleurs sous les yeux l'exemple de ses ancêtres, les Asclépiades de Cos, qui avaient également pris l'observation pour guide, et lui avaient légué un corps de doctrine, fondé sur les faits, et par conséquent déduit de l'expérience. Dire avec l'élégant et profond écrivain de l'Histoire comparée des Systèmes de philosophie (1), qu'Hippocrate mit, le premier, en pratique les méthodes expérimentales, c'est oublier que Démocrite avait déjà rendu cet important service aux sciences naturelles, et que l'école de Cos en avait depuis long-temps fait l'application à la médecine. A cette occasion nous ferons cette remarque, que l'on oublie trop de nos jours qu'il nous est souvent impossible de porter un jugement juste sur les anciens, le temps nous ayant impitoyablement ravi une grande partie de leurs ouvrages. Que nous reste-t-il en effet aujourd'hui de cette multitude infinie de livres que les philosophes grecs avaient composés sur tant de sujets divers? Excepté Platon, Aristote et un très petit nombre d'autres, aucun n'est parvenu jusqu'à nous. Et nous voudrions, au milieu de cette disette de monuments, connaître les véritables opinions de chaque philosophe, prononcer sur le mérite de tous, et assigner le

---

(1) (M. de Gérando, tome 1ᵉʳ, pag. 491). Cet estimable auteur cite un passage d'Hippocrate, et le donne comme renfermant toute sa philosophie; mais il se trouve que l'ouvrage d'où ce passage est tiré et qui a pour titre, *Præceptiones*, est un ouvrage supposé (Voyez Gruner, cens. lib. Hipp., pag. 86).

rang qu'ils doivent occuper dans l'histoire de la philosophie!

La médecine n'a pas moins à se plaindre des ravages du temps sous ce rapport. De tous les ouvrages qui avaient été écrits avant Hippocrate, nous n'avons, à bien dire, que les Prénotions de Cos et le Traité des Fractures; tout le reste a péri. Et que l'on ne croie pas que ces ouvrages étaient en petit nombre. Xénophon fait dire à Socrate que de son temps il existait une multitude de livres sur la médecine : *Multa medicorum scripta existare* (1); ce sont ses propres expressions. Comme Socrate vivait du temps d'Hippocrate, il est évident, ainsi que le remarque Schulze (2), que ce qu'il dit ici ne doit s'entendre que des livres qui avaient précédé ceux du médecin de Cos. Nous ne connaissons plus aujourd'hui que les titres de quelques-uns, tels que les Traités d'Acron sur *la Médecine* et *sur la Diététique* (3); d'Ægimius *sur le Pouls* (4); d'Alcméon *sur la Structure de l'OEil* (5); d'Héraclite d'Ephèse *sur les Maladies* (6); d'Empédocle et d'Épicharme *sur la Médecine* (7);

(1) De Fact. et Dict. mem. Socrat., lib. iv.

(2) Hist. med., pag. 209.

(3) Suidas, au mot Acron.

(4) Gali., de Differ. pulsum, lib. i, cap. 2.

(5) Chalci., Comment. in Tim. Plat.

(6) Diog. Laert., in vit. Emped.

(7) Idem, in vit. Emped. et Epicar.

d'Hérodicus *sur la Gymnastique médicinale* ; de Philection *sur la Manière d'apprêter les Viandes* (1) ; de Démocrite *sur la Nature de l'Homme, sur les Maladies pestilentielles, sur la Fièvre, l'Éléphantiasis, le Pronostic, la Diète, la Toux, la Voix,* etc. (2).

Chaque école possédait une bibliothèque qui renfermait probablement tous les ouvrages que les anciens avaient composés sur la médecine. Andréas et Tzetzès parlent, l'un de là bibliothèque de Cnide, et l'autre de celle de Cos : ce qui fait présumer qu'il y en avait également une à Rhodes, à Cyrène et à Crotone. Je sais combien ce que je dis ici contrarie les idées de ceux qui veulent qu'Hippocrate ait, le premier, écrit sur son art; mais ce n'est pas de cela qu'il s'agit. Il n'en reste pas moins certain qu'avant lui il y avait déjà une multitude de livres sur la médecine : le témoignage de Xénophon, que nous venons de citer, suffirait seul pour le prouver. S'il fallait une autre preuve, nous la trouverions dans le passage qui suit : « Si mes prédécesseurs, dit l'auteur du Traité du Régime, *qui ont écrit* sur la diète que les hommes doivent suivre pour assurer leur santé, me paraissaient en avoir connu ce qu'il est possible à l'esprit humain d'en savoir, il ne me resterait, en rendant justice à leur travail, qu'à l'approuver et profiter de son utilité; mais je trouve que *beaucoup ont écrit sur cette matière,* et qu'aucun ne l'a fait comme il fallait. *Certains ont bien traité quelques-*

(1) Athénée, Deipnosoph., lib. xii, pag. 516.

(2) Diog. Laert., in vit. Democrit.

points, nul n'a laissé un travail qui satisfasse entièrement. On ne doit point les en blâmer s'ils ne pouvaient faire mieux; ils sont au contraire à louer pour les efforts que leur ont coûté leurs recherches. Mon intention n'est pas de critiquer les erreurs qu'ils ont commises ; *je viens convenir avec eux sur tout ce qu'ils ont de bon : il serait impossible que je fisse bien si je m'écartais de leur doctrine ; je n'ai d'autre dessein, quant à ce qu'ils ont déjà dit, que d'exposer ce qu'il y a de bon.* J'ai cru devoir prévenir là-dessus, observe l'auteur, parce que la plupart des gens, quand ils apprennent qu'un autre travaille sur des matières déjà traitées, sont peu disposés à accueillir son ouvrage, ne prévoyant pas qu'il doive entrer dans son dessein de rendre justice à ceux qui l'ont précédé. Quant à moi, j'adhérerai à ce qu'on a dit de bon, ainsi que je l'ai annoncé ».

Voilà, j'espère, un témoignage positif. En désirerait-on un autre? le voici : « Tous ceux qui ont entrepris de parler ou *d'écrire* sur la médecine, et qui ont établi leur doctrine sur l'hypothèse du froid et du chaud, du sec et de l'humide, etc., dit l'auteur du livre de la Vieille Médecine (1), se

____

(1) Sprengel dit quelque part que la doctrine qui fait l'objet de la controverse du livre de la *Vieille Médecine* n'existait pas du temps d'Hippocrate : preuve certaine, ajoute-t-il, qu'il ne peut en être l'auteur. Nous n'avons nullement l'intention de prouver dans cette note qu'Hippocrate a écrit ce livre ; mais nous affirmons que la preuve sur laquelle le savant Sprengel s'appuie est de nulle valeur, puisqu'il est certain que la doctrine *du froid et du chaud, du sec et de l'humide,* doctrine qui est combattue

sont manifestement trompés dans la plupart des choses qu'ils ont avancées. Ils est d'autant plus juste de s'en plaindre au nom de la médecine, que la réalité de cette science est reconnue ; que les occasions où on l'emploie tous les jours sont des plus importantes, et qu'on honore infiniment les habiles gens qui la professent. Il y a sans doute dans cet art de bons et de méchants ouvriers : ils diffèrent les uns des autres et par la main et par la tête ; cela fait même une nouvelle preuve de son existence. Il n'en serait pas ainsi, si l'art n'existait pas, et si l'on n'y avait fait des découvertes... *Cet art, qui existe depuis long-temps,* ajoute l'auteur, *a trouvé des principes sûrs et une route constante par laquelle on est parvenu depuis des siècles à une infinité de*

dans le traité en question, était antérieure au vieillard de Cos. Sans parler d'Empédocle, qui fonda sa théorie médicale sur les quatre éléments, ce qui revient absolument au même, nous lisons dans Plutarque ce qui suit : « Alcméon tient que l'égalité des facultés du corps humain, comme de l'humide, du chaud, du sec, du froid, de l'amer, du doux et des autres, conserve et contient la santé, et qu'au contraire la monarchie, c'est-à-dire prédomination d'aucun d'iceux, fait la maladie, etc. ».

(Des Opinions des Philosophes, liv. v, chap. 3o).

Stobée dit la même chose ; mais ce qui prouve sans réplique que cette doctrine existait avant Hippocrate, c'est qu'elle se trouve également dans Timée de Locres. « Les principes des maladies, dit-il, sont les dérangements des premières puissances, comme lorsque le chaud ou le froid, ou l'humide ou le sec, qui sont des puissances simples, abondent trop ou viennent à défaillir ».

(Trad. du marquis d'Argens , pag. 13o).

choses dont l'expérience a confirmé la vérité. Tout homme qui rejette les règles approuvées, et qui, prenant un chemin nouveau, se vante d'avoir découvert quelque chose, se trompe lui-même et trompe les autres avec lui : car cela est impossible aujourd'hui ».

Je le demande, est-ce là le langage d'un homme qui a inventé et perfectionné la médecine, et qui a écrit le premier sur son art? Je sais que l'on me dira que ces deux traités, d'où j'ai tiré ces passages, bien qu'ils aient été publiés sous le nom d'Hippocrate, ne sont pas de lui : je n'en disconviens pas, quoiqu'il me soit facile de détruire les raisons alléguées en faveur de cette opinion; mais du moins on m'accordera qu'ils sont très anciens, et si anciens même qu'ils ont été attribués à des auteurs antérieurs à Hippocrate, tels qu'à Acron d'Agrigente, Philistion de Locres, Hérodicos, Ariston, etc....

L'école de Cnide avait aussi publié plusieurs ouvrages, parmi lesquels on doit compter ceux de Ctésias et d'Euriphon (1). De leur côté, les ancê-

(1) Hippocrate, dans un ouvrage incontestablement de lui, blâme les Cnidiens d'avoir simplement enregistré les symptômes, sans en tirer aucune conséquence pour le régime dans les maladies aiguës: travail qu'aurait pu faire, observe-t-il, toute personne étrangère à la médecine. On s'est prévalu de ce passage contre les médecins de cette école, mais on n'a pas réfléchi que ce reproche ne s'adressait qu'à ceux qui avaient recueilli les sentences cnidiennes. Ces auteurs devaient être bien anciens, puisqu'ils l'étaient déjà par rapport à Hippocrate, qui leur donnait ce nom. Les anciens, *veteres*, dit il, n'ont rien écrit de remarquable sur le régime; seulement *quelques-uns ont assez bien connu les div...*

tres d'Hippocrate, qui depuis long-temps avaient pris l'expérience pour guide, avaient enrichi la science d'une quantité prodigieuse de faits, et avaient également donné au public une foule de traités qui renfermaient le résultat de leurs recherches. Ainsi, les ouvrages sur la médecine étaient déjà fort nombreux au temps d'Hippocrate; et c'est même, nous devons en faire la remarque, une circonstance sur laquelle n'ont pas assez réfléchi ceux qui veulent que le divin vieillard ait tout tiré de son propre fond. Les anciens avaient une manière de voir bien différente à cet égard : Andréas, dans son livre sur l'Origine de la Médecine (1), dit qu'Hippocrate mit le feu à la bibliothèque de Cnide dans le but sans doute de mieux cacher ses larcins ; Varron pense qu'il copia les tables votives du temple de Cos, et qu'après l'incendie de ce temple il établit la médecine appelée clinique ; (2) Strabon ajoute que, de ces mêmes tables votives,

caractères des maladies et leurs différentes formes. Hippocrate comptait si peu embrasser tous les Cnidiens dans ce reproche, qu'après avoir également blâmé chez les auteurs des *Sentences* leur manière de traiter les malades, il ajoute : *Ceux qui sont venus après ont montré plus de savoir en médecine, en indiquant les remèdes propres à chaque maladie.* N'est-ce pas là un témoignage éclatant en faveur des médecins de Cnide, ses rivaux et ses prédécesseurs? et n'est-ce pas avouer formellement que cette école avait beaucoup fait pour la médecine, avant même que le vieillard de Cos n'écrivît?

(1) Soranus, in vit. Hipp.

(2) Plin., nat. Hist., lib. xxix, cap. 1er.

il tira ce qu'il écrivit touchant le régime (1); Tzetzès affirme, d'un autre côté, que bibliothécaire
de l'école de Cos, il compulsa les livres des anciens médecins, et qu'après en avoir fait son profit,
il les fit brûler ainsi que toute la bibliothèque (2).
Quoiqu'il en soit de toutes ces inculpations, toujours est-il qu'il passait pour constant dans l'antiquité qu'Hippocrate avait profité des travaux de
ses prédécesseurs. Voudrait-on aujourd'hui soutenir le contraire? Nous démontrerons à la fin de
ce livre que les emprunts qu'il fit à ses devanciers sont très nombreux; et les exemples que
nous en rapporterons, tirés du seul ouvrage que
le temps ait respecté, seront si évidents que nous
ne craignons aucun démenti à cet égard.

Mais n'anticipons pas sur les faits ; examinons
d'abord dans quel temps florissait Hippocrate. Dire
qu'il vivait sous le beau siècle de Périclès, c'est
faire connaître de suite qu'il vécut dans un siècle de lumières. L'invasion des Perses dans la
Grèce en troubla précédemment les paisibles travaux, et comprima un instant l'élan du génie;
mais le combat des Thermopyles, les victoires de
Marathon, de Salamine et de Platée, en élevant
le courage des Grecs, donnèrent à leur esprit cet
essor sublime qui devait bientôt enfanter des prodiges. Déjà, les sciences et les arts avaient fait de
grands progrès, et cependant cet âge n'était encore que le précurseur des beaux siècles d'Athè-

(1) Geog., lib. xiv.

(2) Chiliad., hist. vii.

nes : les germes qu'il renfermait dans son sein, fécondés par la méditation et l'étude, étaient au moment d'éclore. Périclès parut, et, en leur donnant l'impulsion, fit naître cette foule de merveilles qui immortalisèrent son siècle, et que la postérité contemple avec admiration.

Sans compter Gorgias, Parménide, Protagoras, sophistes fameux mais éloquents, qui, en élevant des doutes sur tout, rendirent du moins cet important service, qu'ils montrèrent que la route suivie jusqu'alors ne conduisait qu'à des hypothèses stériles, Démocrite, par sa méthode expérimentale, Socrate, par sa morale sublime, brillaient alors au premier rang dans le vaste champ de la philosophie, entourés de disciples et de rivaux qui partageaient leur gloire; Hippocrate de Chio, Méton, étendaient le domaine des sciences exactes par des découvertes nombreuses et importantes; Eschyle, Sophocle, Euripide, enrichissaient le théâtre de pièces où l'on remarquait à la fois le pathétique des passions, l'harmonie du style et la magie des décorations (N); Hérodote, Thucydide, portaient l'histoire à la perfection, l'un par ses peintures brillantes, l'autre par sa noble simplicité; Parrhasius et Xeuxis, Phidias et Alcamène, décoraient à l'envi les temples, les portiques et les places publiques. Enfin la Grèce, remplie de chefs-d'œuvre de toute espèce, renfermant en elle-même plus de génie que jamais nation n'en posséda, était au faîte de la grandeur et de la prospérité. Qu'y a-t-il donc d'étonnant que la médecine ait suivi les élans de cet essor sublime qui produisit tant de merveilles?

Pour nous, si quelque chose eût pu nous sur_
prendre dans cette circonstance, c'eût été de voir
l'art de guérir rester stationnaire au milieu de
cette impulsion générale ; et bien loin d'être surpris des progrès qu'il fit alors, nous ne verrons
en cela qu'une suite nécessaire de la marche progressive de la civilisation.

Ainsi, la médecine suivait le mouvement commun, qui portait en Grèce les arts et les sciences
à la perfection. Il eût été en effet assez étrange
qu'un art, qui nous touche de si près, n'eût reçu
alors aucun développement ; mais loin de rester
étranger au perfectionnement que les connaissances
humaines acquirent à cette époque, tout nous porte
à croire au contraire que les grands hommes qui
s'y livrèrent l'enrichirent d'une multitude de découvertes, et agrandirent ainsi successivement son
domaine : des opérations difficiles, comme l'opération de la pierre, la perforation du crâne, celle
de la poitrine, vulgairement connues et pratiquées
du temps d'Hippocrate, attestent assez, qu'avant
lui, l'art de guérir avait fait des progrès réels et
incontestables. « Pour quelle raison voudrait-on
croire le contraire, dit James (1), lorsque nous
lisons dans les historiens qu'il était alors divisé en
plusieurs sectes, qu'on en avait traité dans un
grand nombre d'écrits, et qu'il savait emprunter
des autres sciences les secours dont il avait besoin » ? N'est-ce pas d'ailleurs une chose vraiment
remarquable, que les auteurs qui vivaient vers le
temps d'Hippocrate parlent de la médecine, non

______

(1) Diction. de méd., art. Hipp.

comme d'un art nouveau et qui vient de subir
une grande révolution, mais comme d'un art ancien et dont les règles sont fixées depuis long-temps?
Lisez surtout Xénophon, Aristote, Platon, vous y
trouverez la preuve de ce que nous venons d'a-
vancer. Xénophon rapporte même que les jeunes
médecins, avant de s'établir sur le territoire d'A-
thènes ou dans toute autre ville de la Grèce, étaient
obligés d'en demander la permission au magistrat
dans un discours public où ils expliquaient la manière dont ils avaient pratiqué jusqu'alors, et indiquaient quel avait été leur maître (1). Suivant
Aristote, les médecins ne devaient compte de leur
conduite qu'à leurs collègues : ce qui ferait présumer qu'il existait un collége de médecins à Athènes (2). C'est ce même collége qui était probablement chargé de l'examen des candidats qui avaient
l'intention de se fixer dans cette ville. De pareilles
institutions supposent l'existence d'une législation
médicale, et indiquent évidemment les progrès de
l'art de guérir à cette époque. D'ailleurs Hippocrate
ne dit-il pas lui-même : *La vie est courte, l'art long,
l'expérience trompeuse, le jugement difficile.* Rien assurément n'annonce dans ce langage la ridicule prétention d'avoir tout vu dans les maladies. Bordeu
avait fort bien remarqué à ce sujet que la Grèce,
tout énorgueillie qu'elle devait être d'avoir produit
Hippocrate, ne devait cependant pas oublier qu'il
ne naquit qu'environ cinq cents ans avant l'ère

______

(1) Schulze, Hist. med., page 307, et Sprengel,
Hist. de la méd., tom. 1er, pag 281.

(2) Sprengel, ibidem.

chrétienne, et que, *plusieurs siècles avant lui,* il y avait des médecins même dans sa famille (1).

Hippocrate entra donc dans la carrière médicale sous les auspices les plus favorables. La médecine était devenue un art populaire, et déja plusieurs médecins, par leurs écrits, en avaient rendu les principes publics. L'école d'Italie, comme nous l'avons dit, opéra cette heureuse réforme, en forçant l'art de guérir de sortir des sanctuaires où les prêtres d'Esculape le tenaient renfermé. L'école de Cnide, de l'aveu même d'Hippocrate, avait, pour ainsi dire, porté à la perfection la description des maladies, et indiqué des remèdes convenables à chaque maladie (2); et celle de Cos, en fondant la médecine sur l'observation et l'expérience, l'avait assise sur ses véritables bases. D'un autre côté, issu d'une famille qui, de père en fils, durant dix-sept générations, n'avait cessé d'exercer l'art de guérir, Hippocrate en suça les principes avec le lait maternel, et trouva autour de son berceau tous les moyens de s'instruire. En effet, son père Héraclite soigna l'éducation de sa jeunnesse; mais Hippocrate ne s'en tint pas à cette première culture. Des maîtres célèbres dans tous les genres illustraient la Grèce : ce fut d'eux qu'il reçut des leçons. Il fut disciple d'Hérodicos, qui avait eu l'heureuse idée d'appliquer la gymnastique à la médecine. Il étudia l'éloquence sous le rhéteur

(1) Recherc. sur l'Hist. de la médecine, tom. ii, pag. 553.

(2) Voyez ci-dessus, page 133, note 1, vers la fin.

Gorgias, et la philosophie sous Démocrite. Ce dernier surtout, aussi habile médecin que grand philosophe, dut être d'un grand secours à Hippocrate, car les connaissances qu'il possédait, étaient, ainsi que nous l'avons vu, très étendues et extrêmement variées.

Après avoir étudié sous ces différents maîtres, Hippocrate, pour augmenter ses connaissances, entreprit, à l'exemple des philosophes de son temps, plusieurs voyages ; il parcourut une grande partie de la Grèce et la plupart des îles de l'archipel, et il paraît même qu'il remonta du côté du nord jusqu'au pays habité par les Scythes nomades ; il visita dans ses courses l'école de Cnide où il trouva d'abondants matériaux dont il sut habilement tirer parti (1). Suivant Érotien, il voyagea aussi en Afrique : alla-t-il alors en Égypte s'enrichir des découvertes des *Pastophores?* Mercuriali laisse la question indécise ; mais il lui paraît probable qu'il a beaucoup emprunté aux prêtres de cette nation : *An Hippocrates Ægyptum quoque inviserit, non liquidò mihi constat; attamen ab Ægyptiis multa facilè credo mutuasse* (2).

Ainsi Hippocrate, né dans un siècle très éclairé, et, pour ainsi dire, entre les bras de la médecine, doué par la nature d'un génie profond et observateur, possédant en outre au suprême degré la faculté de transformer le résultat des faits en axiômes, assez heureux pour trouver un riche

______

(1) Schulze, Hist. med., pag. 147 et 149.

(2) Vari. Lect., lib. II, pag. 126.

héritage, je veux dire un corps de doctrine tout
formé, déduit de l'expérience et recueilli par ses
ancêtres; enrichi d'ailleurs d'une multitude d'observations faites par ses prédécesseurs et par lui-
même pendant ses longs voyages; enfin venu, après
avoir reçu l'éducation la plus soignée, dans un
moment où la médecine venait de recevoir de
grands développements, et où les ouvrages sur
cette science étaient très nombreux, Hippocrate,
dis-je, aidé de tant de circonstances favorables,
devait nécessairement faire avancer la médecine;
mais vouloir qu'il ait tout observé et tout créé
lui-même, nous le répétons, cela est impossible.
Il est de même impossible de déterminer au juste
les progrès qu'il a fait faire à la science ; car nous
n'avons plus les livres de ses devanciers, pour
faire la part de ce qui leur revient et de ce qui
lui est propre. Toutefois, nous ne croyons pas nous
avancer trop, en soutenant qu'il a beaucoup emprunté aux médecins qui l'avaient précédé. « *Num
quid putas Hippocratem*, dit Cardan, *ad tantam par-
venisse sapientiam, quin revolverit omnia, vel saltem
potiora volumina antiquorum non solum in medicina,
sed et geometria et philosophia suorum temporum* (1) »?
Mais écoutons Dujardin sur ce sujet : « Il est naturel de penser, dit-il, qu'Hippocrate a profité des
connaissances de ses contemporains, et plus encore
des mémoires de sa famille, qui, *depuis huit siècles*,
conservait la plus pure tradition de la science médicale. En effet, ajoute-t-il, on voit partout qu'en
matière de philosophie il suit communément les

____

(1) De Utilitate ex adv. capiend., lib. II, p. 176.

traces des philosophes qui l'ont précédé : d'où l'on peut inférer que s'il nous restait des vestiges de la doctrine de ses prédécesseurs, on les trouverait de même dans ses nombreux écrits (1) ». Ainsi, Dujardin pense absolument comme nous là-dessus, avec cette différence néanmoins que ce qu'il avance ici comme une conjecture, nous ne craignons pas de le donner pour une vérité démontrée. Il nous reste en effet de l'école de Cos un monument qui suffirait seul pour mettre le sceau à notre opinion : nous voulons parler de l'ouvrage connu sous le nom de Prénotions de Cos. En mettant en parallèle quelques sentences de cet ouvrage avec de pareilles maximes extraites des livres légitimes d'Hippocrate, on ne pourra s'empêcher de reconnaître que les uns ont servi de modèles aux autres : c'est ce que nous allons faire, et c'est aussi par là que nous terminerons ce livre.

PRÉNOTIONS	PRONOSTICS.
DE COS.	
	SECTION PREMIÈRE.
	6, 7, 8.
	La mort est proche quand le nez est effilé, quand les yeux sont creux, les tempes affaissées et aplaties, les oreilles froi-

(1) Hist. de la chirurg., tome 1er, pag. 160.

PRÉNOTIONS DE COS.

La décomposition de la face est un signe mortel, à moins qu'elle ne provienne ou d'un cours de ventre, d'une diète très sévère ou d'insomnies. Dans ce cas, le visage reprendra son état ordinaire de santé dans les vingt-quatre heures. Autrement, la mort est proche, quand on a les yeux

PRONOSTICS.

des et retirées en arrière; quand en outre la peau du front est dure, tendue à l'excès, et d'une sécheresse extrême; quand tout le visage enfin est d'une pâleur verdâtre ou d'un brun noirâtre, livide ou plombé.

Si le visage étant tel les trois premiers jours de la maladie, le concours des autres signes ne suffit pas pour déterminer votre jugement, interrogez le malade : demandez-lui s'il n'est pas épuisé par des veilles excessives; s'il n'a pas souffert depuis longtemps de la faim. S'il convient s'être trouvé

PRÉNOTIONS

DE COS.

—

creux, le nez pointu, les tempes rétrécies, les oreilles froides et retirées, la peau de la face sèche, de couleur verdâtre, les paupières et les lèvres livides.

PRONOSTICS.

—

dans quelqu'une de ces circonstances, on doit juger le danger moins grand. Ces altérations du visage se dissipent en vingt-quatre heures quand elles sont l'effet des causes de ce genre ; mais si le malade assure qu'aucune n'a eu lieu, et si sa physionomie ne reprend pas son air ordinaire de santé dans l'espace de temps que nous venons d'indiquer, on ne peut douter que la mort n'approche.

L'état convulsif, la contraction, ainsi que la pâleur ou la lividité des paupières, des lèvres et du nez,

PRÉNOTIONS

DE COS.

—

PRONOSTICS.

—

sont les avant-coureurs d'une mort prochaine. Il en est de même des lèvres flasques, pendantes, froides et blanches.

MÊME SECTION,

12 et 13.

Quand le médecin arrive chez un malade, sans être attendu, il est avantageux qu'il le trouve couché sur le côté droit ou gauche, les bras, le cou et les extrémités inférieures légèrement fléchis, et le reste du corps situé de manière qu'aucune partie ne paraisse gênée. Telle est, en général, la situation que prennent, étant couchés, ceux qui jouissent

La position la meilleure, quand on est alité, doit être telle que chez les personnes en santé.

PRÉNOTIONS

DE COS.

—

PRONOSTICS.

—

d'une bonne santé. Plus les malades en approchent, plus on doit être rassuré sur leur sort.

MÊME SECTION ,

14.

Il est moins avantageux de trouver le malade couché sur le dos, avec les bras, le cou et les extrémités inférieures très tendues.

MÊME SECTION ,

15.

Le coucher en supination ou sur le dos, les jambes étendues, n'est pas de bon augure.

Le danger est plus grand, quand il coule comme une masse au bas de son lit.

MÊME SECTION ,

16.

Si le malade glisse, et tombe au pied du lit, il y a encore plus de danger.

Il n'est pas moins fâcheux de trouver

Si les pieds et les mains sont toujours

PRÉNOTIONS

DE COS.

—

PRONOSTICS.

—

découverts , quoi-
qu'ils ne paraissent
pas chauds , cela est
mauvais et dénote des
anxiétés.

le malade les pieds
et les bras nus, le cou
et les jambes écartées
çà et là hors du lit ,
lorsque ces parties ne
sont pas excessive-
ment chaudes : c'est
un signe d'une grande
anxiété.

MÊME SECTION ,

17.

Le coucher sur le
ventre, quand on n'en
a pas l'habitude, est
un signe de léger dé-
lire ou de quelque
douleur abdominale.

Tout malade qui
dort couché sur le
bas-ventre , sans en
avoir contracté l'habi-
tude dans l'état de
santé , est menacé de
délire ou d'inflamma-
tion de quelqu'un des
viscères du bas-ven-
tre.

MÊME SECTION,

18.

Si les yeux parais-

Aux approches de

PRÉNOTIONS
DE COS.

saient couverts d'un nuage, ou si le blanc est rouge, livide, rempli de veines noirâtres, cela n'est pas de bon augure.

Il n'est pas bon non plus que les yeux fuient la lumière, larmoient involontairement ou soient renversés, ni que l'un paraisse plus petit que l'autre.

Il est également mauvais de les voir très agités, d'y remarquer de la chassie ou une petite concrétion blanchâtre sur la pupille; ou si le blanc paraît prendre plus de dimension, et le noir moins, de sorte qu'il soit en partie

PRONOSTICS.

la mort, les yeux ne peuvent plus supporter la lumière; il coule des larmes involontaires; ils sont dans un état convulsif; l'un devient plus petit que l'autre : le blanc en est rouge ; on y aperçoit de petites veines livides ou noires ; le tour de la cornée transparente est couvert d'une humeur sale et gluante : le globe est dans une agitation continuelle; il sort hors de la tête, où il est très enfoncé dans l'orbite; la cornée est ternie et privée de son éclat.

PRÉNOTIONS

DE COS.

—

caché sous la paupière
supérieure.

La respiration peti-
te et fréquente indi-
que des douleurs et
l'inflammation des
parties essentielles.
Celle qui est rare et
grande annonce le dé-
lire ou des convul-
sions.

Une douleur très
intense d'oreille avec
fièvre aiguë et quel-
qu'autre signe fâ-
cheux, fait périr les
jeunes gens le septiè-
me jour ou même plus
tôt dans le délire, à
moins qu'il ne sur-

PRONOSTICS.

—

MÊME SECTION,
24.

La respiration fré-
quente est l'indice
d'un embarras extrê-
me ou d'une inflamma-
tion des parties si-
tuées au-dessus du dia-
phragme. La respira-
tion grande, et qui se
fait à de longs inter-
valles, menace de dé-
lire.

SECTION TROISIÈME,
13, 14 et 15.

Les vives douleurs
d'oreille, avec fièvre
continue et violente,
sont un signe terrible;
elles menacent de déli-
re et de mort. Comme
le cas est plein de dan-
ger, il faut avoir ici
une attention particu-

PRÉNOTIONS

DE COS.

vienne quelque signe favorable, ou que le pus ne coule abondamment de l'oreille, ou le sang du nez.

Chez les vieillards ce terme est beaucoup plus long et bien moins redoutable, parce qu'ils sont rarement sujets à la suppuration et au délire. Mais les rechutes sont plus fréquentes, et communément mortelles.

PRONOSTICS.

lière à tous les autres signes depuis le premier jour. Les jeunes gens meurent le septième, les vieillards beaucoup plus tard, car chez ceux-ci la fièvre et le délire sont moins funestes, et la suppuration des oreilles a le temps de s'établir. Ce sont les rechutes qui en tuent le plus grand nombre. Les jeunes meurent avant que la suppuration se fasse ; mais s'il leur coule de l'oreille un pus blanc, il y a espérance qu'ils échapperont, pourvu qu'il s'y joigne quelqu'autre bon signe.

PRÉNOTIONS

DE COS.

—

Les tumeurs dou-
loureuses, avec dure-
té des hypocondres,
sont un symptôme
des plus pernicieux,
surtout si elles occu-
pent toute la région
des hypocondres; mais
si elles n'affectent
qu'un côté, il y a
moins de danger
pour le gauche.

De semblables tu-
meurs, dans le com-
mencement de la ma-
ladie, annoncent une
mort prochaine. Si
elles paraissent le
vingtième jour, tandis
que la fièvre est con-
tinue, il en résulte la
suppuration.

PRONOSTICS.

—

SECTION PREMIÈRE,

29, 30 et 31.

Les tumeurs dures
et douloureuses qui
s'étendent sur les deux
hypocondres sont des
plus funestes. On
doit moins redouter
celles qui sont bor-
nées à un côté, sur-
tout au côté gauche.

Ces tumeurs, quand
elles paraissent au
commencement d'une
maladie, présagent
une mort prochaine.

Si la fièvre subsiste
plus de vingt jours
sans que la tumeur
disparaisse, on doit
s'attendre à la sup-
puration.

PRÉNOTIONS	PRONOSTICS.

DE COS.

—

MÊME SECTION ,
32.

L'hémorrhagie du nez, qui arrive surtout dans la première période du mal, est très utile : on doit s'y attendre particulièrement lorsqu'il y a de fortes douleurs de tête et trouble de la vue, surtout chez les sujets qui n'ont pas encore trente ans révolus ; mais moins, quand on est plus âgé.

L'hémorrhagie du nez, quand elle survient dans le cours de la première semaine , est fort utile dans ces sortes de tumeurs. On demandera en conséquence au malade s'il ressent de vives douleurs de tête, ou si la vue se trouble ; car ces symptômes indiquent que le sang se porte vers la tête.

SECTION TROISIÈME,
17, 18 , 19 et 20.

L'angine qui ne fait rien paraître dans la gorge ni au cou, et qui est avec difficulté de respirer, donne la mort le jour de son

Les esquinancies sont des maladies terribles ; elles donnent très promptement la mort lorsqu'on n'aperçoit aucune tu-

PRÉNOTIONS
DE COS.

—

invasion ou le troisiè-
me.

Celle qui est accom-
pagnée d'enflure et
de rougeur au cou
est à peu près aussi
dangereuse, mais elle
accorde un peu plus
de temps.

PRONOSTICS.

—

meur sensible, ni dans
l'arrière-bouche, ni
à l'extérieur; elles
causent une anxiété
insupportable qui o-
blige le malade de
respirer sur son séant:
et il périt suffoqué le
premier, le second,
le troisième ou le
quatrième jour.

Les esquinancies
qui produisent une
anxiété aussi forte
que celle dont je viens
de parler, avec gon-
flement et rougeur
dans l'arrière - bou-
che, sont pareillement
mortelles; mais elles
se prolongent un peu
plus lorsque la tumeur
inflammatoire prend
un accroissement con-
sidérable.

PRÉNOTIONS

DE COS.

—

Lorsque la rougeur s'étend en même temps à la gorge, au cou et à la poitrine, la maladie est encore plus longue à se juger; mais on échappe, pourvu que la rougeur ne rentre pas.

Si elle disparaît, et que la matière ne se rassemble pas en un abcès externe, si le pus n'est pas expectoré facilement et sans douleur les jours critiques, la mort est imminente : peut-être y aura-t-il un empyème.

PRONOSTICS.

—

Les esquinancies dans lesquelles la gorge et le cou sont enflammés, subsistent plus long-temps; quelques malades en guérissent, particulièrement ceux dont le cou et la poitrine sont gonflés et rouges, pourvu que la tumeur érysipélateuse ne rentre pas à l'intérieur.

On doit s'attendre à la mort ou au retour des tumeurs inflammatoires fort étendues qui ont disparu tout autre jour qu'un jour critique, sans qu'il se soit élevé de flegmon à l'extérieur, sans que le malade ait craché de

PRÉNOTIONS

DE COS.

Dans toutes les pleurésies et les péripneumonies, les crachats doivent être expectorés avec facilité et mêlés de beaucoup de jaune. Il est très préjudiciable de rendre des crachats jaunes, sans mélange, long-temps après la douleur, et avec une toux violente.

PRONOSTICS.

pus, et sans que l'expectoration ait pu se faire avec plus de facilité et avec moins d'anxiété.

DEUXIÈME SECTION,
41, 42, 43 et 44.

Dans toutes les maladies inflammatoires générales ou partielles du poumon, l'expectoration doit se faire de bonne heure et avec facilité, et les crachats paraître intimement mélangés de jaune.

C'est un signe très fâcheux quand le malade expectore, long-temps après que la douleur s'est manifestée, des crachats jaunes ou rougeâtres, avec une forte toux,

PRÉNOTIONS
DE COS.

—

Les crachats qui sont entièrement jaunes et visqueux, en petites masses rondes, verdâtres, spumeux, livides et érugineux, sont très mauvais; les pires de tous, sont ceux qui, sans mélange, paraissaient noirs.

Les crachats jaunes, non mêlés de beaucoup de sang, rejetés dès le commencement de la maladie, sont salutaires; mais au septième

PRONOSTICS.

—

surtout lorsque ces deux couleurs ne sont pas intimement mélangées.

Tout crachat jaune, sans mélange, est dangereux. Les crachats d'un vert foncé et écumeux ne sont pas moins dangereux; mais ceux qui sont d'un vert nullement mélangé, au point de paraître noirs, sont encore plus effrayants.

MÊME SECTION, 47 et 48.

Les crachats jaunâtres, mêlés de peu de sang, sont salutaires, et soulagent même beaucoup, lorsqu'ils surviennent de la péripneumonie. Ils

PRÉNOTIONS

DE COS.

—

jour au plus tard, il y a moins de certitude de guérison.

Tous les crachats qui ne calment pas la douleur sont mauvais; si c'est le contraire, ils sont bons.

Il est avantageux, dans toutes affections de poumon, de bien supporter la maladie, d'être sans douleur, de rendre facilement les crachats, de bien respirer, et de ressentir partout une

PRONOSTICS.

—

sont moins avantageux le septième jour et les jours suivants.

Tout crachat qui, dans la péripneumonie, ne dissipe pas la douleur, est mauvais. Mais il n'y en a pas de plus pernicieux que les noirs, ni de plus avantageux que ceux qui enlèvent entièrement la douleur.

MÊME SECTION,

51.

On doit regarder comme des symptômes favorables la facilité avec laquelle le malade supporte son mal : la liberté de la respiration, la disparition de la douleur, l'expectoration

PRÉNOTIONS.

DE COS.

—

égale et douce chaleur. Il faut en outre que ce sommeil, les sueurs et les urines, aient les conditions requises : le contraire est absolument mauvais.

PRONOSTICS.

—

aisée, la chaleur et la souplesse uniformes de toute la surface du corps, et l'absence de la soif, lorsque d'ailleurs les urines, les selles, le sommeil et les sueurs ont, chacun en particulier, les qualités avantageuses dont nous avons donné la description. On peut regarder la guérison comme certaine quand tous ces signes se trouvent réunis ; mais s'il ne s'en trouve qu'une partie, il est à craindre que le malade ne passe pas le quatorzième jour.

En voilà assez pour démontrer de la manière la plus évidente qu'Hippocrate a fait de nombreux emprunts à ses devanciers. Il faudrait copier presqu'en entier le traité des Pronostics, si l'on voulait faire voir tous les endroits qu'il a tirés des Prénotions de Cos. Le même ouvrage lui a également beaucoup fourni pour ses autres traités, particulièrement pour celui des Plaies de Tête et celui des Aphorismes ; en sorte que l'on peut dire avec vérité que les Prénotions de Cos ont été pour lui une véritable mine d'où il a extrait d'abondants matériaux. Mais il faut dire aussi qu'il a su s'en servir en architecte habile, c'est-à-dire qu'il a disposé en un meilleur ordre, a rendu plus correctes et plus claires les diverses sentences qu'il y a épuisées. C'est, en général, ce que font tous ceux qui reprennent un sujet déjà traité.

FIN DU SECOND LIVRE.

ÉTUDES

SUR

HIPPOCRATE.

LIVRE TROISIÈME.

DE LA DOCTRINE
D'HIPPOCRATE.

LIVRE TROISIÈME.

DE

LA DOCTRINE

D'HIPPOCRATE.

❁

Et cripitur personna.
Lucr.

❁

Rien peut-être n'égale l'admiration que l'on a
eue de tout temps pour Hippocrate : aux yeux de
certains médecins, ses écrits ont passé et passent
encore pour ce qu'il y a de mieux en médecine ;
les sentences qu'on y lit, comme si elles avaient

été prononcées par un dieu (1), ont été pompeusement qualifiées du nom sacré d'oracles de Cos (2), et regardées comme tellement infaillibles, que Macrobe a dit de lui qu'il ne pouvait ni se tromper ni tromper les autres (3). Lui-même a inspiré une si grande vénération que peu s'en est fallu qu'on lui élevât des autels et qu'on lui rendît un culte. Toutefois, on lui a donné le surnom de divin (4); on l'a appelé le miracle de la nature (5), l'étoile polaire de la médecine, que l'on ne perd jamais de vue sans s'égarer (6) : et Baglivi n'a pas craint de dire qu'il fut le fondateur de l'art de guérir; que dans ce qu'il disait on semblait plutôt entendre la voix de la nature que celle d'un homme; que l'antiquité ne vit point son égal, et que l'âge futur ne verra jamais son semblable (7).

(1) «*Divinas, non ex humano ore, progressas voces Hippocratis esse putant*».

Suidas, in voce Hippocr.

(2) *Hippocratis præcepta tanquàm Apollonis oraculum.*

De Haen, Rat. med., tom. VIII, p. 13.

(3) In Somni. Scipio., lib. I, page 37. Biponti.

(4) Aulu-Gell., Noct. attic., lib. XIX, caput. 2, et Alexand. Trallia., lib. I, cap. 16; lib. VII, caput 2, et tous les modernes.

(5) Petr. Vinc., dans les Essais de médecine de Bernier, pag. 60.

(6) Toussaint Guindant, Natur. oppr., pag. 286.

(7) De Praxi. med., lib. I, cap. I.

Ainsi l'éloge est complet. A dieu ne plaise que nous venions, en détracteur injuste, ternir la gloire dont resplendit Hippocrate. Une couronne d'immortelles repose, depuis des siècles, sur son front radieux : notre intention n'est point d'y porter une main sacrilége pour l'en dépouiller (1). Hippocrate fut tout ce qu'il devait être pour le temps où il a vécu, nous en convenons avec ses apologistes ; mais il ne faut pas qu'un excès d'admiration nous fasse voir en lui plus qu'on ne doit y voir. Il a rendu, si l'on veut, d'importants services à la science, nous en convenons encore ; mais on ne doit jamais oublier qu'il eut des prédécesseurs qui lui ont applani la route. D'un autre côté si, pour apprécier ses services, nous examinons les faits qu'il nous a transmis, ainsi que la doctrine qui en dérive, nous trouvons ces faits incomplets et mal observés, cette doctrine erronée et dangereuse, force sera bien de reconnaître que la méthode suivie par Hippocrate n'est pas celle que nous devons suivre, et qu'il faut

(1) Cette couronne, à laquelle je n'ose toucher, je voulais la faire enlever par une déesse. Voici quel était mon projet : Dans un frontispice deux bustes auraient été représentés, l'un d'Hippocrate et l'autre de M. Broussais, puis la Justice prenant la couronne d'immortelles de la tête du médecin de Cos pour la placer sur celle du Fondateur de la Médecine physiologique, avec ces mots : *Il faut rendre à César ce qui appartient à César.* Mais une volonté plus forte que la mienne s'y est opposée : à mon grand regret, je l'avoue, il a fallu la respecter.

abandonner une route qui, bien que fréquentée par des médecins recommandables, n'en aboutit pas moins à l'erreur.

Je n'ignore pas à quels reproches je vais m'exposer en accusant Hippocrate d'avoir mal observé les maladies, et d'avoir suivi une doctrine fausse. On criera au blasphème, au sacrilége; qui sait même si l'on ne me regardera pas comme un insensé qui outrage sans pudeur un génie que les médecins les plus éclairés n'ont cessé d'entourer de la vénération la plus profonde! Dans un siècle différent du nôtre, je comprendrais ces vaines clameurs, sachant combien le prestige d'un grand nom peut inspirer de fanatisme; mais dans un siècle où la raison a reconquis tous ses droits, je ne comprendrai jamais qu'une grande célébrité puisse imposer au point qu'il ne soit pas permis d'examiner la validité de ses titres. Sans doute Hippocrate est un nom auguste et vénérable, et doit, par cette raison, commander le respect, mais si l'on ne doit parler de lui qu'avec un sentiment d'estime, je voudrais que l'on eût toujours présent à l'esprit qu'il fut contemporain des Démocrite, des Socrate, des Zénon d'Élée, des Anaxagore, etc., et que le siècle qui le vit naître est le siècle le plus éclairé et le plus fécond en hommes de génie qui fut peut-être jamais.

Déjà, le respectable Pinel avait dit : « Avoir une estime sentie pour Hippocrate, rendre hommage à sa supériorité, le regarder comme le vrai fondateur de la médecine d'observation, ce n'est point croire qu'il ait tout vu, tout observé; ce n'est point adopter servilement tout ce qui a été publié sous son nom, ni admettre aveuglément toutes ses opinions et ses principes dans le traitement des maladies. Que d'objets ont échappé à sa sagacité ! Que de propositions trop générales à modifier et à restreindre ! Combien la médecine ne s'est-elle point enrichie par les travaux successifs de ceux qui l'ont exercée dans tous les âges avec un jugement sain et des principes solides » !

L'hippocratisme avait jeté, du temps de Pinel, des racines si profondes par les travaux de Duret, de Prosper-Martian, de Baillou, de Sydenham, de Baglivi, etc., et avait tellement étendu son empire sur tout le monde médical, que l'on doit lui savoir gré de ce langage mesuré. Pourquoi faut-il qu'après avoir reconnu l'insuffisance des principes du vieillard de Cos, il se soit fait un devoir de marcher sur ses traces et de le proposer aux autres comme le meilleur modèle à suivre ? Or, imiter Hippocrate, qu'est-ce autre chose que de voir les maladies à sa manière, c'est-à-dire de les regarder comme autant de puissances ennemies sans cesse aux prises avec l'organisme, et, dans le combat à outrance qui en résulte, de confier les principaux moyens de défense au prétendu principe qui est censé veiller à notre conservation ?

Il était réservé à l'illustre fondateur de l'école physiologique de briser tout-à-fait le sceptre de l'hippocratisme. Grâces éternelles soient rendues à ce génie actif et puissant pour le mouvement qu'il a su imprimer aux esprits assoupis de son siècle,

mouvement qui, en remettant tout en question,
a remué la science jusque dans ses fondements,
et a fait naître cette multitude de découvertes dont
nous venons d'être témoins! O Broussais! tu as acquis une gloire impérissable, et déjà ton nom est
répété dans tout le monde civilisé. Si tes contemporains ne te rendent pas toute la justice qui t'est
due, la postérité t'en vengera en parant ton front
de la palme immortelle, à titre de bienfaiteur de
l'humanité (1)!

Que l'on me pardonne cet éloge, qui pourra
peut-être offenser quelques célébrités contempo-
raines, mais qui bien certainement n'a rien de
dicté par l'intérêt: c'est tout simplement l'expression franche et pure d'un cœur qu'aucun esprit de
coterie, aucune basse jalousie, aucune rivalité n'a
corrompu. Je ne connais M. Broussais que par ses
ouvrages, mais je puis dire avec vérité que je n'ai
bien compris la médecine que du moment où ils
ont paru. Je ne sais quel effet ils ont produit sur
les autres; quant à moi, il m'a semblé, après les
avoir lus, passer tout-à-coup des ténèbres les plus
profondes dans un séjour de lumières, tant ils m'ont
éclairé l'esprit. Ses disciples, et sous ce nom je
comprends ceux qui, aujourd'hui, voudraient ré-
pudier ce titre, mais dont les travaux décèlent
trop manifestement la main du maître pour méconnaître la part qui lui revient, ses disciples,
dis-je, ont agrandi la sphère de ses découvertes,

(1) Cela était écrit dès l'année 1825; depuis, justice a été rendue, un peu plus tard toutefois.

et ont par-là contribué à rectifier nos idées. Mais tel est l'empire qu'un grand génie exerce sur son siècle, que tout ce qu'ils ont fait de bien ils le doivent à l'impulsion qu'ils ont reçue de lui. Je ne vois pas pourquoi ils s'en défendent tant aujourd'hui, et pourquoi ils s'offenseraient d'un titre qui ne devrait que les honorer. N'est-ce pas assez pour eux de marcher à la suite d'un grand homme, et de partager pour ainsi dire sa gloire, en suivant la route qu'il leur a ouverte, et en fécondant ses découvertes par des découvertes nouvelles ?

Il serait digne de notre siècle de reconnaître M. Broussais pour le principal moteur du grand mouvement qui agite la science en ce moment, et qui nous dirige vers le vrai. On a dit de Newton qu'il eut cet avantage singulier d'avoir, de son vivant, tous ses compatriotes pour partisans et pour admirateurs. Imitons donc un si noble exemple, et qu'on ne dise pas de nous ce que l'on a dit des siècles passés, qu'ils ont manqué de reconnaissance envers les grands hommes qui en faisaient toute la gloire. A la vérité, je sais que l'on ne pardonne guère aux grands génies d'en savoir plus que nous, et surtout de nous avoir devancés dans la découverte de choses qui nous obligent à faire une réforme générale de toutes nos idées, mais je sais aussi que rien n'est plus grand, rien n'est plus noble que de confesser de bonne foi ses erreurs, et d'y renoncer pour des vérités qui, bien que découvertes par un autre, n'en perdent rien de leur prix, et n'en sont pas moins des vérités. Ce sacrifice ne peut coûter qu'à ces hommes vains et présomptueux qui rejettent toute découverte qu'ils n'ont pas prévue ou qu'ils n'ont pas faite eux-mêmes, mais jamais au médecin qui s'intéresse aux progrès de son art, et aux yeux de qui la vie des hommes est chère; car j'ai vu les deux époques : j'ai vu celle où des milliers de malades expiraient dans les angoisses les plus cruelles sous l'empire d'un traitement incendiaire, sans que l'on fût averti par tant de revers de la véritable nature du mal; puis j'ai vu celle où un jeune médecin, encore obscur, quoique plein de génie, sorti naguère des camps, est venu dire au milieu de la capitale étonnée : *Vous tous qui tourmentez ces infortunés par vos toniques, vos excitants, cessez de commettre une erreur homicide! Vous les croyez atteints d'une fièvre putride, maligne, etc., et c'est une phlegmasie, entretenue et exaspérée par vos remèdes, qui dévore leurs viscères. Ouvrez d'ailleurs leurs cadavres, et voyez...!* Ces paroles mémorables ne firent pas d'abord toute la sensation qu'elles auraient dû produire : l'habitude, la prévention et l'amour-propre s'y opposèrent; mais bientôt arriva le jour où un ouvrage fameux, écrit avec véhémence, réveilla tous les esprits. Il fallait voir avec quel empressement on s'agitait en sens divers; les uns, pour soutenir une réputation au char de laquelle ils s'étaient attachés, et qui, étant sur son déclin, ne pouvait se défendre elle-même ; les autres, pour raffermir l'antique édifice à la consolidation duquel ils avaient travaillé de tous leurs efforts, et que le hardi novateur

avait ébranlé dans la base. Ceux-ci, prévoyant
sans doute qu'ils allaient être écrasés sous le poids
du colosse qui s'élevait, faisaient tout ce qui dé-
pendait d'eux pour s'opposer à son élévation ; ceux-
là, jeunes encore, par conséquent pleins de vigueur,
et l'esprit libre de préjugés, séduits peut-être par
la nouveauté de la doctrine, ou mieux encore par
sa simplicité, se présentaient dans l'arène sans
prédilection pour les nouvelles idées, et combat-
taient de bonne foi pour la vérité, accueillant tous
les faits, acceptant toutes les conséquences qui
en dérivent, au risque même de voir les principes qu'ils avaient d'abord adoptés, démentis par
l'expérience. De cette espèce de conflit, de cette
lutte de la vieille doctrine contre la nouvelle,
naquit une ère à jamais remarquable dans la
science, ère nouvelle et pleine d'avenir, où la
médecine, reprise dans ses fondements, fut presque toute reconstruite sur un nouveau plan.

A compter de ce moment, l'hippocratisme a cessé
de régner dans le monde médical, et le triomphe
de la nouvelle doctrine a été assuré. Non qu'elle
ne rencontre plus de détracteurs, elle subit sous
ce rapport le sort réservé à toute grande découverte ; mais ils ont été en si petit nombre, et,
j'ose dire, si peu influents qu'ils ont été à peine
aperçus. Et que pouvaient-ils d'ailleurs ? Ils ont
bien lancé quelques traits, mais d'une main si
lâche et si débile, qu'à la hauteur où l'aigle pla-
nait, en cherchant à l'atteindre, ils n'ont montré
que leur impuissance. Toutefois, on comprendrait
mal ma pensée, si l'on me supposait l'intention

d'attaquer de la sorte tous ceux qui ont écrit contre la doctrine physiologique. J'en excepte surtout les médecins qui, marchant sur les traces de M. Broussais, qui, animés du feu de son génie et éclairés des lumières qu'il a versées à torrent sur l'horizon médical, n'ont combattu la doctrine que dans ce qu'elle leur paraissait avoir de trop exclusif. Ceux-ci, en croyant donner une base plus large à la médecine, en recevant tous les faits et toutes les inductions qui en découlent, ont beaucoup fait pour la science. Parmi ces derniers brille au premier rang M. Andral fils, *init quorum dux prælia primus.*

Mais revenons à notre principal objet, c'est-à-dire à l'examen de la doctrine d'Hippocrate. Je ne sais si quelqu'un a remarqué que cette doctrine était toute renfermée dans une seule idée, qui elle-même en implique plusieurs autres, dans la notion que le médecin de Cos se faisait d'une maladie aiguë en général. En effet, aux yeux d'Hippocrate, la maladie n'était qu'une série d'actes suscités par la nature dans le but d'expulser de l'organisme le principe morbifique qui l'opprime. Dans cette notion se trouvait comprise l'idée d'une lutte qui se terminait par le retour à la santé, ou par la mort, suivant que l'un ou l'autre avait le dessus : et, comme il fallait le plus ordinairement une issue à la matière morbifique pour que les choses rentrassent dans l'ordre, la prévoyance de la nature la faisait écouler, ici par les voies naturelles, comme les sueurs, les urines, etc., là, par des couloirs qu'elle établissait à ce dessein, tels que des dépôts, des abcès, des éruptions cutanées. Cette solution portait le nom de jugement ou crise; elle était bonne ou mauvaise selon que le combat tournait à bien ou à mal, et ne pouvait s'opérer qu'à certains jours, après un travail préparatoire appelé coction, par lequel la matière, domptée enfin par la nature, subissait une élaboration propre à en faciliter l'élimination.

Voilà la doctrine d'Hippocrate exposée dans toute sa pureté, mais d'une manière sommaire : voyons-en maintenant les principaux détails. Le cours de la maladie était divisé en trois temps, la crudité, la coction et la crise. Dans la crudité la matière morbifique allumait l'incendie et mettait tout en combustion, infectant la masse des humeurs et par suite tous les solides. Pendant la coction, les humeurs ainsi viciées perdaient de leurs qualités malfaisantes, et commençaient à céder aux efforts dépurateurs de la nature : et, par la crise, les humeurs corrompues étaient évacuées, et l'incendie se trouvait éteint. Cette terminaison était tout ce que l'on pouvait espérer de mieux; mais la nature n'avait pas toujours si bon marché de la matière morbifique : il arrivait quelquefois que le malade ne pouvait s'échapper qu'en perdant une partie de lui-même, comme un pied, une main frappée de sphacèle. Souvent, après un combat opiniâtre où les deux athlètes s'étaient vivement disputé la victoire, la matière morbifique finissait par la faire pencher de son côté, et la mort du malheureux patient terminait la scène.

Dans ces différents cas, la maladie était dite jugée, et chacun sent que, dans le dernier surtout, le jugement n'était pas favorable.

Ainsi, il y avait de bonnes et de mauvaises crises. Elles étaient bonnes, parfaites, quand il ne restait rien d'impur dans l'organisme; imparfaites, lorsque l'évacuation des matières hétérogènes n'était pas complète; mauvaises, si ces mêmes matières résistaient à l'action dépurative de la nature. Les parfaites guérissaient sans retour, les imparfaites soulageaient; mais comme il restait du vieux levain, on devait toujours craindre ou une récidive ou une nouvelle maladie. Les mauvaises ne laissaient aucun espoir : comme elles décidaient le triomphe du mauvais principe, elles étaient toujours funestes.

Dans cette théorie, le devoir du médecin se trouve tout tracé : laisser aller la nature quand elle prend la bonne route, la remettre dans la véritable quand elle s'égare; lui donner de nouvelles forces quand les siennes sont épuisées, tel est le cercle dans lequel il doit se tenir soigneusement renfermé. Ainsi, dans tout, il ne fera qu'aider la nature : c'est pourquoi il devra observer attentivement ses mouvements pour apprendre quand et comment il doit agir. Mais qu'il ne perde jamais de vue cette vérité, que la nature se suffit à elle-même dans le plus grand nombre des cas : ceci l'engagera à n'employer que peu de remèdes, dans la crainte de troubler sa marche salutaire. Quand il se décidera à agir, il devra avant tout examiner où tendent ses efforts. Comme il doit toujours

là prendre pour guide, il n'aura qu'à suivre la
voie qu'affecte l'humeur, pourvu que cette voie
soit convenable. Se dirige-t-elle vers l'estomac?
faites vomir ; vers les intestins? purgez. A-t-elle
une tendance à se porter vers la peau, ou bien
à se décharger par les urines? administrez des
sudorifiques ou des diurétiques, suivant que la nature la pousse vers l'une ou l'autre voie. Mais il
est une remarque importante à faire ici : n'en-
treprenez rien dans le commencement des maladies, les humeurs ne sont pas assez cuites pour
être évacuées. S'il y a turgescence, c'est une toute
autre affaire : il faut même se hâter dans ce cas,
les humeurs menaçant de faire irruption sur quelque organe important, tout délai serait dangereux ;
mais hors le cas de turgescence, attendez toujours
la coction pour agir. Alors détrempez, incisez,
atténuez les humeurs, elles auront plus de facilité
pour sortir.

C'est dans la coction que commence à se décider le triomphe de la nature, mais c'est par la
crise seulement que la victoire est assurée. Or,
comme dans toute crise, on ne peut prévoir, la
plupart du temps, à qui restera la victoire, le
médecin doit redoubler d'attention s'il veut prédire avec quelque certitude l'issue du combat :
de-là apparemment cette multitude de pronostics
qu'on lit dans les ouvrages du vieillard de Cos
sur les crises salutaires ou funestes, c'est-à-dire sur
la bonne ou mauvaise terminaison des maladies.

Tel est le précis exact de la doctrine d'Hippocrate. Dans l'exposition rapide que nous venons

d'en faire, on a dû être frappé de la facilité avec laquelle tout s'explique dans ce système; le même principe qui nous anime veille aussi à notre conservation; c'est tout naturel. Sans cesse en garde contre toute espèce d'agression, il jette un cri d'alarme à la moindre atteinte, et voilà que tout est en émoi dans l'organisme : de-là le combat qui s'engage entre la nature et la matière morbifique. Celle-ci, à l'harmonie qui régnait d'abord, fait succéder le plus grand désordre; mais la nature, toujours vigilante, pleine de ressources, est là pour rétablir l'équilibre. Quelquefois, faute de forces suffisantes, l'assistance du médecin devient nécessaire; mais aidée des secours qu'il lui prête, elle vient facilement à bout de son ennemi. Si elle succombe exténuée de fatigues, c'est que l'attaque a été si brusque et si violente que l'on ne pouvait guère s'attendre à autre chose. Voilà certes une admirable coordination, un merveilleux accord de principes et de conséquences. Cette théorie, il faut l'avouer, a de quoi séduire; elle a un air de naturel et de simplicité qui charme et entraîne au premier abord : faut-il donc s'étonner si elle a trouvé jusqu'ici tant de partisans?

Ici se présente une question : Hippocrate en fut-il l'inventeur? nous ne le pensons pas, et voici nos raisons. Que fait ordinairement un auteur quand il donne au public une théorie nouvelle, surtout quand cette théorie devient la clef de tous ses ouvrages? il l'expose, la commente, puis il a grand soin d'en réclamer la découverte. Or, rien de pareil ne se trouve dans les écrits d'Hippocraie. Cette théorie, il est vrai, résulte de la lecture réfléchie de ses ouvrages, mais il faut un certain travail d'esprit pour l'y trouver ; et certes ce n'est pas de cette manière que l'on écrit quand on veut être clair. Hippocrate aimait la concision, je le sais, mais il avait l'esprit trop méthodique pour omettre la seule chose qui pût le rendre intelligible. Si donc Hippocrate a négligé de donner dans ses écrits une exposition détaillée de cette théorie, c'est qu'elle était généralement répandue et adoptée de son temps, et que par conséquent il la supposait connue de ses lecteurs. Non-seulement elle était celle de ses contemporains, mais elle fut aussi celle de ses devanciers, comme il serait facile de le prouver par plusieurs passages des Prénotions de Cos. Cela suffirait seul, remarquons-le encore en passant, pour prouver que la médecine était cultivée avant lui sur le même pied qu'il nous l'a transmise.

Maintenant examinons si, en suivant une théorie qui a l'air de se prêter si admirablement à l'explication des phénomènes morbides, Hippocrate fut heureux dans sa pratique ; car le succès, comme chacun le sait, est la véritable pierre de touche de la supériorité d'une doctrine. « Sur trente malades dont les observations sont rapportées dans les premier et troisième livres des Épidémies, quatorze se sont tirés d'affaire, et seize ont péri. Ceux qui se sont échappés (c'est M. Broussais qui parle), (1) ont éprouvé les accidents les plus terribles, et

____

(1) Examen des Doct., etc., pag. 34 et suivant., 3me édit.   12

n'ont dû leur salut qu'à des crises violentes. Ceux qui sont morts ont encore plus souffert. Les uns et les autres ont été tourmentés par la soif, les nausées, le vomissement, la toux, les douleurs de l'épigastre, de la poitrine et des membres, les coliques, la diarrhée, l'insomnie, l'anxiété la plus horrible ; ils ont été alternativement en proie au délire, à l'assoupissement, aux convulsions. C'est sur ces malades que l'on peut se donner le spectacle de l'irritation qui n'a point été arrêtée dans son début et qui parcourt tous degrés depuis le moment de son apparition jusqu'à la désorganisation la plus profonde. On y voit des phlegmasies qui se propagent d'un viscère primitivement attaqué à tous les autres ; qui font même explosion à l'extérieur de la manière la plus violente ; qui désorganisent et mutilent des malheureux pleins de vigueur et de sensibilité, et finissent par les immoler après soixante, quatre-vingts jours et davantage de souffrances les plus atroces. Mais que fait Hippocrate durant ces scènes de douleur? il s'occupe à compter les jours, à observer les urines et les selles pour y trouver quelques indices d'une crise prochaine ; il reporte successivement son espoir d'un quartenaire à l'autre pour soutenir au moins le courage du malade et des assistants; ou bien il se désespère et pense se décharger de toute responsabilité en portant de bonne heure un fâcheux pronostic ».

Ce tableau quoique peu flatteur, n'est point chargé. Barker en avait déjà tracé quelques linéaments dans ce passage remarquable : «Nous pouvons juger, dit-il, du peu de chose que la nature est capable de faire, quand on l'abandonne à elle-même, par les histoires

que rapporte Hippocrate dans ses Épidémies; car il
paraît par la relation de ces cas qu'on n'ordonna que
peu ou point de remèdes, et par conséquent nous pouvons en apprendre jusqu'où s'étend le pouvoir de la
nature laissée sans secours : dans les quarante-deux
cas que l'auteur rapporte, on en trouve vingt-cinq
suivis de la mort ».

« Voilà, ce me semble, ajoute Barker, une preuve
suffisante qu'on ne doit pas trop se fier à la seule nature dans les maladies violentes. Et je suis persuadé,
dit-il un peu plus loin, qu'on ne regarderait aujour-
d'hui que comme un ignorant un artiste qui, de quarante-deux personnes attaquées de semblables maladies, en perdrait vingt-cinq; car je crois que plusieurs de ces maladies auraient pu céder au pouvoir
des remèdes, si on en avait employé de convenables (1) ».

La doctrine d'Hippocrate ne se trouve-t-elle pas
condamnée par une pareille réflexion? Il est vrai que
Barker cherche à adoucir ce qu'il vient de dire, en
observant qu'il n'y a pas d'apparence qu'Hippocrate
ait tiré ces histoires de sa pratique, et qu'il est au
contraire plus probable qu'il les a réunies pour apprendre aux médecins le mal que la nature peut faire
quand elle n'est pas assistée par les médicaments. Je
n'ai pas appris que cette justification ait été accueillie;
j'ajouterai même qu'elle ne doit pas l'être, l'autocratie
de la nature faisant le fond de la théorie du médecin
de Cos.

S'il ne s'était pas formé de nos jours une secte de

Conform. de la méd., etc., pag. 54 et suiv.

médecins hippocratiques, j'aurais eu peine, je l'avoue, à pousser plus loin l'examen d'une doctrine qui est déjà jugée par de si déplorables résultats. Mais on répète encore que la tendance à un retour vers l'hippocratisme est de plus en plus prononcée (1) ; qu'Hippocrate eut *seul* le secret de la nature et le génie de la véritable médecine (2) ; qu'on n'est pas plus avancé aujourd'hui qu'on ne l'était de son temps (3) ; que la voie tracée par ce grand maître, *hors de laquelle il n'y a qu'erreur et mensonge, est la seule qui conduise à la vérité,* et que la doctrine physiologique, en s'écartant de cette voie, *n'est arrivée qu'à l'erreur* (4). Je le demande, quand on entend ce concert d'éloges si peu mérités, dans une question qui décide de la vie ou de la mort, qui ne se sent ému d'une noble colère, et qui ne désirerait écraser l'idole à laquelle on prodigue tant d'encens !

Est-ce à moi de me charger d'une si rude tâche ! Je sais tout ce qu'aurait de ridicule une telle prétention ; mais quand il s'agit d'une doctrine dont les suites sont aussi funestes, le médecin qui s'intéresse aux progrès de son art, et qui sait estimer la vie des hommes ce qu'elle vaut, ne doit-il

(1) Cliniq. méd. de M. Cayol, introd. pag. 46.

(2) Précis hist. de la fièv., par T. Dagoumer, pag. 67.

(3) M. Dubois d'Amiens, Coup d'œil sur l'état actuel de la médecine, pag. 3.

(4) M. Gibert, Consid. sur l'hipp., pag. 14.

pas *coopérer* à sa destruction, et a-t-il besoin des forces *d'Hercule* pour payer ce tribut à l'humanité et à la science? Quelque faible que puisse être son travail, le motif qui l'anime doit lui servir d'excuse. Fort de cette pensée, sans m'inquiéter du succès, je vais me mettre à l'œuvre.

A en juger par le temps que dure l'édifice élevé par Hippocrate et ses prédécesseurs, on le croirait impérissable, semblable à ces antiques monuments d'Égypte encore debout au milieu des ruines de toute espèce qui les environnent. Quelques téméraires, sans respect pour la sainteté du lieu, n'ont pas craint d'y porter leurs mains sacriléges et d'y faire même de grandes brèches. Aussi, les annales de la science conservent-elles leurs noms comme l'histoire conserve ceux des grands criminels. Asclépiade et Thessalus chez les anciens, Sinapius et Rasori parmi les modernes, sont marqués d'une note d'infamie pour avoir été les détracteurs d'Hippocrate. En général, on ne pardonne guère à ceux qui traitent avec irrévérence l'objet de notre culte, et *l'imprudent* qui fait tomber le voile ne manque jamais d'être regardé comme un renégat ou un impie.

Malgré les coups que les ennemis d'Hippocrate avaient portés à sa doctrine, elle avait trouvé des défenseurs si puissants qu'elle semblait être désormais à l'abri de toute atteinte. En dépit de leurs travaux, je viens aujourd'hui, nouvel Érostrate, mettre le feu à ce nouveau temple de Diane. Heureux si, en échappant au châtiment de l'homme d'Éphèse, je puis, comme lui, sauver mon nom de l'oubli qui l'attend (1) !

Trois points principaux constituent la doctrine d'Hippocrate : le combat entre la nature et la matière morbifique, la nature et son autocratie, les crises et les jours critiques. Négligeant les détails, nous allons, dans autant de sections séparées, aborder ces questions l'une après l'autre, persuadés que si nous parvenons à abattre ces trois colonnes principales, elles entraîneront dans leur chute la ruine totale de l'édifice hippocratique.

PREMIÈRE SECTION.

De la maladie selon la vieille et la nouvelle doctrine.

L'opinion qui consiste à regarder la maladie comme un conflit élevé entre la nature et la cause morbifique est spécieuse sans doute. On trouvait tout naturel que le même principe qui nous anime et qui préside à nos fonctions, entretienne aussi

______

(1) Je n'espère nullement de voir réaliser le vœu que je forme ici : ma place est marquée d'avance par M. Gendrin, qui met sans pitié tous les détracteurs d'Hippocrate au nombre *de ces misérables pygmées* dont les bras trop faibles s'efforcent en vain de porter la hache au pied de l'arbre auguste de la médecine antique....

Rech. sur la nat. et les caus. proch.
des fièv., pag. 6 du disc. prél.

leur harmonie et veille sans cesse à ce que rien n'en vienne troubler l'exercice. Cependant, disons-le ici sans crainte, cette manière de penser a causé à l'humanité des maux incalculables. C'est en effet pour avoir cru à ce genre de combat que l'on a admis le dogme de l'autocratie de la nature, et négligé ce qu'il y a de plus essentiel dans les maladies, la source de laquelle surgissent les symptômes. Or, cette fausse direction a eu les résultats les plus funestes. D'un côté, elle réduit le rôle du médecin à une inaction presque complète, et lui fait perdre un temps précieux en confiant la guérison à la nature ; de l'autre, en nous accoutumant à considérer les maladies comme un état d'agression et de défense entre la matière morbifique et le principe vital, elle finit par nous faire oublier ce qu'il y a de plus important dans leur histoire, l'espèce de lésion qui les constitue. Personnne ne peut nier que ces deux graves inconvénients ne se rencontrent dans Hippocrate. Sa thérapeutique était si peu active, que Daniel Le Clerc n'a pu s'empêcher de dire « que si on réfléchit au pouvoir qu'Hippocrate attribuait à la nature, on en inférera qu'il se contentait, pour l'ordinaire, d'être spectateur des efforts de la nature, sans rien faire de son côté pour l'aider. On sera confirmé dans cette pensée, observe-t-il, si l'on consulte les livres intitulés, *des Maladies épidémiques*, qui sont comme les journaux de la pratique d'Hippocrate; car il en résultera que cet ancien médecin ne fait le plus souvent autre chose que d'écrire les accidents d'une maladie, et ce qui est arrivé à un malade jour par jour jusqu'à sa mort ou à son rétablissement, sans parler d'aucun remède. S'il n'est pas absolument vrai, continue-t-il, qu'il n'en fit jamais usage, il faut convenir néanmoins qu'il en faisait très peu (1) ».

« Les médecins qui ont pris la nature pour guide, dit Bordeu, se contentent d'une histoire exacte de chaque maladie : ils en suivent et observent la marche, sans prétendre la déranger. Cette médecine a pour principe fondamental une vérité de fait bien consolante pour les malades, c'est qu'il est incontestable que les maladies se guérissent presque toutes d'elles-mêmes, et rentrent par leurs progrès naturels dans la classe des simples incommodités, qui s'usent et se dissipent par les mouvements de la vie (2) ».

« Il suit de cette vérité de fait, dit toujours Bordeu, que le corps humain qui se conserve par lui-même a un degré de forces au moyen desquelles il parvient à se défaire des maladies. Ces forces sont ce que l'on appelle la nature. On doit la regarder comme un principe particulier qui veille sans cesse à la conservation du corps et qui, supposé que sa vigilance ait été trompée par les causes des maladies, se ranime lorsque ces causes

(1) Hist. de la méd., pag. 445. Le Clerc dit plus loin qu'Hippocrate comptait d'une telle manière sur les secours de la nature, qu'après avoir prescrit le régime des malades, il les laissait en repos pour le reste, etc. Page 491.

(2) On verra dans la seconde section jusqu'à quel point cela est vrai.

sont à un certain degré, et les combat avec plus ou moins de succès ».

« Il est impossible, poursuit Bordeu, de cultiver cette médecine naturelle, contemplative, ou, s'il est permis de s'exprimer ainsi, ascétique, sans laisser marcher les maladies d'elles-mêmes, sans craindre de les déranger par des remèdes ; aussi les médecins de cette secte n'eurent-ils de tout temps rien tant à cœur que de ne pas déranger la nature dans ses opérations ; elle donne ou dirige les maladies ; elle excite divers accidents pour se défaire de la cause principale, pour opérer la coction, pour déterminer les crises ou les évacuations (1) ».

Ainsi il est constant que, par suite de leur doctrine, les médecins naturistes deviennent inactifs, et demeurent spectateurs tranquilles du combat qui s'établit entre le principe morbifique et la nature, se reposant sur sa prévoyance, confiant tout à ses efforts, et n'osant la plupart du temps rien entreprendre de crainte de troubler ses combinaisons salutaires. Stahl en offre un remarquable exemple : Bordeu nous apprend qu'il en vint, sur ses vieux jours, au point de n'ordonner pour toutes sortes de maladies que quelques grains de sel marin. On sait que c'est lui qui a érigé en système l'expectation, et qu'il disait à chacun de ses malades, gisant sur le lit de douleur, ce mot magique et qui devait opérer des merveilles, *expecta !* Singulier talisman ! Comme s'il suffisait toujours d'attendre, surtout en médecine, pour être délivré de ses maux.

(1) Rech. sur l'hist. de la méd., pag. 595 et 596.

Quant au siége de la maladie, Hippocrate s'en mettait peu en peine. La chose lui semblait même si indifférente qu'il n'a jamais songé à diriger ses recherches de ce côté-là. Comme il ne voyait dans toute maladie qu'une succession d'efforts de la par de la nature, les symptômes qui pour nous sont autant de signes de la souffrance de nos organes, n'étaient pour lui que l'expression de son triomphe ou de sa défaite, le langage dont elle se sert, soit qu'elle demande du secours, soit qu'elle se suffise à elle-même. Il mit tout ses soins à l'interprétation de ce langage. Pour le comprendre, il observa attentivement ce qui arrive au corps humain dans la lutte dont il devient le théâtre. Il examina d'abord l'extérieur du malade, sa figure, ses yeux, sa position dans le lit, etc., etc... Il vit sans peine que plus le visage s'éloigne de l'état naturel, plus le danger est grand : par exemple, quand le nez est effilé, quand les yeux sont caves, les tempes affaissées, les oreilles froides, retirées en arrière, la peau du front tendue, la figure froide, plombée, les lèvres pendantes, pâles, etc. Quand, avec tout cela, le malade coule au bas du lit comme une masse inerte, c'en est fait de la nature, le triomphe de la matière morbifique est assuré.

Si, au contraire, le visage se conserve ou ne s'éloigne que peu de l'état naturel, si le malade se tient couché sur l'un ou l'autre côté, les bras et les extrémités inférieures légèrement fléchies, si le reste va bien, on peut tout espérer : la nature aura assez de force pour vaincre son ennemi.

Mais c'est surtout de l'état des matières excrémentitielles qu'il tire ses présages. La maladie étant due, suivant sa théorie, à quelque chose de cru, introduit du dehors dans le torrent circulatoire, ou développé spontanément dans nos humeurs, ressemblant à un certain levain qui communique sa qualité délétère à toute la masse humorale, la nature était constamment occupée à lui faire subir une préparation propre à en rendre l'évacuation salutaire. Ce but, vers lequel elle tendait de tous ses efforts, Hippocrate jugeait qu'elle l'avait atteint ou qu'il était au-dessus de ses forces d'après les matières excrétées. Voilà pourquoi il les examinait avec tant de soin.

Il jugeait que la matière morbifique était refractaire au travail de la nature, et qu'en conséquence elle était peu disposée à obéir aux mouvements éliminatoires qu'elle s'efforçait de préparer quand les matières sortaient ténues, claires et avant le temps ; ce qui était une preuve que la nature, accablée sous le poids des humeurs qui l'irritaient sans cesse, les laissait aller, faute de pouvoir les retenir, et avant de leur faire subir la coction.

Cette coction, objet constant de ses vœux et de tous ses soins, avait pour but de donner aux humeurs un certain degré de consistance, de viscosité, signes assurés d'une bonne crise. Il fallait un certain temps pour cela, à peu près comme il faut à chaque espèce de fruit un temps limité pour mûrir. La fièvre, qui, dans ce système, n'est qu'une augmentation de la chaleur innée, était le moyen dont la nature se servait pour arriver à ce but.

De-là le nom de *purétos* qu'elle porte dans ses écrits, de *pur*, feu, soit qu'il pensât que le feu purifiait ce qu'il ne consume pas, soit qu'il le considérât comme l'agent de cette effervescence, de cette ébullition qui épaissit et cuit les humeurs.

C'est conformément à ces idées que nous le voyons sans cesse occupé dans les Épidémies à constater les qualités des urines, des excréments, des sueurs, etc ; non qu'il y cherchât la cause du désordre qu'il avait sous les yeux, mais pour y trouver des signes plus ou moins certains sur l'issue du combat. Est-il question de phthisiques? s'ils mouraient tous, c'est que les selles étaient peu liées, quoique assez abondantes, les urines claires, crues et en petite quantité ; et si elles devenaient plus épaisses, elles ne déposaient pas de sédiment, ou si elles en déposaient, il ne venait pas à temps convenable. D'un autre côté, on y voyait des sueurs continuelles, mais partielles ; des crachats crus, ou s'ils étaient cuits, ils ne sortaient qu'avec peine et en petite quantité. Tous ces signes étaient de mauvais augure : ils annonçaient le défaut de coction, c'est-à-dire que la matière morbifique étant rebelle à la nature, et nullement disposée à se laisser subjuguer par elle, la maladie serait très longue et se terminerait par la mort.

Avait-il des fièvres continues à décrire, c'est toujours la même marche qu'il suit. Les urines étaient claires, crues, ou bien épaisses, mais bourbeuses, ne donnant aucun signe de vraie coction ; il y avait des troubles d'entrailles excessivement douloureux, des selles abondantes avec ténesme, mais point

liées; de petites éruptions qui ne répondaient pas
à la grandeur du mal et n'apportaient aucun soulagement; des parotides qui n'indiquaient rien; des
dépôts aux articulations, rarement critiques, dis-
paraissant promptement, et qui n'étaient d'aucune
utilité, etc., etc.....

Si, des descriptions générales, nous passons aux
observations particulières, nous ne trouvons aucune différence. C'est partout une attention minutieuse à décrire les matières excrétées, et un
oubli total de désigner la nature et le siége des
maladies. Ce dernier point ne paraît jamais l'avoir
occupé. En effet, les histoires particulières de maladies qu'on lit dans le premier et le troisième
livres des Épidémies, offrent un vague si désespérant, et sont si peu des spécialités morbides, que
les auteurs n'ont jamais pu s'entendre quand ils
ont voulu leur assigner une place dans un cadre
nosologique. L'un voit dans la même maladie une
frénésie, l'autre une inflammation de la rate, un
troisième une fièvre ataxique, etc. Une telle diversité d'opinions prouve incontestablement la nullité de ces observations, puisque, en y voyant
tout ce que l'on veut, il est évident que l'on n'y
trouve rien. Pour en offrir la preuve, un exemple devient nécessaire; et de crainte que l'on soupçonne ma bonne foi en disant que j'ai choisi l'histoire qui se prête le plus à mes vues, je prendrai
celle qui se présente la première. Le lecteur jugera, après l'avoir lue, si c'est là une spécialité
morbide telle que l'ont entendue dans tous les
temps les vrais observateurs, et telle surtout qu'on
l'entend aujourd'hui.

Philiscus demeurait près du rempart; il se mit au lit dès le premier jour avec fièvre aiguë, sueur, et passa la nuit dans l'agitation.

Le lendemain tout empira; vers le soir il se trouva un peu mieux d'un lavement qu'on lui donna. La nuit fut assez tranquille.

Le troisième jour il parut sans fièvre depuis le matin jusqu'à midi; vers le soir fièvre aiguë avec sueur, langue sèche, soif, urines noires, nuit mauvaise, insomnie opiniâtre, délire complet.

Le quatrième jour nouvelle exacerbation, urines toujours noires. Cependant la nuit fut moins agitée, et les urines prirent une meilleure couleur.

Le cinquième, vers midi, il coula des narines quelques gouttes de sang pur. Les urines furent variées avec nuages ronds, dispersés, nageant à la surface et semblables au sperme humain. Un suppositoire lui fit rendre quelques vents; la nuit fut laborieuse, peu de sommeil. Le matin perte de la parole, sueurs froides, extrémités livides. Mort le sixième jour, vers midi.

La respiration fut constamment grande, rare et entrecoupée. La rate s'était élevée, et formait une saillie au-dessus des téguments. Les sueurs furent toujours froides, et les redoublements eurent lieu aux jours pairs (1).

(1) Le premier et le troisième livres des Épidémies renferment une foule d'observations aussi vagues; et cependant le professeur Baumes a dit que les écrits d'Hippocrate offraient les meilleurs modèles d'histoires particulières de maladies (Discours

Que signifie, me demanderez-vous, une pareille
observation ? Hippocrate, fidèle à son rôle de pronostiqueur, va vous l'apprendre. Tout y annonce,
dirait-il, une issue funeste; cela s'aperçoit dès le
premier jour en vertu de cette sentence : *Les sueurs
qui arrivent au commencement des maladies aiguës sont
mauvaises* (1). Le second jour le malade éprouva
un redoublement, ce qui était encore d'un fâcheux

apolog. sur Sydenham, pag. 14). M. Bricheteau,
suivant en cela son maître Pinel, a répété aussi,
lui, qu'en fait d'observations, les Épidémies doivent
être regardées comme d'excellents modèles en ce
genre (Considér. sur l'art d'observer, page 33).
Voici maintenant ce que pense Rasori sur le
même sujet : «Les livres des Épidémies, dit-il,
qu'on a tant de fois cités comme des modèles, présentent un assemblage confus d'observations météo-
rologiques insignifiantes, de symptômes incohérents,
de crises, de guérisons, de rechutes, de mort,
sans qu'il soit question du point capital, de la méthode curative ; en un mot, tout médecin rougirait
d'être l'auteur de cet ouvrage si vanté. Gardez-
vous donc, jeunes élèves, d'augmenter le troupeau
servile des adorateurs d'Hippocrate, et si vous ne
condamnez pas ce vieux *radoteur* au mépris qu'il
mérite, je vous engage du moins à ne jamais l'i-
miter ».
L'irrévérence de ce langage, dans un temps où
le fanatisme pour Hippocrate était à son comble,
dut singulièrement étonner ses frénétiques admirateurs : aussi, Chaumeton ne manque-t-il pas de
regarder Rasori comme un homme à opinions bizarres, à paradoxes révoltants et à folles prétentions (Notice sur l'état de la méd. en Italie, dans
le Journal universel des Scienc. médic., tome 1,
page 127).

(1) Coac., sect. 3, n° 241.

augure, car il est écrit : *Les fièvres aiguës qui ont leurs redoublements aux jours pairs sont les plus dangereuses.* Le troisième jour il y eut du mieux, mais on ne devait pas s'y fier par la raison qu'un aphorisme porte : *Il ne faut pas compter sur un soulagement qui arrive contre la raison, parce qu'il ne dure pas long-temps* (1). Ainsi, continuerait Hippocrate, les chances de mort se multiplient chaque jour ; mais ce qui ne devait laisser aucun doute sur la fin malheureuse du malade, ce sont les urines noires qui se montrèrent dès le troisième jour, et qui ne cessèrent de couler tout le quatrième. A la vérité les urines prirent la nuit une meilleure couleur, et furent variables le cinquième jour ; mais n'est-il pas dit dans les Coaques : *L'urine qui varie annonce un grand danger dans les maladies aiguës* (2). On aurait pu croire à quelque changement favorable par le sang qui coula du nez ce jour-là, mais, outre qu'il n'en sortit que quelques gouttes, dès le matin la parole manqua, une sueur froide couvrit tout le corps, et les extrémités devinrent livides, ce qui ne laissa plus aucun espoir de salut ; en effet, le malade mourut le sixième jour. Tout cela, au reste, se trouve prédit dans les Prénotions de Cos, ainsi que je vais le prouver : «*Quand les narines, dans les fièvres aiguës, ne rendent que quelques gouttes de sang, c'est un signe très mauvais. Les malades très*

(1) Sect. 2, aph. 27.

(2) Coac., sect. 3, n° 254.

affaiblis qui perdent la parole sont proches de la mort. Quand les pieds, les mains deviennent livides dans les maladies aiguës, c'est un signe mortel ».

Tel est le discours qu'Hippocrate aurait tenu à ses disciples. s'il avait, comme le font nos professeurs de clinique, cherché à leur expliquer la mort de Philiscus. Ainsi Philiscus avait succombé, non parce qu'il portait dans les viscères telle ou telle lésion, mais parce qu'il présentait une série toujours croissante de mauvais signes; et ces mauvais signes, la théorie d'Hippocrate les faisait dériver du manque de coction. *La crudité*, dit-il dans son premier livre des Épidémies, *annonce le défaut de crise, un grand désordre, des rechutes ou la mort.*

Voilà dans quel esprit toutes les observations d'Hippocrate ont été recueillies. Ce serait en vain que vous lui demanderiez de vous indiquer quel est l'organe ou système d'organes primitivement affecté : il n'a jamais tourné sa pensée de ce côté-là. Il vous donnera bien, pour chaque malade, les signes funestes ou favorables; mais n'en exigez pas davantage, là se borne toute sa science: jamais il ne vous fera toucher au doigt la source d'où part le mal ; ou, si par hasard, vous parvenez à découvrir cette source dans les Épidémies, vous le devrez uniquement aux progrès de l'art, et nullement à Hippocrate. Je le demande maintenant : s'il n'y a que les observations bien faites qui restent pour la science, qu'on m'apprenne de quelle utilité sont les histoires rédigées dans le goût de celles du vieillard de Cos.

Barthez a pourtant dit : « Les observations d'Hip-

pocrate ont des degrés de généralité qui les rap-
prochent des principes de la science et donnent
une facilité singulière pour bien voir des cas analogues qui se présentent dans l'exercice de l'art (1)».
Assurément il serait difficile de dire quelque chose
de plus fort en faveur des observations d'Hippocrate ; car celles qui offriraient ce degré de perfection seraient le comble de l'art. Mais cet éloge
est-il bien mérité? c'est ce que nous allons voir.
Et d'abord remarquons qu'une même maladie étant
quelquefois différente, suivant les différents individus, doit apparaître sous des formes variées :
ce qui fait qu'une histoire particulière de maladie, prise sur un seul individu, ne doit présenter
qu'une de ces formes, et ne peut par conséquent
offrir ce caractère de généralité qui le rend ap-
plicable à tous les cas. Ensuite, les observations
d'Hippocrate ont été toutes recueillies conformément à sa théorie : cette circonstance empêche
que l'on puisse s'en servir comme de prototypes
dans une théorie opposée. Comment en effet connaître la nature et le siége des maladies, avec
des observations destinées à représenter la lutte
qui s'engage entre la nature et la cause morbifique !

Hippocrate doit donc cesser d'être regardé comme
le peintre de la nature par excellence, ainsi qu'on
l'a fait jusqu'à ce jour ; il suffit de jeter les yeux
sur ses tableaux pour s'en convaincre. Les phénomènes morbides qui en forment les traits ont

(1) Génie d'Hippocrate, page 9.

été mal observés, et par conséquent mal décrits. Ignorant l'art d'écarter les branches pour découvrir le tronc et puis de-là aller jusqu'aux racines, jamais Hippocrate n'eut la pensée de regarder les symptômes comme autant de rameaux qui couvrent de leur ombre la tige première ; jamais il ne les a rattachés aux organes, aux lésions cachées dont ils dépendent. Ce qu'il cherchait dans les symptômes, ce qu'il voulait à toute force y trouver, ce n'est pas la lésion organique qui leur avait donné naissance, et qui est réflétée par eux, mais bien des signes de coction, afin d'en tirer des présages sur le triomphe ou la défaite de la nature. Et comme sa théorie faisait dériver ces signes des matières excrétées, il en décrit toutes les apparences avec une attention minutieuse, revient sans cesse sur ces descriptions, et ne dit pas un seul mot capable de mettre son lecteur sur la voie de la véritable origine de la maladie.

Il ne servirait de rien de m'opposer des autorités pour prouver le contraire de ce que j'ai avancé touchant la nullité des observations d'Hippocrate ; car il ne s'agit pas de savoir ce qu'ont pensé là-dessus Freind, Baillou, Baglivi, etc., mais bien si ces observations sont assez parfaites pour servir de modèles aujourd'hui. Afin d'en juger avec connaissance de cause, il aurait fallu peut-être en rapporter un plus grand nombre, mais cela m'a paru inutile, parce que, suivant le conseil des maîtres, il n'est pas un médecin qui n'ait lu et relu les Épidémies. D'ailleurs, elles portent toutes le même type, la même empreinte; toutes ont été recueillies sur le même plan, en sorte qu'il suffit d'en connaître une seule pour juger des autres. Ce caractère uniforme qu'offrent toutes les observations d'Hippocrate a de quoi surprendre; et comme la nature ne se prête guère à une pareille uniformité, pour peu qu'on y fasse attention, on doit désirer d'en connaître les causes. On les trouvera, je pense, dans les réflexions suivantes.

Parmi les obstacles à l'esprit d'observation, un des plus remarquables est sans contredit l'influence des idées préconçues. En effet, la théorie que nous avons embrassée nous domine à tel point que, rendant nos sens complices de notre imagination, elle fausse presque toutes nos idées, soit en nous montrant les faits d'une manière incomplète, soit en les laissant passer comme des anomalies inexplicables. Et de même que le prisme nous trompe en nous faisant voir tous les objets nuancés des mêmes couleurs, de même nos idées systématiques fascinent notre esprit en allant se peindre et se réfléchir de toutes parts; en sorte que partout où nous portions les regards nous ne rencontrions plus qu'elles. Malheureusement l'esprit humain ne peut guère s'affranchir de cette faiblesse, et les plus grands génies n'en sont pas quelquefois plus exempts que les autres. Hippocrate en offre un mémorable exemple : ses ancêtres avaient imaginé la théorie du combat de la nature et de la matière morbifique ; Hippocrate accepta cette théorie avec toutes ses conséquences, et elle fit sur lui

le même effet que les théories produisent d'ordinaire sur les esprits qu'elles asservissent.

Il ne faut donc pas chercher ailleurs la cause
de cette uniformité que nous avons remarquée
dans les observations d'Hippocrate. Les symptômes n'étant à ses yeux que des signes destinés à
représenter le combat morbide, il ne songeait
pas à y trouver autre chose, et ne les étudiait
que pour prédire de quel côté demeurerait la
victoire. Voilà pourquoi le pronostic tient une si
grande place dans sa doctrine, et le diagnostic
une si petite, qu'il paraît bien que ce n'était pas
là sa principale affaire. Chez une nation où la
science des augures était en si grande vénération, où l'on réglait la marche des affaires civiles et militaires sur la réponse des oracles, il
n'est pas étonnant qu'il se soit trouvé des hommes qui aient essayé de faire les devins auprès
des malades, et encore moins que ces hommes
aient été des prêtres.

J'ai dit que le diagnostic tenait bien peu de
place dans la doctrine d'Hippocrate, et je pense
avoir dit vrai : on n'a qu'à lire ses ouvrages pour
s'en convaincre. Nous croyons, nous médecins de
l'école physiologique, que le point capital en médecine est de découvrir l'origine première des
symptômes, parce que nous regardons cette origine comme le pivot sur lequel roule tout le cor-
tège des actes morbides ; et comme cette origine
est souvent obscure, nous mettons tous nos soins
à décrire les formes variées sous lesquelles elle
se cache. Par suite de cette idée fondamentale,

nous nous appliquons à isoler, à séparer tellement une maladie de celles qui lui ressemblent, qu'il soit impossible de les confondre : aussi faisons-nous tous nos efforts pour donner à chacune son allure caractéristique, afin que l'on puisse les distinguer nettement les unes des autres. Hippocrate voyait les choses autrement : non-seulement il ne s'attacha point à rechercher l'origine des phénomènes morbides, non-seulement il n'eut point l'intention de spécifier les maladies, c'est-à-dire d'imprimer à chacune sa physionomie propre, mais, toujours conduit par sa théorie, il transforma, dans les Épidémies, le corps humain en une véritable arène où deux athlètes ennemis viennent combattre ; et les observations diverses qu'il y a réunies sont autant de scènes variées de cette lutte où les deux combattants s'efforcent de subjuguer l'un ou l'autre.

Cette idée de combat dominait tellement la doctrine d'Hippocrate, que c'est encore sur elle qu'il a fondé le régime diététique de ses malades. La nature étant, suivant lui, constamment occupée à cuire et à chasser hors du corps les humeurs impures, il mettait tous ses soins à ne pas la troubler dans cet acte important. C'est pourquoi il voulait que l'on prescrivît la diète la plus absolue dans le fort de la lutte, afin qu'elle pût user de toutes ses forces dans ce moment décisif : cela était surtout nécessaire pour les maladies qui devaient se terminer le troisième ou le septième jour ; l'attaque étant soudaine et violente, il fallait bien se garder de distraire la nature pendant

qu'elle était occupée à réunir les moyens de défense qui étaient en son pouvoir. Si le combat
devait être long, la chose était différente : comme elle ne pouvait venir à bout de son ennemi
qu'après une grande dépense de forces, il voulait
qu'on la soutienne par des aliments plus ou moins
substantiels, jusqu'au moment de la crise, époque
où elle redoublait d'efforts, et où la moindre dis-
traction était préjudiciable au malade.

Ainsi Hippocrate, en prescrivant le régime, n'a-
vait nullement égard à l'état des voies digestives,
non plus qu'à l'espèce de maladie dont on était
atteint. Toute son attention était dirigée sur la
nature, qu'il voulait laisser libre de tous soins,
afin de ne pas diviser ses forces. Ce point pouvant être contesté, il m'a paru nécessaire de l'appuyer sur des témoignages irrécusables. « Gorter,
qui était si pénétré de l'esprit de la doctrine hippocratique, dit que le vieillard de Cos voulait
que dans la vigueur de la maladie on ménageât
les forces, parce que, si elles venaient à manquer,
le malade succomberait. Il est donc évident, observe-t-il, que le médecin ne doit rien entreprendre qui puisse ou les distraire ou les affaiblir;
car s'il donnait des aliments dans ce temps-là, les
forces de la vie seraient occupées à la digestion,
et ne suffiraient plus à l'élimination de la matière morbifique. Gorter dit, de plus, que dans
les maladies longues Hippocrate accordait de la
nourriture, et qu'il avait soin de la rendre plus
copieuse, selon la durée de la maladie, de crainte

que les forces ne tombent faute d'aliments (1) ».
Riéger pensait de même : «Si Hippocrate, dit-il,
prescrit la diète très ténue dans les maladies extrêmement aiguës et dans celles qui sont dans leur
plus grande vigueur, c'est que la nature, luttant
de toutes ses forces contre la maladie, si vous
donnez de la nourriture au malade pendant qu'elle
est occupée à vaincre, vous combattez pour la
cause morbifique, vous multipliez ses forces en
entravant celles de la nature : dès-lors vous em-
pêchez la coction et les crises. Les forces du malade, ajoute le même auteur, devant subjuguer
la cause du mal, si elles sont affaiblies par le
défaut de nourriture, ou opprimées par une trop
grande quantité d'aliments, il y aura à craindre
que la nature ne soit vaincue, et que le malade
ne succombe (2) ». « Dans les fièvres continues,
dit Le Clerc, Hippocrate voulait, qu'au commencement, on donnât de la ptisane qui fût médio-
crement épaisse et qu'on allât peu à peu en diminuant la farine d'orge, à mesure qu'on appro-
chait des jours où le mal devait être à son plus
haut période ; en sorte qu'alors on ne nourrît le
malade qu'avec de la ptisane coulée, afin que la
nature étant déchargée du soin de cuire les aliments, elle pût plus aisément venir à bout de
surmonter la maladie (3) ». Galien, Barker, Lor-

<hr>

(1) Medicina hipp., pag. 24 et 25.

(2) Hippocr., Coi. Aphoris., etc., pag. 49.

(3) Hist. de la méd., pag. 153 et suiv.

ry, etc., tous les auteurs, en un mot, qui ont exposé ou commenté les préceptes de l'école de Cos sur le régime, les ont entendus dans ce sens. Un accord aussi unanime ne doit laissser aucun doute.

Ce n'est point ainsi que nous envisageons le même sujet aujourd'hui. Hippocrate ne songeait nullement à la sensibilité des voies digestives : nous, au contraire, nous avons constamment les yeux tendus sur l'estomac et ses annexes. Voici pourquoi : uni aux autres organes par de nombreux liens sympathiques, il devient pour eux un foyer très actif d'excitation, soit qu'il souffre primitivement, soit qu'il pâtisse par irradiation. Cette aptitude de l'estomac à devenir ainsi l'aboutissant de toutes les souffrances, quand il n'en est pas lui-même le point de départ, en fait un écho si fidèle de nos douleurs, qu'il ne s'en réveille pas une dans l'organisme, pour peu qu'elle soit intense, qui ne se répète et n'ait du retentissement dans ce viscère. Bordeu exprimait bien ce fait quand il disait qu'il est peu de maladies où l'estomac ne joue au moins le second rôle, et où il ne finisse bientôt par devenir principal acteur (1).

(1) Recherches sur les malad. chroniq., pag. 839. (Tout ce que Bordeu dit ici sur l'estomac et ses maladies, ainsi que sur les sympathies que ce viscère entretient avec les autres parties de l'organisme, est plein de sens et de justesse. Ce passage, tout admirable qu'il est, eût peut-être resté inaperçu, comme il l'avait été pendant si long-temps, si la doctrine physiologique ne l'eût fait exhumer).

Ce fait capital, immense par ses résultats, était, on ne saurait le nier, entièrement ignoré d'Hippocrate : et cependant sans ce fait, qui est la véritable clef de la pathologie, il est impossible de compter sur des succès durables. Ainsi, ce n'est plus la nature épuisée qu'il s'agit de soutenir, ni les forces qu'on doit ménager en prenant garde de les disséminer : ce dogme hippocratique, quoique suivi par les maîtres de l'art, n'a servi qu'à faire des victimes. Ce que l'on ne doit jamais perdre de vue, c'est l'état d'irritation, primitif ou secondaire, où se trouve l'estomac durant tout le cours de la maladie. Cet état de souffrance de l'estomac nous impose la loi de ménager sa sensibilité, toujours prête à s'exaspérer par des prescriptions imprudentes. Voilà pourquoi nous défendons les aliments, et nous ne permettons qu'une tisane gommeuse ou toute autre, peu importe, pourvu qu'elle soit prise dans la même catégorie. Il suffit en effet de réfléchir à ce qui se passe en santé dans la chymification pour juger combien cette conduite est rationnelle. Les aliments reçus dans l'estomac l'irritent, le sang y afflue en abondance ; par les oscillations qu'il imprime à la pâte chymeuse, il est agité d'un balancement léger, mais continuel ; bientôt l'excitation devient universelle : le cœur accélère son mouvement, les artères vibrent avec plus de force, le sang augmente de vitesse, la chaleur générale s'accroît, les secrétions deviennent plus actives : enfin une véritable fièvre se déclare, et, s'il y a dans l'organisme quelque point caché d'irritation, c'est alors que les douleurs se font sentir.

Celui qui ne saurait pas trouver dans ces phénomènes la raison de sa conduite, soit qu'il prescrive le régime, soit qu'il ordonne des médicaments, est, je ne crains pas de le dire, incapable d'exercer la médecine avec succès. Que pourrait-on en effet espérer d'un homme qui, sans s'inquiéter de l'état de l'estomac, y dépose des aliments ou des remèdes qui vont accroître l'incendie au lieu de l'éteindre?

Je viens d'exposer la théorie d'Hippocrate sur la maladie en général; je dirai maintenant de quelle manière le même sujet a été envisagé par les médecins de nos jours. En plaçant ainsi la nouvelle doctrine vis-à-vis de l'ancienne, il sera plus facile de prendre parti.

Mais, au moment d'entrer en matière, une difficulté m'arrête. J'entreprends de parler de maladie; est-on bien d'accord sur la signification de ce mot? Malheureusement on est loin de s'entendre là-dessus, et le monde médical est resté jusqu'ici divisé sur cet article important. Demandez aux Asclépiades ce qu'ils conçoivent par maladie, ils vous répondront, avec le ton de l'inspiration, que les maladies sont évidemment l'effet du courroux céleste; que, pour les guérir, il faut avoir recours à l'intervention de la divinité; qu'à eux seuls, à titre de ministres des dieux, appartient le droit exclusif de fléchir la colère du ciel et d'obtenir, à force d'invocations, le rétablissement des malades. Quittons maintenant cet antique échafaudage de pieuses jongleries, et reportons nos regards sur des siècles moins éloignés du nôtre. Galien apparaît le premier et nous apprend que toutes nos maladies sont dues au sang, au flegme, à l'atrabile, etc.; Paracelse, à *l'ens astrorum*, à *l'ens veneri*, à *l'ens naturale*, etc.; Van-Helmont, à la fureur de l'archée; Sylvius, aux âcretés des humeurs; Stahl, à une réaction de l'âme; Brown, à une lésion de l'irritabilité. Mais c'est assez signaler d'erreurs; qu'il nous suffise de dire que l'opinion qui a compté le plus de partisans jusqu'ici est celle d'Hippocrate.

Mais si Hippocrate a donné une idée fausse de la maladie, qu'est-ce donc enfin? Pour en avoir une notion claire et dégagée de toute vue systématique, il suffit de consulter sa raison de bonne foi, et surtout sans idées préconçues. Or, voici ce que nous dit la raison : Jouir d'une bonne santé est l'opposé d'être malade; il suffit donc de savoir en quoi consiste la santé pour trouver de suite ce qui constitue la maladie. Or, on jouit d'une bonne santé quand toutes les fonctions s'accomplissent d'une manière libre, uniforme et régulière; on est donc malade quand une ou plusieurs fonctions, ou toutes à la fois, sont troublées; et on l'est plus ou moins selon l'intensité et la durée de ce trouble. Maintenant, qu'est-ce que ce trouble des fonctions? évidemment ce sont les organes modifiés, altérés dans leur structure. La bonne santé dépend donc du bon état de l'organisme; et, par une conséquence nécessaire, la maladie vient d'un état contraire.

Je ne crois pas que l'on puisse rien opposer de

solide à ce raisonnement. On a beaucoup parlé dans l'ancien temps, je le sais, on parle même encore aujourd'hui de maladies de fonctions sans maladies d'organes; mais qui ne sent de suite toute l'absurdité d'une pareille opinion? Est-ce qu'un lien indissoluble n'unit pas d'une manière intime le sort commun de l'acte et de l'agent? et peut-on dire d'une action qu'elle est troublée, sans admettre au préalable une modification matérielle dans l'instrument qui l'exécute? Cette modification, je l'avoue, peut demeurer inaperçue pour nous; mais, pour être moléculaire, intime, cachée dans nos tissus, en est-elle moins réelle? Ce travail intestin qui compose et décompose nos parties, ce mouvement occulte qui agite le cerveau et qui produit de si merveilleux phénomènes, le sentons-nous? le voyons-nous? Et pourtant rien n'est plus réel. Si donc les dispositions organiques qui constituent un pareil travail ne se révèlent à aucun de nos sens à l'état normal, pourquoi ces mêmes dispositions ne pourraient-elles pas changer sans devenir plus sensibles pour nous? Aussi ne puis-je assez m'étonner de la prétention de certains médecins qui s'imaginent bonnement pouvoir assigner à chaque nouveau phénomène cérébral la condition organique qui l'a déterminé, et en trouver des traces sur le cadavre.

On a dit encore que les maladies n'étaient qu'une altération des propriétés vitales. Est-ce que ces propriétés existeraient par elles-mêmes et indépendamment de l'organisation? C'est ici le lieu de rappeler un artifice auquel l'esprit humain a sou-

vent recours, et qui l'a jeté dans d'étranges erreurs : il crée des abstractions pour la commodité
du langage, et ces abstractions, il est rare qu'il
ne les prenne dans la suite pour des réalités. C'est
ainsi qu'il donne aux fonctions et aux propriétés
vitales une existence réelle et distincte de nos
organes, tandis qu'elles ne sont que ces mêmes
organes en action. Il ne faut donc pas s'y mé-
prendre : il n'y a pas plus de digestion et de
circulation que de contractilité et de sensibilité.
Ce qui existe réellement, ce sont les organes digestifs et les organes circulatoires, les muscles et
les nerfs, qui, en raison de leur organisation différente, agissent différemment.

L'homme, par un penchant naturel, est porté
à supposer dans les substances matérielles certains
pouvoirs, certaines vertus, qui les rendent capables
de produire tels ou tels effets. Pour un sauvage,
se sont des esprits, des génies; pour un homme
avancé dans la civilisation, ce sont des propriétés
ou des forces. Mais en remplaçant les génies par
les forces, la science est restée au même point.
Si par-là on a cru la mettre dans la voie du
progrès, on s'est grandement trompé. Lorsqu'un
corps tombe, on dit que c'est la force d'attraction
qui l'attire vers le centre de la terre : on exprime bien le fait de cette manière, mais quant à
la cause du fait, on se paie d'un mot, voilà
tout.

Un philosophe, dont parle Dugald-Stewart, n'a-
percevant aucune liaison nécessaire entre l'impulsion et le mouvement, en conclut que l'impulsion

n'est que l'occasion du mouvement, dont la véritable cause est due à un esprit qui anime le corps. Ainsi, suivant ce grave philosophe, les corps inorganiques renfermeraient un esprit qui dort quand ces corps sont en repos, et qui, réveillé par la secousse d'un autre corps, entre en action jusqu'à ce que le sommeil le reprenne encore. L'intelligence de ce philosophe était-elle, sous ce rapport, beaucoup au-dessus de celle d'un sauvage ? Et pourtant l'auteur écossais assure que c'était un homme d'un très grand savoir (1).

Sans doute l'esprit humain trouve commode de supposer une force pour l'explication de chaque phénomène naturel : il se tire par-là d'une difficulté qu'il ne peut pénétrer. Mais il n'en est pas moins vrai qu'il s'en tire comme ces anciens qui, attribuant la direction du soleil à Apollon, celle des vents à Éole, les mouvements de la mer à Neptune, etc., croyaient bonnement avoir trouvé le dernier mot de l'énigme, et se reposaient tranquillement dans cette stérile explication.

Il a pris tout récemment envie à M. Montlosier de ressusciter ces vieilleries, et il a en conséquence admis, comme Platon, un esprit pour le soleil, un autre pour la lune, et un troisième pour la terre, etc. (2). L'esprit qui habite notre planète a reçu de M. Virey le nom de *terrien* ou de force tellurique. On a peine à concevoir comment de pareils hommes ont pu professer une semblable

(1) Philos. de l'espr. hum., tom. 1, pag. 118.

(2) Myst. de la vie hum., tome 2ᶜ, pag. 570.

opinion au dix-neuvième siècle. «Celui, dit Herder, qui, dans l'histoire des animaux et des plantes, se plaît à voir des sylphes invisibles colorer les feuilles de la rose ou remplir la corolle de perles humides, des esprits de lumière s'enfermer dans le corps d'un ver luisant, ou se jouer en mille réseaux de feu dans les plumes du paon, celui-là sera un poëte ingénieux, mais jamais il ne brillera au rang des naturalistes (1)».

Pour nous, ne croyant pas plus aux esprits des sauvages qu'aux forces des modernes, nous allons porter hardiment la cognée sur cet échafaudage de l'ignorance, en disant avec Van-Helmont : *Fragilitates humanæ sunt fabularum harum inventrices* (2).

En général, on est loin de faire assez d'attention à ce procédé de notre intelligence par lequel, après avoir séparé l'acte de l'agent, elle transforme cet acte en réalité, procédé qui a ses dangers, puisqu'il nous pipe, pour me servir d'une expression de Montaigne, de nos propres inventions. Au lieu de regarder ces créations de notre esprit comme des valeurs simplement nominales, qu'il ne met en circulation que pour sa propre commodité, on en a fait des êtres essentiellement actifs par eux-mêmes, existant en dehors de la matière, qui s'infusent en elle, s'en emparent, et deviennent ainsi le principe causal de son activité. Dès lors la physique et la physiologie se sont

(1) Idées sur la philos. de l'hist. de l'humanit., tome II, page 513.

(2) Ort. medicæ, pag. 173.

peuplées d'une multitude d'entités qui, sous le nom de propriétés, sont venues l'animer et lui donner le mouvement ; car, suivant la commune façon de penser, la matière est inerte de sa nature, et ne peut entrer en action que par l'adjonction de ces propriétés.

Voyons à présent jusqu'à quel point cette doctrine est fondée. D'abord examinons les corps bruts, inorganiques. Les propriétés dont ils jouissent sont si peu des êtres existant par eux-mêmes qu'on voit varier ces propriétés avec la forme et la composition de ces corps. Ce morceau de fer que je tiens à la main est informe, quasi *propre* à rien. Eh bien ! il acquerra la propriété d'ouvrir une serrure, de fendre le bois, de le couper, de le scier, etc., suivant que l'artiste en aura fait une clef, un coin, une hache, une scie, et pourtant il n'a fait que changer de forme. Que sera-ce donc s'il se combine avec d'autres corps ? Chaque combinaison nouvelle amènera de nouvelles propriétés, et cela n'aura d'autre terme que le terme même de ces combinaisons. En voulez-vous un exemple ? Ce morceau de fer dont je parlais tout-à-l'heure a une certaine pesanteur, une certaine couleur, il est dur, ductible, poreux, élastique, etc., à un certain degré ; si vous voulez lui donner une autre pesanteur, une autre couleur, le rendre plus ou moins dur, malléable, poreux, élastique, cela dépend de vous, il suffit de varier ses parties constituantes. Voyez combien les oxides de fer diffèrent, sous ce rapport, des sels du même métal, qui tous diffèrent entre eux, autant que du fer lui-même, dont ils ne conservent plus la moindre apparence !

Ce que nous venons de dire du fer peut s'appliquer indifféremment à tous les minéraux, et prouve de la manière la plus évidente que les propriétés dont on les a doués n'ont rien de fixe ni de réel, puisqu'elles dépendent de leur forme en même temps que du nombre et de l'arrangement de leurs principes constituants. Mais je prévois l'objection : on me dira que les propriétés dont je parle ici ne sont pas des forces, et que ce sont cependant ces forces qu'il faudrait détruire, telles que l'attraction et l'affinité, si l'on voulait prouver que la matière se meut de sa propre énergie. A cela je répondrai d'abord par un fait qui, dans l'histoire de l'humanité, décèle toujours l'enfance de la raison, c'est que l'Olympe était, chez les anciens, habité par une foule de divinités qui toutes avaient leur part dans l'administration de ce monde, et qu'il s'est dépeuplé peu à peu à mesure que la science de la nature a fait des progrès, au point qu'il est comme désert aujourd'hui. Ce penchant qui porte l'homme, enveloppé de son ignorance native, à remplir la nature de génies comme autant de causes de tout ce qui le frappe d'étonnement, s'observe si généralement chez les peuples encore dans la barbarie, que l'on peut dire qu'il tient à la constitution de notre esprit. Ce qui le prouve, c'est que, tout éclairés que nous sommes par les lumières de la civilisation, en substituant les forces aux génies, nous ne sommes guère, sous ce rapport, plus avancés que les sauvages. On se moque bien, il est vrai, des génies des anciens, des *virtualités*, des *quiddités* de la philosophie scolastique, on se rit encore plus des manítous des Iroquois, des gris-gris des Nègres, etc. ; mais on ne réfléchit pas que les philosophes de notre temps, en faisant remuer la matière par des forces, n'ont fait que changer les noms, et que s'il est absurde d'admettre les uns, il n'y a pas moins d'absurdité à admettre les autres.

Si l'on entendait en philosophie par le mot *force* ce que l'on entend en dynamique, rien de mieux : on saurait que la force n'est qu'une abstraction par laquelle on désigne l'action d'un corps sur un autre ; mais faire de cette action un être à part et indépendant du corps qui l'a produite, c'est donner de la réalité à ce qui n'est qu'un mot, autrement dit c'est créer des chimères. Tout se meut dans la nature, j'en conviens, et tout s'y meut, non par des forces, mais par l'action et la réaction des corps les uns sur les autres. Je m'explique : Si l'espace était rempli par une matière homogène, quelque rare et ténue qu'on la suppose, le mouvement ne serait pas possible, ou du moins je n'en vois pas la possibilité ; mais si le même espace est occupé par des corps de nature différente, comme la lumière, l'air, l'eau, le calorique, le fluide électrique, les métaux, etc., ces corps agiront mutuellement les uns sur les autres, et alors il y aura mouvement. L'origine du mouvement vient donc de l'hétérogénéité de la matière (1). C'est une

(1) D'après des données récentes, la matière n'en-

nécessité qu'il faut bien accepter, quelque contraire qu'elle soit à nos croyances habituelles. Étudiez tous les phénomènes de la nature, il n'en est pas un, oui, pas un qui n'ait pour cause l'action d'un ou de plusieurs corps. Les combinaisons chimiques, que l'on avait depuis si long-temps attribuées à une force occulte, sont manifestement aujourd'hui l'effet du fluide électrique; ces orbes immenses que décrivent les corps célestes n'ont plus pour cause la gravitation, mais bien l'action réunie du magnétisme et de l'électricité (1).

Ainsi, les corps n'entrant en mouvement que par l'impulsion d'autres corps, en même temps que cette communauté d'actions rend le vide impossible, elle forme de l'univers un tout tellement

trerait en mouvement que par un fluide *matériel* que l'on serait convenu de nommer éther ou fluide électromagnétique. Suivant cette hypothèse, il y aurait dans le monde physique deux substances matérielles, l'une passive, inerte, douée seulement de réceptivité, l'autre active, déterminant toutes les formes et tous les mouvements. Ainsi l'éther, principe de toute action, deviendrait, toujours d'après la même hypothèse, l'âme du monde, le *Deus agitat molem* de Virgile. Cette opinion prend tous les jours une nouvelle consistance, et tout présage que bientôt elle sera au nombre des vérités les mieux démontrées. Ajoutons de plus que toutes les expériences de nos physiciens actuels convergent vers ce point; que la lumière, le calorique, l'électricité et le magnétisme ne sont en définitive que des modifications de l'éther.

(1) Moll., Bibl. univ., septembre 1830, page 34. Murphy, Rudim. des Forces primaires, etc. Berzélius, Traité de Chim., tome 4.

lié et continu qu'on n'y voit pas plus de corps
isolés, indépendants les uns des autres, qu'on ne
voit d'organes séparés dans un animal quelconque.
Cet enchaînement est tel qu'on ne peut supposer
le moindre changement soit dans la masse, soit
dans la nature, soit même dans les rapports d'un
des grands corps de la nature, sans qu'il en résulte un bouleversement général dans l'ordre présentement établi. Que, par une cause quelconque,
le soleil cesse de darder ses rayons sur la terre;
que le bassin des mers soit mis à sec; qu'un des
gaz de l'atmosphère y prédomine, ou que sa constitution soit changée de toute autre manière, etc.,
tout ce qui a vie périra. La matière vivante, ainsi
dissociée et perdant ses formes actuelles, semblable au phénix, renaîtra-t-elle de ses cendres? Les
révolutions tant de fois éprouvées par notre globe,
accompagnées de la mort et toujours suivies de la
vie, ne permettent pas d'en douter.

Les forces n'ayant été imaginées que pour servir de voile à notre ignorance, n'ont donc pas plus
de réalité que les propriétés des corps bruts (1).

___

(1) «Certains philosophes, dit Maupertuis, ont
cru avancer beaucoup en adoptant un mot qui ne
sert qu'à cacher notre *ignorance* : ils ont attribué aux
corps une certaine *force* pour communiquer leur
mouvement aux autres. Il n'y a dans la philosophie
moderne aucun mot répété plus souvent que celui-
ci, aucun qui soit si peu exactement défini ».

« Le mot *force*, poursuit Maupertuis, dans le sens
propre, exprime un certain sentiment que nous
éprouvons lorsque nous voulons remuer un corps
qui est en repos, ou changer, ou arrêter le mouvement d'un corps qui se mouvait. La perception

Mais, dira-t-on, les corps organiques...? Les êtres organisés, répondrai-je, confirment la règle au lieu d'y être contraires. S'ils ont des propriétés si différentes de celles des corps inorganiques, c'est qu'ils sont différemment composés. N'allez pas conclure de-là que les principes élémentaires qui en-

que nous éprouvons alors est si constamment accompagnée d'un changement dans le corps ou le mouvement du corps, que nous ne saurions nous empêcher de croire qu'elle en est la cause ».

« Lors donc que nous voyons quelque changement arriver dans le repos ou le mouvement d'un corps, nous ne manquons pas de dire que c'est l'effet de quelque force ; et si nous n'avons le sentiment d'aucun effort que nous avons fait pour y contribuer, et que nous ne voyions que quelques autres corps auxquels nous puissions attribuer ce phénomène, nous plaçons en eux la *force*, comme leur appartenant ».

« On voit par-là, continue Maupertuis, combien est obscure l'idée que nous voulons nous faire de la force des corps, si même on peut appeler idée ce qui dans son origine n'est qu'un sentiment confus : et l'on peut juger combien ce mot, qui n'exprime d'abord qu'un sentiment de notre âme, est éloigné de pouvoir, dans ce sens, appartenir aux corps. Cependant comme nous ne pouvons pas dépouiller entièrement les corps d'une espèce d'influence les uns sur les autres, de quelque nature qu'elle puisse être, nous conserverons, si l'on veut, le nom de *force* ; mais nous nous souviendrons que la force qu'a un corps en mouvement d'en mouvoir d'autres, *n'est qu'un mot inventé pour suppléer à nos connaissances, et qui ne signifie qu'un résultat des phénomènes* ».

[Essais de Cosmologie, pag. 28 et suiv.]

Voilà ce que j'ai trouvé de mieux sur ce sujet dans les philosophes du xviiie siècle.

trent dans leur composition soient d'une nature spéciale, comme Buffon l'avait pensé autrefois, et comme le pensent encore aujourd'hui quelques physiologistes étrangers. Les chimistes ont soumis à leur creuset les corps vivants, et les éléments qu'ils en ont tirés sont parfaitement identiques aux mêmes éléments provenant de la matière inorganique : seulement ils les ont trouvés en plus grand nombre, et combinés dans des proportions différentes. Ainsi disparaît, pour le dire en passant, la fameuse division des deux sortes de matières, l'une morte et l'autre vivante.

De même si les corps organiques diffèrent tant entre eux sous le rapport des propriétés, cela provient uniquement de leur différence d'organisation. Les végétaux ne possèdent ni nerfs, ni cerveau, ni muscles : par conséquent ils sont dépourvus des facultés de sentir, de penser et de se mouvoir. Parmi les animaux les uns n'ont point de pieds, aussi sont-ils condamnés à mourir sur le lieu qui les vit naître, ou à ne se mouvoir qu'en rampant. Les autres ont des pieds et des ailes, d'où résulte pour eux le double pouvoir de marcher et de voler. Bien plus, presque tous sont munis d'yeux, mais ceux-ci n'en ont qu'un, ceux-là deux, d'autres quatre, six, huit, etc.; et ces yeux sont ou concaves, ou convexes, ou à facettes, ou prismatiques, ou colorés. Quelle variété résulte de-là dans la manière de voir les objets!

Dans les animaux qui subissent des métamorphoses, quelle dissemblance dans le même individu! Larve, chrysalide, insecte parfait, ces trois changements d'état n'ont presque rien de commun dans la forme; aussi n'ont-ils rien de commun dans les propriétés. Le papillon parcourt l'air d'une aile rapide, tandis que la chenille d'où il sort se traîne à peine.

Suivez la longue série des animaux, depuis la monade jusqu'à l'homme, vous verrez que l'animal le plus simple dans sa structure est aussi le plus simple dans ses propriétés, et que la sphère des pouvoirs grandit à mesure que l'animal s'élève plus haut dans l'échelle zoologique. Cette progression ascendante de pouvoirs, qui ne s'arrête qu'à l'homme, parce que c'est l'homme qui, de tous les animaux, possède l'organisation la plus complexe, est en harmonie, en corrélation si intime avec le nombre des organes, qu'il est de toute évidence que l'un procède de l'autre. Il y a plus : Selon que le même organe est, chez les divers animaux, plus ou moins compliqué dans sa structure, le pouvoir qui en dérive est plus ou moins étendu. N'est-ce pas une vérité généralement reconnue aujourd'hui que plus le système nerveux se complique et se centralise en une masse volumineuse, plus son action a de portée et se diversifie ?

Voyez encore dans le même animal combien les organes qui le composent sont différents les uns des autres. Le foie est autre que le cœur, le poumon autre que le cerveau, les muscles autres que les nerfs, etc. Qui ne s'aperçoit de suite que cette diversité de structure entraîne nécessairement une égale variété de propriétés ! Mais, objecte-t-on, ce cœur nouvellement arraché de la poitrine d'un animal, a la même forme, la même densité, la même couleur, rien enfin ne paraît changé en lui, et pourtant il a cessé de battre. Voulez-vous dire par-là qu'il a perdu ses propriétés sans rien perdre de sa structure? en ce cas votre objection est de nulle valeur, car ce cœur ne fait plus partie de l'ensemble auquel il appartenait : par conséquent il ne reçoit plus son stimulus habituel, le sang, et ne peut réagir sur lui; les nerfs qui l'animaient ne sont plus en rapport avec la masse cérébro-spinale', son électricité s'épuise, son calorique se dissipe, ses fluides s'évaporent et se convertissent en gaz, etc. Oseriez-vous soutenir maintenant, qu'au milieu de tous ces changements, l'organe ait conservé son intégrité? et si son organisation n'est plus la même, est-il donc si étonnant qu'il n'ait plus les mêmes propriétés !

Le pouvoir de procréer son semblable suit dans l'homme les différentes phases dont sa vie est marquée. Nul dans l'enfance, ce pouvoir s'accomplit dans toute sa force chez l'adolescent et dans l'âge viril, puis languit et finit par s'éteindre dans la vieillesse, suivant que les organes de la génération sont imparfaits, mûrs ou flétris. Les muscles à l'état normal se contractent avec facilité; dans l'inflammation ils ne se contractent qu'avec peine, et en causant une vive douleur. Si leur tissu vient à se convertir en graisse, comme cela arrive parfois, ils perdent sans retour leur contractilité. Les nerfs, par leur mode d'organisation, nous rendent sensibles; en se cicatrisant ils peuvent acquérir une modification qui les rend impropres à cet office. Si les os servent de charpente, ils le doivent uniquement à la présence d'une matière calcaire. Viennent-ils, par l'effet de quelque maladie, à en être privés, ils deviennent mous, flexibles, incapables par conséquent de supporter le poids du corps. Le cœur, dans sa bonne constitution, pousse le sang avec juste mesure; mais si ses parois s'épaississent ou deviennent plus minces, ils le poussent avec trop ou trop peu de force, de manière à rendre la circulation incompatible avec la santé, même avec la vie. Dans l'âge tendre quelle mobilité dans les idées! quelle pétulance dans les mouvements! Dans l'âge caduc au contraire, l'homme est lent à entreprendre, encore plus lent à exécuter; courbé sur son bâton, il se traîne péniblement, et s'il fait quelques pas, ses membres fatigués l'abandonnent. Pourquoi cette différence? c'est que l'organisation n'est plus la même. Au lieu de cette flexibilité de tissus qui caractérise l'enfance, le cerveau du vieillard est d'une densité remarquable; les nerfs sont durs, resserrés, plus petits; les muscles pâles, mous et flasques, etc.

Supposons une conflagration générale sur la terre par l'approche d'une comète ou par toute autre cause, il est facile de prévoir les effets d'une pareille catastrophe. L'air extrêmement raréfié ne peut plus servir d'aliment à la vie; l'eau réduite en vapeur abandonne ses abîmes profonds pour gagner les hautes régions de l'atmosphère; les végétaux et les animaux se résolvent en gaz qui errent confusément dans l'espace; enfin la terre, naguère si belle et si pleine de vie, n'offre plus, par ses rochers décharnés, qu'un immense squelette, image hideuse de la mort. A cette horrible scène de dévastation croyez-vous qu'il soit besoin d'un dieu pour faire succéder l'ordre et la vie? Non : l'éloignement de la comète suffit pour que les choses changent de face et s'harmonisent. Un feu dévorant avait tout embrasé, une chaleur modérée va tout faire renaître. L'air acquiert sa densité ordinaire; les vapeurs aqueuses se condensent et tombent en pluie; le fluide électrique reprend son empire accoutumé; le soleil inonde la terre de ses rayons fécondants, enfin tout est disposé pour que le cours des générations recommence. Peu à peu les rochers humectés se couvrent de byssus et de lichens, et les lieux bas et humides, de conferves. Bientôt ces plantes se dessèchent par l'ardeur du soleil, et il n'y a plus à leur place que des taches noirâtres et tenaces. Après de nouvelles pluies, et dans un temps plus ou moins long, d'autres plantes, et d'un ordre plus élevé, apparaissent sur cette légère couche d'humus qui s'épaissit peu à peu par les générations suivantes. Les mousses, par leurs racines touffues, fixent cette terre mouvante aux rochers, et un siècle ajoutant ses débris aux débris des siècles passés, le sol se rehausse insensiblement et retient l'humidité : c'est alors que naissent cette foule de graminées et de plantes herbacées, déjà assez multipliées pour former des prairies. A cette végétation si variée viennent se joindre des plantes à tige ligneuse, indice certain que le nouveau terrain va recevoir de grands arbres.

Telle serait, je n'en doute pas, la marche de la végétation, en admettant toutefois qu'après la catastrophe, la constitution de l'atmosphère redevienne la même. Maintenant dira-t-on que les prétendues propriétés qui sont censées présider au développement des végétaux ont survécu à leur résolution en gaz, et qu'elles n'attendent plus que des circonstances favorables pour manifester de nouveau leur énergie? Cette manière d'expliquer les choses serait commode, j'en conviens, mais qui ne voit de suite tout ce qu'elle aurait d'absurde? Autant vaudrait dire que les forces qui font mouvoir une machine ont survécu à son mécanisme quand celui-ci est détruit, et qu'elles reprennent leur empire aussitôt qu'il est rétabli.

En voilà assez sur cette matière. Ce qui précède suffit, je pense, pour mettre hors de doute la non-existence des propriétés vitales; car ayant prouvé qu'elles dérivent des organes, et qu'elles varient comme leur structure et comme les modifications que celle-ci subit, il ne se peut rien de plus démonstratif. Mais, dira-t-on, si les propriétés vitales n'animent pas les organes et ne déterminent pas leurs fonctions, apprenez-nous, je vous prie, ce qui met en jeu la machine humaine! Le mouvement de l'organisme aidé de ses modificateurs, répondrai-je, trouve sa cause non-seulement dans la bonne constitution de chaque pièce qui la compose, mais encore dans les rapports intimes et réciproques que ces différentes pièces entretiennent ensemble. Rien en effet n'est isolé dans l'organisme; tout s'y tient, s'y associe, se subordonne; les nerfs et les vaisseaux sont les principaux liens qui enchaînent les organes et en font un tout si étroitement lié qu'il est impossible d'en retrancher un seul sans nuire à l'ensemble. C'est ce qui fait, comme on l'a si bien dit, que l'organisme humain ressemble à un tissu dont chaque fil devient la clef : il suffit d'en ôter un pour que tout se défile à l'instant.

On a comparé le corps humain à une machine, et cette comparaison, qui réduit l'organisme animal à un pur mécanisme, a contre elle un grand nombre de détracteurs. Pour mon compte, j'ai toujours trouvé la similitude parfaite, et par conséquent la comparaison juste. Une machine, une montre, par exemple, est composée de pièces diverses qui toutes se supposent, se commandent, se nécessitent, qui en un mot sont toutes faites les unes pour les autres. N'est-il pas de la dernière évidence qu'elles ne sauraient agir séparément, et que leur concours devient nécessaire pour que le mouvement ait lieu? Non-seulement il faut qu'elles soient disposées dans un certain ordre, et qu'elles gardent leurs rapports respectifs, mais il est de plus essentiel que chaque pièce conserve sans la moindre altération la forme primitive qu'elle a reçue de la main de l'ouvrier. Tant qu'il ne surviendra aucun changement dans toutes ces choses, la machine sera propre à remplir le but pour lequel elle a été faite ; mais si les pièces venaient à éprouver quelque modification, soit dans leur forme, soit dans leurs rapports, le jeu de la machine serait irrégulier ou cesserait tout-à-fait.

Dans le corps humain que voyons-nous autre chose? N'est-ce pas un tout également composé de parties dissemblables qui prises, chacune isolément, n'exercent aucune action, mais qui, conservant les rapports que la nature leur a assignés ainsi que leur structure, conservent aussi leur mouvement par l'assistance mutuelle qu'elles se prêtent? Ne voyons-nous pas de même le jeu de l'organisme continuer sans variation sensible, ou devenir irrégulier, ou même s'arrêter tout-à-fait, suivant que les organes demeurent sains ou s'altèrent plus ou moins? Mais, dit M. Rullier, dans ce cadavre tous les organes existent incontestablement, ils se trouvent assez souvent (dites plutôt très rarement), pour l'anatomiste le plus exact, sans lésions appréciables. Qu'ont-ils donc perdu pour être si différents d'eux-mêmes? Nous répondrons sans hésiter : Les propriétés vitales qui les ont animés (1). A cela je n'opposerai, pour le moment, que ce qui suit : Ma montre s'arrête

(1) Dict. de Méd., tome 9, page 326. [M. Rullier n'est pas le seul qui raisonne de cette manière; on lit dans le Traité de Physique de M. Pelletan ce qui suit : « Nous n'ignorons pas, dit cet éloquent professeur, qu'un grand nombre de physiologistes considèrent aujourd'hui les phénomènes que produisent les organes des êtres vivants comme dépendant uniquement de l'organisation elle-même, c'est-à-dire de l'arrangement particulier de particules matérielles. Ceux qui adoptent ces principes ne sauraient concevoir le moindre changement dans l'exécution des fonctions d'un organe, sans admettre une modification quelconque de la structure : en sorte que toutes les maladies, par exemple, dépendent

tout-à-coup. Je l'examine attentivement : les roues n'ont éprouvé aucune altération ; le ressort jouit de toute son élasticité, rien enfin ne paraît dérangé. Qu'est-ce donc qui empêche ma montre d'aller son train ordinaire? C'est un fétu, un atome de poussière que mes yeux n'avaient pu voir, et que je n'ai aperçu qu'à l'aide d'un microscope.

exclusivement, dans ce système, d'une lésion matérielle de l'organe affecté ».

« Pour nous, ajoute M. Pelletan, nous trouvons avec Newton beaucoup plus utile et beaucoup plus philosophique de supposer l'existence d'un certain nombre de *forces* ou *de principes actifs* à l'aide desquels on puisse se rendre compte de la plupart des phénomènes que présente la matière, considérée d'ailleurs comme *absolument inerte par sa nature*. Il nous paraît donc naturel d'admettre qu'au moment où un corps organisé vient à naître, la matière qui le compose se trouve mise en jeu par des puissances nouvelles que nous nommons organiques ou vitales. Nous concevons également que l'intensité de ces puissances diminue ou s'accroisse, et qu'enfin elles abandonnent la matière qu'elles avaient animée, ce qui, pour les êtres organisés, s'appelle la mort] ».

Tome 1, pages 120 et suiv.

Nous répondrons, nous, à M. Pelletan que cette manière de penser n'est que *le renouvellement des propriétés occultes, vieille erreur* dont la philosophie positive doit faire justice. En admettant des *forces* distinctes de la matière, il s'est, dit-il, appuyé sur l'exemple de Newton ; je ne crois pas que ce grand philosophe ait jamais considéré les *forces* sous le même aspect que M. Pelletan ; il n'a au contraire donné *l'attraction* que comme *la cause inconnue* d'un phénomène dont il étudiait les effets. Il ne me serait pas difficile d'en fournir la preuve, tirée des ouvrages même de Newton.

Dans l'asphyxie par submersion on ne trouve non plus aucune altération dans les organes. Dira-t-on aussi que les forces qui les animaient ont disparu, et que c'est pour cela que l'organisme a cessé son action? Qui ne sent aujourd'hui tout ce qu'aurait de puéril une pareille explication? Pour moi, je ne trouve d'autre différence entre un corps vivant et un cadavre, que celle qui existe entre une machine qui conserve son mouvement et une machine qui l'a perdu, c'est-à-dire que dans l'un et l'autre cas il y a toujours défaut dans les *conditions matérielles* nécessaires au mouvement.

Voici toutefois une objection qui mérite d'être relevée : Une machine, dit-on, ne tire pas son action de l'agencement de ses rouages, mais bien des forces primoriales dont certaines pièces deviennent dépositaires, et qui mettent en jeu toute la machine. Ainsi, par exemple, ce qui donne le mouvement à une montre et à une pendule, c'est, dans le ressort, l'élasticité, et, dans le balancier, la pesanteur, et nullement leur mécanisme.

J'avoue que lorsque je lus pour la première fois cette objection dans Leibnitz, j'en fus vivement frappé. Je vivais alors sous l'empire de la philosophie régnante, j'en suivais les errements: l'embarras que j'éprouvai n'a donc rien de surprenant. Mais depuis que j'ai commencé à me fier à mes propres forces et que j'ai pu prendre le vol de moi même, je me suis facilement élevé au-dessus de cette objection, et il ne m'a pas fallu un grand effort d'esprit pour dissiper les doutes

qu'elle avait d'abord fait naître en moi. L'élasticité n'est point une force, comme je crois l'avoir
prouvé plus haut. Qu'est-ce en effet qu'une force
qui disparaît ou reparaît à volonté suivant la forme que l'on donne à un corps, et qui dépend
de la nature et de l'arrangement de ses molécules? Quant à la pesanteur, elle a joui jusqu'ici,
à titre de force, du privilége d'être la cause d'une
multitude de phénomènes. Mais en disant qu'elle
est proportionnelle à la masse, c'est-à-dire qu'elle
est plus ou moins active suivant la quantité plus
ou moins grande de matière, n'est-ce pas dire
évidemment qu'elle n'est qu'un effet? Et un effet
peut-il jamais être une force, du moins dans le
sens strictement attaché à ce mot.

On a fait, sous le nom de physiologie, une
science à part qui a pour but, dit M. Prunelle (1),
l'étude des forces vitales. Il est évident qu'on a
par-là faussé notre esprit en l'accoutumant à voir
des propriétés là où il n'y a que des organes.
L'anatomie et la physiologie ne sont point deux
sciences qui diffèrent objectivement l'une de l'autre, mais bien deux points de vue de la même
science, qui ne peuvent avoir tout au plus qu'une
différence subjective. Dans l'anatomie, on considère l'organisme dans ses éléments constitutifs;
on veut connaître leur composition, leur nombre,
leur situation, leur forme et les rapports de voisinage qu'ils observent entre eux. Dans la physiologie, on considère ces mêmes éléments sous un

(1) Études du médecin, etc., pag. 74.

autre aspect, on étudie le rôle que remplit chacun d'eux pour l'entretien de l'ensemble, c'est-à-dire la *part d'influence* que donne et reçoit chaque organe, chaque appareil, dans la manifestation des phénomènes qui constituent la vie. Mais c'est ici que commence l'erreur : on oublie la part qu'a notre esprit dans cette double manière d'envisager le même objet, ou plutôt on réalise cette vue de notre esprit, qui, de subjective qu'elle est, devient ainsi objective. Une fois qu'elle est érigée en entité on lui impose un nom, et la voilà jetée dans le monde pour y avoir cours à titre de réalité et avec la mission expresse, semble-t-il, de nous induire en erreur. Pour celui qui sait saisir au passage cette transformation, qui l'arrête et la fixe à l'état subjectif, sans lui permettre de passer outre et de se métamorphoser en objectif, l'erreur n'est pas à craindre ; mais combien peu savent s'en garantir ! Cette analyse psycologique a quelque chose de fin et de délié qui échappe facilement à une vue ordinaire ; il faut même de bons yeux pour l'apercevoir. Il n'est donc pas surprenant que ce fait, purement mental, n'ait pas été bien saisi par la plupart des philosophes. Je ne dis point cela pour m'en faire un mérite ; j'ignore même si je suis le premier qui l'ait bien analysé. Ce qu'il y a de sûr, c'est que je n'ai trouvé cette analyse nulle part.

Cette manière de voir les choses dégage la médecine de tout ce qu'elle avait de fictif, en la réduisant à un état purement matériel. Ainsi l'organisme humain ne sera plus qu'un assemblage *simple* d'organes mus, non par des propriétés, mais par l'assistance qu'ils se prêtent réciproquement les uns les autres. Otez à cette chaîne un seul chaînon, l'unité se trouve rompue, et l'action cesse. Il en est de l'organisme comme d'une pile galvanique : Si les pièces dont elle se compose conservent leurs rapports, l'émission du fluide continue; si vous dérangez ces rapports, l'émission finit tout aussitôt, et vous n'avez plus qu'un cadavre. Tout en est là dans la nature, tout subsiste par subordination, tout en mot y vit de mécanisme : c'est la loi universelle qui régit le grand et le petit monde.

Ainsi il est donc clair que l'esprit humain s'est long-temps leurré lui-même et s'est laissé prendre à son propre piége, en donnant de la réalité à des termes abstraits; car l'acte qu'il a séparé de l'agent n'a, ni ne peut avoir qu'une existence mentale. Cela est si vrai que, lorsque le jeu d'une machine vient à varier ou à cesser, au lieu de nous amuser en de vaines tentatives à redresser le mouvement sur lequel nous n'avons aucune prise, puisqu'il n'existe que dans notre esprit, nous allons droit aux pièces que nous examinons l'une après l'autre, afin de corriger ce qu'elles peuvent avoir de défectueux. Cette correction faite, la machine reprend sa marche ordinaire. Cela n'est-il pas clair et significatif?

Que résulte-t-il de cette longue digression? La conséquence se présente d'elle-même : Les fonctions et les propriétés vitales n'ayant point d'existence réelle, le médecin n'aura plus à s'inquiéter de leur altération; tout ce qui devra désormais l'occuper, ce sont les organes et les différents modes de lésions dont ils sont susceptibles. Agir autrement, c'est poursuivre de vaines ombres et se perdre dans un monde de chimères. N'allez pas croire que ce point de doctrine soit indifférent à la cause que je défends. C'est pour avoir regardé les maladies comme purement vitales et distinctes de nos organes, ou, ce qui revient au même, c'est pour avoir transformé le corps humain en une féerie où mille génies malins, sous le nom de maladies, venaient s'ébattre en nous accablant de maux, que l'art de guérir, en s'évertuant à combattre ces êtres chimériques, est demeuré si long-temps dans ce vague et cette incertitude qu'on lui a reprochés tant de fois. Mais aujourd'hui que l'esprit du siècle a fait justice de toutes ces vaines créations de l'ignorance, au lieu de ces forces vitales qui donnaient le branle à notre machine, le praticien ne voit plus dans l'organisme qu'un assemblage d'organes s'influençant mutuellement, et dont le jeu dépend, *dépend uniquement* de cette réciprocité d'influences.

S'il était possible que nos organes conservassent toujours leur intégrité, nul doute que le jeu de l'organisme ne cesserait pas un seul instant d'être constant et régulier; mais les rouages en sont si compliqués, quelques-uns sont si déliés, tous vivent dans une communauté si étroite, et exercent les uns sur les autres une influence si grande, qu'entourés, comme ils le sont, d'une foule d'agents destructeurs et portant en eux-mêmes des

germes de dissolution, il n'est pas étonnant que
le jeu de l'organisme soit souvent dérangé ou soit
interrompu sans retour.

Ainsi, les ressorts qui composent la machine
humaine subissent souvent, durant le cours de la
vie, des dégradations plus ou moins profondes.
Et comme il est impossible, avons-nous dit, de
séparer l'acte de l'agent, tant le lien qui les réunit est intime , puisque fonction et organe
c'est une seule et même chose, ils jouent d'une
manière différente, suivant qu'ils sont ou ne sont
pas altérés. De même que dans une montre le
jeu de l'aiguille dépend de l'équipage du mouvement et varie comme lui, de même, dans le corps
humain, les fonctions sont sous la dépendance
des organes et en suivent les modifications (1). De-
là deux points de vue sous lesquels on doit envisager l'économie animale, l'état sain, normal ,
l'état malade, anormal. Dans l'un les tissus, les
organes et les fluides conservent leur intégrité ,
et les phénomènes de la vie continuent à être
réguliers, dans l'autre ces mêmes tissus, ces mêmes organes, ces mêmes fluides sont modifiés ,
altérés dans leur substance, et les phénomènes
qui en résultent constituent un nouvel état appelé
maladie. On voit de suite que, pour bien juger de
l'état malade, il faut avant tout connaître l'état
normal. Pourrait-on dire en effet que tel tissu ,

(1) Nous ne disons cela que d'une manière générale ; chacun sent que ce n'est pas ici le lieu de

tel organe est altéré dans sa texture, si l'on ne savait d'avance quelle est sa forme, sa consistance, sa couleur, etc., etc.

L'étude de l'anatomie est donc d'une indispensable nécessité; mais cette nécessité qui, pour le dire en passant, frappe de nullité la doctrine d'Hippocrate, a cependant des limites qu'il faut bien reconnaître et qu'il est même prudent de respecter, sous peine de commettre les plus graves erreurs (1). Et quand on a dit que la véritable médecine n'était que l'anatomie pathologique (2), évidemment on a été trop loin. Sans doute tout désordre fonctionnel suppose nécessairement une modification matérielle quelconque ; mais il n'est pas toujours donné à nos moyens d'investigation de l'atteindre. Combien de lésions, quoique très réelles, se déroberont éternellement à nos recherches! Quelles sont nos connaissances sur la nature de l'épilepsie ? Quelles notions certaines avons-nous de l'action mystérieuse et incompréhensible des nerfs? Le cœur, l'organe le plus mobile de toute l'économie, est par cette raison celui dont le mouvement est le plus sou-

(1) Par exemple, dans les fièvres pernicieuses, le choléra, la rage, la syphilis, etc. ; il est évident que, dans ces différents cas, les lésions que l'on rencontre chez ceux qui y ont succombé ne sont que secondaires, et que derrière elles il y a quelque chose de primitif qu'*il est utile de combattre* pour faire cesser l'état morbide.

(2) M. Breschet dans le Dict. de méd., art. Anato. pathologique.

vent troublé ; la modification qui lui arrive quand il ralentit ou précipite son action, ne reste-t-elle pas cachée pour nous ?

C'est surtout dans l'altération des humeurs que l'empire des sens est le plus borné. La chimie peut, dans ce cas, devenir un puissant auxiliaire, je l'avoue : elle a même fait de grandes découvertes ; mais combien d'altérations ont résisté jusqu'ici à nos moyens d'analyse ! Et pour ne parler en ce moment que du sang, quelles sont, malgré tant de travaux, nos connaissances précises sur les différents modes d'altération dont il est susceptible ? Parlerai-je du fluide nerveux ? Sait-on même s'il existe ? Et s'il existe, avons-nous quelque prise sur ce fluide incoercible ? Ces difficultés, bien loin de nous épouvanter, doivent au contraire nous servir d'aiguillon. Qui nous aurait dit, il y a peu d'années, que nous serions aussi avancés que nous le sommes aujourd'hui ? Était-il en la puissance humaine de pousser ses prévisions jusque-là ? Enhardis par un succès aussi inespéré, marchons sur les traces du grand homme qui est à notre tête, et entrons fièrement avec lui dans la voie des découvertes ! Que cela soit dit, en passant, contre cette défiance méticuleuse, fille stérile de l'incapacité, et qui interdit dans notre art ces sortes de recherches, défiance vantée naguère et décorée du beau titre de doute philosophique, mais qui n'amène à sa suite qu'apathie, incuriosité et ignorance, cortége bien digne de ceux qui prescrivent ainsi des bornes à la perspicacité humaine !

Il peut donc survenir dans nos organes des changements matériels sans que nos sens puissent aller jusqu'à eux ; mais ce qui ne tombe pas sous les sens tombe sous l'œil de la raison, qui le saisit et l'affirme avec une entière conviction. Les altérations que nous voyons de nos propres yeux ne me paraissent pas d'une existence plus assurée que ces sortes de faits, tout obscurs qu'ils sont. Il serait donc injuste de les nier par cela seul qu'ils ne sont pas perceptibles. Mais ces changements matériels peuvent-ils donner la mort sans devenir plus sensibles pour nous ? Je ne balancerais pas à le croire s'il était bien avéré que dans ces sortes de cas on ait fait toutes les recherches nécessaires ; car il me paraît plus rationnel d'admettre des lésions qui amènent la cessation du jeu de l'organisme, tout en restant insaisissables, que d'admettre un effet sans cause.

Les altérations qui se dérobent à nos sens sont très rares comparativement à celles qui laissent des traces appréciables sur le cadavre, surtout depuis que nous apportons plus de soin dans nos investigations. On n'exigera pas de moi, j'espère, que je fasse connaître ici les précautions qu'il est nécessaire de prendre dans les nécropsies et dans l'appréciation des lésions cadavériques. Ces détails, qui se trouvent d'ailleurs dans des ouvrages spéciaux, seraient sans but dans un ouvrage de la nature de celui-ci. Qu'il me suffise de dire qu'il faut examiner avec l'attention la plus scrupuleuse toutes les parties de l'organisme, soit solides, soit liquides, et que ce n'est qu'à cette condition seulement qu'il est permis d'affirmer qu'un cadavre est exempt d'altération. N'est-ce pas depuis que l'on scrute minutieusement tous les replis de l'organisme, particulièrement les organes digestifs, le système nerveux et le système sanguin, que l'on a reconnu la vérité de l'opinion de M. Broussais sur la non-essentialité des fièvres?

Les recherches qui ont pour objet l'étude des altérations organiques seraient stériles si elles se bornaient tout simplement à n'observer ces altérations que sur le cadavre, sans avoir égard aux signes qui peuvent les faire reconnaître pendant la vie. Mais si, ramenant à sa véritable origine le trouble des fonctions ; si, prenant les lésions de nos organes comme le point de départ des symptômes, nous considérons l'influence de ces lésions sur les organes qui en sont le siége, ainsi que sur toute l'économie, alors nous aurons le vrai moyen de rendre profitables à la science ces sortes de recherches. Ainsi, pour tirer de l'anatomie pathologique toute l'utilité qu'elle renferme, il faut chercher par la nécropsie la source organique d'où surgissent les symptômes, afin que ces mêmes symptômes servent à leur tour à faire connaître l'espèce de lésion qui leur a donné naissance. L'excellence de cette méthode se tire de ce principe incontestable, qu'une même cause donne lieu aux mêmes effets, c'est-à-dire qu'une lésion semblable produit des symptômes identiques, en sorte que chaque altération marchant avec un cortége de symptômes qui lui soit propre, il suffit de le connaître pour prédire d'avance la nature de cette altération. Si ce cortége était toujours le même, je veux dire si chaque tissu., chaque organe, exprimait ses souffrances d'une manière invariable, la science du diagnostic n'offrirait aucune difficulté, et la médecine, sous ce rapport, présenterait la plus grande certitude. Mais il faut avouer que les choses ne se passent pas toujours ainsi, et qu'il arrive quelquefois qu'une même lésion se montre sous des formes multiples et variées. Est-ce une raison pour accuser notre art d'incertitude? Je réponds affirmativement que non; car enfin, c'est une notion acquise que cette variabilité de formes sous lesquelles peut apparaître cette lésion; et si, comme on n'en saurait douter, l'observation peut nous les faire connaître toutes, c'est à l'habileté du médecin de savoir les distinguer chaque fois qu'il les rencontre dans sa pratique. Toutefois, je n'ignore pas les difficultés qui existent encore dans notre art au sujet du diagnostic; et pour ne parler ici que des inflammations, il en est parfois de si obscures, qu'elles ont été à juste titre appelées *latentes*; mais l'art fournit encore ici au médecin *instruit* le moyen d'éviter l'erreur, et en effet il est bien rare qu'il se trompe. A cette occasion je ferai remarquer que, dans ces circonstances difficiles, la certitude dépend presqu'entièrement de la pénétration et du savoir de celui qui observe, et que le praticien inhabile qui n'y apporte que paresse, inattention et ignorance, doit de toute nécessité porter des jugements faux et décevants.

Il est pourtant des cas où le médecin le plus expérimenté est très embarrassé pour porter un jugement juste sur la véritable nature de la maladie qui s'offre à son observation. Ces cas se présentent particulièrement quand deux lésions de nature différente se montrent sous une forme identique ; mais c'est une de ces obscurités contre laquelle l'art n'a encore, ou n'aura peut-être jamais de lumières à opposer. Heureusement ces cas sont excessivement rares, et si rares même que l'on peut dire qu'ils sont exceptionnels(1) ; et comme les exceptions n'ont jamais infirmé la règle, je n'en continuerai pas moins à dire que la méthode qui doit asseoir la médecine sur ses véritables fondements ne peut être que celle qui mène sûrement à la découverte de l'origine organique des phénomènes morbides. Or, pour trouver la cause première du désordre, il faut savoir remonter jusqu'à elle, et pour cela l'art fournit le moyen suivant : D'abord, dessiner fidèlement le tableau de la maladie ; puis rechercher par la nécropsie l'origine organique des symptômes, afin que ces mêmes symptômes, ainsi que je l'ai déjà dit, nous fassent découvrir l'espèce de lésion qui les a fait naître. Pour décrire les symptômes avec exactitude, on doit, comme je l'ai dit encore, examiner l'influence de l'altération que l'on veut

(1) C'est pour me conformer à l'usage que je m'exprime de cette manière ; car pour moi il n'y a pas de faits exceptionnels, négatifs. Ces sortes de faits composent une nouvelle série de phénomènes qui ont leurs causes comme les autres ; quelquefois ces causes demeurent inconnues. Voilà ce qui les rend exceptionnels.

étudier, premièrement sur la partie qui en est le siége, ensuite sur tout l'organisme; car, dans la plupart des maladies, inflammatoires surtout, il y a des phénomènes locaux et des phénomènes généraux. Les premiers se passent dans la partie malade elle-même, et sont le résultat immédiat de la lésion ; les derniers se manifestent dans les organes éloignés, et sont connus sous le nom d'irradiations sympathiques. Les uns et les autres sont d'une importance extrême pour le diagnostic; car c'est par eux, et par eux seuls, que l'on arrive à la connaissance du lieu primitivement affecté : et comme le point de départ des symptômes est ce qu'il importe essentiellement de connaître, on juge de suite de quelle utilité ils sont dans la pratique. Mais, parce qu'ils sont utiles, il ne faut pas leur donner plus d'importance qu'ils ne méritent : les symptômes ne sont jamais que les effets de l'altération matérielle qui leur a donné naissance, et n'ont de valeur réelle qu'autant qu'ils servent à la faire connaître. Toutefois, les symptômes primitifs, immédiats, méritent la préférence comme émanant directement de l'organe malade, et comme exprimant par conséquent plus fidèlement son état de souffrance. Aussi est-il en général plus sûr de s'en rapporter à eux qu'aux phénomènes sympathiques qui, par cela même qu'ils sont secondaires, médiats, nous dérobent souvent la source du désordre, et ne doivent en conséquence occuper que le second rang dans l'énumération des signes qui établissent le diagnostic. Cependant il est très essentiel de les connaître ces irradiations sympathiques, parce qu'elles deviennent souvent elles-mêmes l'objet d'indications thérapeuthiques, et afin d'éviter l'erreur, très grave en médecine, de prendre l'effet pour la cause, les symptômes pour la maladie. C'est ce qui est arrivé quand on a traité pendant des siècles la prostration des forces musculaires pour une affection primitive, tandis qu'elle n'était que le symptôme d'une inflammation intense. C'est encore ce qui est arrivé quand on a regardé comme une fièvre essentielle ce groupe des symptômes dits ataxiques, lesquels n'étaient le plus souvent que l'effet secondaire de la phlegmasie viscérale qui les avait provoqués.

Ainsi deux ordres de phénomènes composent tout le cortége symptômatique des maladies : 1° Le trouble des fonctions de la partie malade; 2° Les irradiations sympathiques éprouvées par les autres organes. Ce second ordre de phénomènes mérite la plus grande attention; j'ajouterai même que la connaissance nouvellement acquise des sympathies morbides a jeté la plus vive lumière sur l'explication du mécanisme des symptômes. Les systèmes nerveux et sanguins formant de leurs innombrables filets un immense réseau qui enveloppe et subordonne toutes les parties de l'organisme les unes aux autres, il en résulte un tout tellement *un* qu'un organe n'est pas plutôt malade que tous les autres compâtissent à la fois et semblent s'empresser de partager ses souffrances. Voyez un homme en proie à une phlegmasie viscérale; quel que soit son siége, pour peu qu'elle soit intense elle cesse d'être bornée à la partie malade, elle rayonne dans toute l'économie, et va troubler l'action des organes éloignés. L'appareil circulatoire est un des premiers à ressentir les effets de l'irritation sympathiquement transmise, et le cœur, par ses mouvements tumultueux, se hâte, en sentinelle vigilante, de donner le signal de l'insurrection. Les organes digestifs, l'estomac surtout, ne tardent pas à participer au trouble général : l'appétit cesse et est remplacé par la soif, il y a nausée ou douleur à l'épigastre. Le cerveau, l'organe spécial de la pensée, et qui semblerait, par l'éminence des fonctions qui lui sont confiées, devoir rester étranger au désordre qui agite la machine, reçoit aussi lui la commotion, et de-là naissent la céphalalgie, le trouble des facultés intellectuelles et tous les embarras de l'innervation. Enfin, au milieu de ces irradiations sans cesse renaissantes du foyer malade, au milieu de ces influences reçues et réfléchies de toutes parts, il n'est guère d'organes qui puissent se soustraire aux effets de cette espèce de déflagration générale. Aussi voit-on la respiration précipitée, les secrétions troublées, la peau chaude et des douleurs dans les membres.

Tel est l'ensemble de symptômes qui portait naguère le nom de fièvre ; on ajoutait l'épithète d'essentielle, comme pour signifier qu'elle était indépendante de l'altération des organes (1). Par un

[1] Quand M. Broussais dit, la première fois, qu'il n'y avait point de fièvres essentielles, tous les médecins de la vieille école poussèrent un cri d'indignation. Si de jeunes adeptes, pleins de foi, mais manquant de cœur et peut-être de talents, s'avi-

effet de cette piperie mentale que nous avons si-
gnalée plus haut, de ce leurre psycologique , lequel

saient de soutenir la non-existence des fièvres dans
leurs actes probatoires , c'est alors que les professeurs faisaient éclater tout leur courroux. Qui de nous
a oublié la *sainte* fureur avec laquelle le respectable Pinel accueillait les nouvelles idées ! Il est vrai
que sa tendresse toute paternelle pour son *œuvre*
le rendait peut - être excusable : Quand on voit
l'édifice, qu'on a élevé avec tant de peine, démoli
pierre à pierre jusque dans ses fondements, il est
bien permis de s'oublier, et de perdre un instant
sa gravité; mais que cette opposition ait trouvé de
l'écho dans de jeunes têtes, voilà ce qu'on a peine
à concevoir ! Maintenant l'opposition n'est plus aussi
vive, même il n'y a plus d'opposition : le météore
qui se montrait à peine sur un point de l'horizon
a grandi en s'élevant au zénith, et la lumière qui
en jaillit sans cesse a éclairé aujourd'hui tout le
monde médical.

Si on ne peut plus contester la vérité des nouvelles idées, on en conteste l'originalité. Le docteur
Fodéra a commencé ; d'autres ont suivi son exemple : ils s'en vont fouillant tous les livres pour y
trouver les principes de la doctrine physiologique.
Pourquoi tant de travail? la gloire de M. Broussais n'en peut recevoir aucune atteinte. Ceux qui
ne veulent pas se faire illusion à eux-mêmes savent
bien qu'il ne doit sa doctrine qu'à lui seul. C'est
dans ses investigations anatomiques que son génie
l'a trouvée, et non dans les bouquins.

Voici, au reste, un passage curieux. Je n'ai pas
connaissance qu'on l'ait opposé encore à M. Broussais : ses ennemis n'auraient-ils jamais lu Plutarque ?

» Il faut juger, dit Dioclès de Caryste, qui était
presque contemporain d'Hippocrate, des choses qui
sont cachées par celles que nous avons sous les yeux.
Or, comme nous voyons que les inflammations ,

consiste à transformer en réalités nos abstractions. on avait cru que le jeu de l'organisme humain pouvait être troublé sans que l'organisme lui-même fût matériellement lésé dans son ensemble ou dans une de ses parties : erreur funeste qui a coûté à l'humanité des maux sans nombre! Il a fallu tout l'ascendant du génie pour nous dessiller les yeux, et nous faire voir dans cette espèce de perturbation, qu'on qualifiait du nom de fièvre, la véritable cause qui y avait donné naissance. Ce point de doctrine régnait dans le monde médical avec un despotisme si lourd que, pour nous en affranchir et nous rendre à la vérité, toutes les forces d'un géant n'étaient rien moins que nécessaires. Ce n'est

les abcès et les plaies sont accompagnées de fièvre, nous devons également admettre, lorsque la fièvre survient à quelqu'un, quoiqu'il ne paraisse à l'extérieur ni abcès, ni plaie, ni inflammation, qu'il y a au-dedans du corps quelque chose de semblable ».

[Plut., Opin. des Philosop., liv. v, chap. 29].

Il ne se peut rien assurément de plus conforme à l'opinion de M. Broussais sur l'origine de la fièvre; est-ce une raison pour croire qu'il l'ait tirée de-là? Bien des médecins avaient probablement lu ce passage; mais aucun ne l'a remarqué, aucun n'a fécondé cette idée-mère, et n'y a vu le germe d'une révolution qui devait changer toute la science. S'il était vrai que M. Broussais eût puisé dans ce passage de Dioclès son opinion sur la non-essentialité des fièvres, je dirais de lui ce que M. de Blainville a dit de Newton : *Tout le monde peut voir une pomme tomber; mais un génie comme celui de Newton, en observant ce phénomène, peut seul y découvrir la loi qui régit l'univers* ».

pas sans étonnement, nous le dirons ici, que nous avons vu dans nos provinces certains médecins croire encore à l'infaillibilité de cette vieille doctrine. Les victimes qui tombent sous la faux meurtrière de leur pratique n'attestent que trop leur erreur. Quand on suit de pareils errements, on doit rencontrer des écueils à chaque pas, et faire de fréquents naufrages.

Toutefois, n'allez pas croire que les symptômes énumérés ci-dessus accompagnent inévitablement, et tous au même degré, chez les divers individus, la même altération des organes; ils sont au contraire très variables, et parmi les diverses circonstances qui les rendent tels, on distingue particulièrement le traitement et la constitution du sujet. Lisez dans les Épidémies d'Hippocrate une histoire quelconque de maladie, celle de Silénus, par exemple : on voit bien aujourd'hui, et je dis *aujourd'hui* parce qu'autrefois on ne le voyait pas, que le malade était en proie à une inflammation des organes digestifs, qu'on aurait pu facilement enrayer au moyen d'un traitement convenable. Mais observez la différence : Cette phlegmasie, qui n'aurait été rien entre les mains d'un médecin physiologiste, traitée par Hippocrate, est devenue funeste; et cela avec tout ce cortége de symptômes alarmants, compagnon obligé d'une maladie combattue par des remèdes intempestifs, ou abandonnée à elle-même. Quant à la constitution du sujet, l'influence qu'elle exerce sur le cours de la maladie est d'une évidence telle, qu'elle en est devenue

presque triviale. En effet, pour peu que l'on jette
un regard réfléchi sur les productions de la nature,
on ne tarde pas à s'apercevoir que deux lois,
opposées en apparence, les régissent toutes, la loi
d'unité et la loi de variété. Ces deux grandes lois
rendent raison de la ressemblance et de la différence qui existent dans tous les corps, dans ceux
même qui sont de la même espèce. Ainsi, dans chaque être, il y a quelque chose de commun et quelque
chose de spécial : ce qui est commun appartient
à la loi d'unité, et ce qui est spécial, à la loi de
variété. Tous les hommes sont, à la vérité, composés des mêmes éléments organiques ; ils possèdent tous un système sanguin, un système nerveux, un appareil digestif ; tous ont bien des poumons, des muscles, des os, un foie, etc. ; mais,
chez tous, ces mêmes organes diffèrent, tant sous
le rapport de leur composition que sous celui du
volume, de la densité, de la consistance, de la
couleur ; en sorte que le même organe sera chez
l'un volumineux, serré, ferme, foncé en couleur,
plus ou moins chargé de nerfs, de vaisseaux sanguins, lymphatiques, etc. , et chez l'autre il sera
au contraire petit, lâche, mou, plus ou moins
pâle, et par conséquent d'une composition ana-
tomique différente.

Pour donner une idée de la variété infinie qui
existe chez les hommes sous ce rapport, il suffit
de jeter les yeux sur leur visage. Trois ou quatre
parties tout au plus le composent ; mais telle est
l'extrême différence de ces parties, qu'il est difficile de trouver deux individus qui se ressemblent.

parfaitement. L'organe vocal est soumis à la même
diversité, au point que chaque homme a son tim-
bre particulier. Enfin, pour résumer tout cela en
un seul mot, la loi de variété domine tellement
la création, que l'on peut défier qui que ce soit
de rencontrer sur le même arbre deux feuilles de
tout point identiques.

Ainsi, par la loi d'unité, tous les hommes portent les mêmes organes; mais en raison de la loi
de variété ces organes ont quelque chose de spécial chez les divers individus. Voilà pourquoi
dans presque toutes les maladies il y a des symptômes communs et des symptômes individuels,
même tellement individuels, qu'une altération, qui
marche d'ordinaire avec une physionomie franche,
se cache quelquefois sous des dehors si trom-
peurs et si insolites, qu'on la méconnaît le plus
souvent.

Après avoir démêlé le rôle que les symptômes
jouent dans les maladies, il nous reste à composer,
de ces mêmes symptômes, des tableaux fidèles de
nos infirmités. Or, pour qu'un tableau morbide
soit fidèle, il doit rappeler à l'esprit du médecin
l'espèce de lésion qu'il est destiné à représenter,
presque avec autant de netteté qu'un miroir retrace
l'image qui est à sa portée. Déjà, dans un grand
nombre de cas, l'art a atteint, sous ce rapport, son
apogée; et, à l'aide des moyens d'exploration que
nous possédons, il n'est guère de maladies dont
nous ne puissions déterminer et le siége et la
nature, deux points d'une importance extrême
dans notre théorie.

Cette connaissance une fois acquise, l'indication qui en résulte est évidemment de rendre à nos organes modifiés, altérés dans leur substance, leur état normal ou physiologique. La puissance de l'art, il est vrai, ne s'étend pas toujours jusque-là ; nos tissus portent parfois des dégradations tellement profondes, qu'aucun pouvoir humain ne peut plus les restituer dans leur état primitif. Mais l'indication n'en reste pas moins précise; et si nous sommes forcés de respecter en cela les bornes de l'art, cette cruelle nécessité nous impose encore l'obligation de faire tous nos efforts pour adoucir les maux qu'endure le malheureux patient.

Ainsi, quand les rouages de la machine humaine ont éprouvé quelque altération, nous devons tâcher tout aussitôt de les réparer. Nous apportons à cela le moins de retard possible, sachant que pour une machine détraquée il n'y a rien à espérer du temps. Nous avouons pourtant que la spécialité de l'organisation animale la place hors de la sphère commune, et qu'il y a en elle une certaine *tendance* à l'équilibre, que nous sommes loin de méconnaître. Mais cette *tendance* est resserrée dans des limites très étroites; pour peu que la lésion soit intense, l'équipollence est le plus ordinairement rompue sans retour. L'organisme n'ayant plus en lui de puissance pour la rétablir, de toute évidence c'est ici l'affaire de l'artiste.

On voit de suite que dans le cas présent l'artiste ne peut être que le médecin; ainsi son rôle est essentiellement actif. Bien différent d'Hippocrate qui n'assistait au lit de douleur qu'en spectateur

inoffensif, armé de toutes pièces il attaque de front
son ennemi. Tantôt, athlète vigoureux, tout d'a-
bord il se précipite sur lui, et du premier coup il
l'abat (1) ; tantôt il le poursuit dans les replis de
l'organisme où il se tient tapi : et quoiqu'il y fasse
bonne contenance, à force de le harceler, il finit
par s'en rendre maître. Comme le point d'honneur
le domine et qu'il ne voudrait marcher qu'entouré
de trophées, vaincre est sa devise ; et si parfois
ses lauriers sont flétris par quelque revers, il sait
bientôt les faire reverdir par d'éclatantes victoires :
Tel est le médecin de l'école nouvelle.

Combien il diffère d'Hippocrate! Celui-ci, n'é-
tant que l'auxiliaire de la nature, lui confie le
soin de la guérison. Esclave soumis, il n'ose rien
entreprendre de lui-même. Son rôle se borne à
prédire une issue quelconque, favorable ou funeste,
peu lui importe, pourvu qu'il devine juste : *Pro-
nostiquer est donc toute son affaire.* Ne croyez pas
qu'il songe à abréger les souffrances de ses malades ; il les laisse en proie aux angoisses les plus
cruelles, sans avoir l'air de se douter le moins du
monde qu'il puisse y porter remède. Ils sont entre

______

(1) Que ceux qui douteraient que l'on puisse
couper court à certaines maladies, les *juguler*, en
un un mot, suivent la clinique du professeur Bouil-
laud ; ils y trouveront la preuve qu'un praticien
aussi habile que lui, et qui sait employer aussi
hardiment les émissions sanguines, peut enrayer le
cours des maladies, inflammatoires s'entend, et
qu'il n'est pas du tout nécesssaire d'attendre, *pour
les guérir*, qu'elles aient amené des altérations souvent inguérissables.

les mains de la nature, qui sait sans doute mieux
que lui ce qu'il convient de faire : c'est à elle de
les délivrer de l'ennemi qui les presse (1). Voulez-vous savoir comment elle en vient à bout? lisez
les Épidémies. Si votre cœur résiste à cette lecture, vous l'avez de bronze. Qui peut voir en
effet de sang-froid cette foule d'infortunés conduits
à pas lents sur les bords de la tombe, où ils finissent la plupart par tomber, après avoir souffert
durant trois ou quatre mois entiers les douleurs
les plus variées et les plus aiguës? J'ai peine à
croire qu'il y ait un spectacle plus affligeant.

Après cela que l'on vienne nous crier bien haut
que la nature guérit les maladies, et que le médecin doit être son interprète et son ministre. M.
Cayol et toute la secte hippocratique auront beau
le dire, le croira qui voudra; pour nous, nous
n'en resterons pas moins fidèles à ce dogme fondamental de notre école, proclamé par le restau-
rateur de la science, M. Broussais, à qui en re-

____

(1) « Laissons faire, disait Montaigne, un peu
à nature, elle entend mieux ses affaires que nous ».
Voilà de l'hippocratisme tout pur! Napoléon, gorgé
de remèdes, disait aussi à son médecin : Docteur,
pas de drogues; je vous l'ai observé bien des fois,
nous sommes des machines à vivre, nous sommes
organisés pour cela : c'est notre nature. N'entravez
pas la vie, laissez-là se défendre, elle fera mieux
que vos médicaments.

Napoléon avait raison : il valait mieux ne rien
faire que de faire mal; mais cela ne prouve pas
que l'on doive s'en rapporter à *l'omnipotence* de la
nature.

vient toute la gloire, à ce dogme qui nous apprend que *l'irritation étant envahissante et désorganisatrice de sa nature, surtout quand elle est entretenue et exaspérée par un mauvais traitement, il n'y a rien à gagner à la laisser séjourner dans un organe, et qu'il faut mettre tout en œuvre pour la prendre à son origine, et l'arrêter dans son cours dévastateur.* Loin de nous l'idée que la maladie a un cercle à décrire : qu'il faut, avant d'arriver à sa fin, qu'elle passe de toute nécessité par la crudité, la coction et la crise ! C'est avec ce fatalisme qu'Hippocrate est réduit à l'inaction ; que plus de la moitié de ses malades lui échappe, et que les voyant presque tous disparaître sous le tranchant de sa théorie, comme s'il n'avait rien de mieux à faire, il s'en tient au rôle de pronostiqueur.

Quoi ! le médecin doit-il donc ressembler à ces devins qui, saisis d'un esprit de python, s'asseoient sur le trépied fatidique et débitent des oracles ! Hippocrate a pu le croire ; mais à qui persuadera-t-on aujourd'hui qu'examiner les selles, les urines, les sueurs, etc., y chercher des signes de coction, annoncer des crises et prononcer des sentences de mort, c'est à peu près là tout ce que l'on doit faire auprès d'un malade ?

Non, non ! ce n'est point ainsi que nous entendons la médecine ; nous en faisons, nous, un instrument de salut avec lequel nous frappons vite et fort la maladie, afin d'en briser le cours désorganisateur : voilà pourquoi notre école obtient des succès si prompts, si nombreux, et parfois si inespérés. L'école naturiste peut-elle en offrir de semblables ? les Épidémies d'Hippocrate sont là pour répondre. Qui ne voit de suite que cette différence de résultats ne peut venir que de la différence de théories? Dans celle du médecin de Cos on abandonnait les maladies à elles-mêmes, parce qu'on *attendait* une délivrance par les crises : ce qui, traduit en langage du jour, signifie que l'irritation, allant toujours croissant, finissait par entamer les organes et amener des lésions profondes et variées, suivies la plupart du temps d'une fin tragique. Dans la théorie des médecins physiologistes au contraire, l'expectation en est bannie à tout jamais; ils ont inscrit sur leur bannière ces mots : *In principiis obsta;* aussi sont-ils extrèmement vigilants à attaquer les maladies dès leur début. Ils pensent, eux, parce que l'expérience le leur a appris, que l'irritation ayant une tendance à la désorganisation, ne saurait être prise trop tôt; ils la traitent en conséquence à la façon d'Asclépiade de Pruse, qui l'enlevait *citò et tutò.* S'ils n'ont pas le bonheur d'en venir toujours à bout par une attaque brusque et hardie, ils savent du moins qu'Hippocrate, avec sa manière timide et dilatoire, n'obtiendrait pas plus de succès.

Que dis-je, plus de succès ! Pouvait-il en espérer celui qui, regardant les maladies comme un conflit entre la nature et un principe agresseur, les laissait tranquillement marcher, et ne faisait rien pour garantir nos organes de leur atteinte meurtrière ! qui ne voulait voir dans les symptômes que des signes destinés à représenter le combat morbide, et ne les étudiait que pour apprendre de quel côté demeurerait la victoire ! qui réduisait toutes les formes morbides à une seule ! car de quelque point de l'organisme que surgissaient les symptômes, c'était toujours les puissances de la vie aux prises avec un principe ennemi (1) ; qui, en con-

(1) « A Cnide, dit Aubry (Oracles de Cos), on divisait les maladies en différents genres, chaque genre en espèces. A Cos, la famille des Asclépiades ne s'occupait que *des signes*, sans s'embarrasser du nom de la maladie ». Ce qui veut dire que les médecins de Cos ne s'occupaient que du pronostic, et négligeaient entièrement le diagnostic.

Nonnulli, dit Hippocrate lui-même, *singulorum morborum numeros dilucidè pronuntiare volentes, non rectè scripserunt. Neque enim eos numerare facile fuerit, si quis ex eo morbum œstimet, quod ab altero morbo re quadam differat, neque eundem esse morbum reputet, nisi idem nomen sortiatur ».*

(De vict. Rat. in mob. acut.)

La maladie consistant, dans la doctrine d'Hippocrate, en une réaction de la nature contre une puissance ennemie, était essentiellement un acte de tout l'organisme, qui avait une tendance, un but bien déterminé ; et ce but était l'expulsion de la matière morbifique. Or, cet acte de tout l'organisme ne pouvait avoir un siége circonscrit, c'est-à-dire résider dans un organe ou système d'organes. Voilà pourquoi l'étude du siége des maladies, et, par suite, du diagnostic, était entièrement négligé par Hippocrate. Baglivi (tom. 1er, pag. 123), a donc eu tort de dire : *Diligentissimus Hippocrates fuit in investigandis morborum differentiis,* à moins qu'il n'ait ete trompé comme Sydenham, qui, attribuant au vieillard de Cos les traités des affections et des maladies internes, a dit aussi, lui : *Hippocrate a exposé clairement les symptômes de chaque maladie.*

(Préface, pag. 128).

séquence, ne faisait aucun cas du diagnostic, et ignorait le siége si divers des maladies, leur véritable nature, le mécanisme de leur développement, le jeu admirable des sympathies; car l'axiôme *consensus unus*, etc., qu'on a cité tant de fois, n'est pas de lui (1), ou, s'il en était, il ne pourrait signifier que ceci : Tout conspire, tout concourt, dans l'organisme, à éliminer la cause morbifique.

Hippocrate ayant des idées aussi fausses sur la nature de la maladie en général, sa thérapeutique devait nécessairement s'en ressentir. L'humorisme ressort de sa théorie comme conséquence naturelle; il était donc tout simple qu'il n'estimât les remèdes qu'autant qu'ils avaient de prise sur les humeurs; ils étaient tous pris, comme de raison, dans la classe des évacuants. Il ne paraît pas qu'il fît usage des révulsifs, quoique Barthez, qui ne distinguait pas assez les ouvrages légitimes de ceux publiés sous son nom, ait prétendu le contraire. Les vomitifs, les purgatifs, quelquefois la saignée, mais très rarement, composaient toute sa matière médicale. Avant de toucher aux humeurs, il attendait qu'elles eussent subi la coction. *Ne remuez*, dit-il, *que les humeurs cuites, et non celles qui sont crues;* c'est-à-dire que le commencement qui, pour nous, est le temps le plus opportun pour l'attaque, n'était pour lui qu'un temps de repos. Tandis que nous travaillons de toutes nos forces à enlever l'irritation dès qu'elle se montre, traitée

(1) Sprengel, Hist. de la méd., tom. 1ᵉʳ, p. 569.

par lui elle poussait des racines profondes , et il laissait ainsi échapper l'occasion tant recommandée dans le recueil qui porte son nom. Il avait une autre maxime non moins singulière; la voici : *Quand la maladie est dans toute sa vigueur, le repos vaut mieux que l'action.* Nous pensons au contraire que nos moyens répressifs doivent être proportionnés à la violence du mal , et que plus celui-ci a acquis d'intensité, plus nous devons lui opposer des remèdes énergiques. C'est ainsi que nous nous conduisons à l'égard des inflammations , les maladies les plus communes et les plus meurtrières, quand elles ne sont pas étouffées dès le berceau.

Les émissions sanguines sont pour nous un des moyens par excellence que nous employons fréquemment. Comme le plus grand nombre des maladies débutent par l'irritation quand elles ne sont pas elles-mêmes inflammatoires, ce qui arrive le plus souvent, la soustraction du sang, soit par la lancette, soit par les sangsues, est presque toujours indiquée. Pratiquée largement au début des phlegmasies viscérales chez des sujets bien constitués, nous les emportons ordinairement d'emblée; c'est encore à M. Broussais que nous devons ce bienfait. Non-seulement Hippocrate ne songea jamais à *juguler* les inflammations, mais il n'avait recours à la saignée que très rarement, comme il est facile de s'en convaincre en lisant les Épidémies. Nous n'en trouvons qu'un seul exemple dans le premier et le troisième livres, les seuls qui sont incontestablement de lui. Galien a voulu le justifier en disant qu'il n'est pas vraisemblable qu'il ait omis de saigner ceux de ses malades qui le réclamaient le plus impérieusement ; et s'il n'en parle pas, on aurait tort d'en inférer qu'il ne saignait presque jamais. Le Clerc lui répond, péremptoirement à mon avis, qu'Hippocrate, qui était si exact à rapporter jusqu'aux petits remèdes dont il s'était servi, tels que les suppositoires, n'aurait pas manqué de rappeler le plus considérable, s'il y avait eu recours.... Il y a plus d'apparence, continue-t-il, que s'il ne parle point de la saignée dans la plupart des cas qu'il a décrits, c'est qu'il ne s'en est point servi. Cela n'est pas tant contre ses principes que Galien a voulu l'insinuer ; il paraît au contraire qu'en cela il les suit précisément (1).

Or, ses principes étaient de prescrire le régime, son remède favori, et de s'en rapporter à la nature pour le reste. Cependant le pouvoir qu'il attribuait à cette espèce de providence intérieure, quoiqu'immense, n'était pas illimité. Il ne devait à la vérité rien faire de lui-même ; mais, ministre servile, il attendait toujours ses ordres pour agir : de-là cette autre maxime : *Observez les mouvements de la nature, et évacuez les humeurs par la voie qu'elle a choisie.* S'il y a dégoût, amertume à la bouche, vomissement, douleur à l'épigastre, donnez un vomitif ; si des douleurs se font sentir au-dessous du diaphragme, vers l'ombilic, accompagnées d'un sentiment de pesanteur dans les genoux et de douleur dans les lombes, préférez un pur-

(1) Hist. de la méd., pag. 489 et suiv.

gatif : telles étaient ses règles de conduite ; on
sent combien elles devaient amener de déceptions
et de mécomptes. Les signes qu'il donne comme
annonçant le besoin de ces évacuants, indiquent
plutôt une irritation des premières voies. L'erreur
était grave, surtout pour lui, qui n'avait à sa disposition que des purgatifs violents, comme l'ellé-
bore, l'élatérium, la coloquinte, la scammonée, etc.

Hors les cas où il aidait la nature dans l'évacuation des humeurs, sa théorie le réduisait à
l'inaction. Le *natura morborum curatrix* faisant le
fond de sa doctrine, il devient évident que le repos était pour lui préférable à tout : de-là la médecine expectante, une des conceptions les plus
étranges qu'ait enfantées l'imagination romantique
des médecins hippocratiques ; car attendre qu'il
plaise à la nature de nous délivrer de nos maux,
c'est laisser l'économie en proie à la douleur,
c'est donner le temps aux altérations de dévorer
nos viscères, c'est, en un mot, nous conduire sûrement à la mort. Quand nous possédons les
moyens de prévenir de si fâcheux résultats, ne
serait-il pas inhumain de ne pas les mettre en
usage ? Que les médecins naturistes répondent !

SECTION DEUXIÈME.

La nature guérit-elle les maladies ?

Cette question me semble se rattacher à celle
de l'existence de Dieu. En effet, si nous tenons

l'être d'une divinité bienfaisante, pourquoi, dans sa libéralité, n'aurait-elle pas mis en nous un principe qui veille à la conservation de nos jours? Dans ce cas, qui sait si l'espèce de perturbation que nous éprouvons quand nous sommes malades, n'est pas une de ces combinaisons providentielles qui sont le plus souvent une énigme pour nous, et dont les ancêtres d'Hippocrate auraient deviné le secret en y voyant un débat élevé entre la nature et la cause morbifique?

Cette question, présentée de cette manière, devient plus complexe et tient, comme on le voit, à d'autres questions très ardues et qui, pour être traitées convenablement, demanderaient des lumières et une force de raison auxquelles je suis loin de prétendre. Ce n'est pas que ces matières me soient étrangères, j'y ai même consacré beaucoup de temps, et n'ai cessé d'en faire l'objet assidu de mes méditations. Si, malgré mes patients et laborieux efforts, je n'ai pu soulever le voile qui couvre tant de mystères, les bornes de l'esprit humain, d'un côté, l'immensité du sujet, de l'autre, ses difficultés et, par-dessus tout, mon incapacité, sont les causes qui ont opposé une résistance invincible à mon inquiète curiosité; car, pour ce qui dépend de moi, je n'ai épargné ni veilles, ni lectures, ni méditations; et si, de tout ce travail opiniâtre, je n'ai recueilli que des doutes et des perplexités, c'est apparemment qu'il y a une trop grande disproportion entre ces matières élevées et ma faible intelligence.

Pourquoi, me dira-t-on, s'épuiser en vaines re-

cherches sur des choses qui surpassent la raison
humaine? Quoi! je verrai ces globes immenses et
infinis en nombre, suspendus pêle-mêle dans les
cieux, je les verrai traverser l'espace en tous sens,
et pourtant d'un mouvement si réglé qu'ils ne se
heurtent jamais; je verrai cet astre éclatant, source inépuisable de lumière, dont les rayons bien-
faisants répandent partout la fécondité; je verrai
notre terre, se balançant librement dans les airs,
aller d'un tropique à l'autre et ouvrir son sein
maternel aux douces influences du ciel, je la verrai se couvrir de végétaux, se parer de fleurs,
donner naissance à une foule d'animaux; et toi,
ô homme! jeté nu sur cette terre, et en butte à
tous les éléments, je te verrai non-seulement les
maîtriser, mais construire des villes, fonder des
empires, créer les arts et les sciences, et, portant
vers le ciel un regard scrutateur, je te verrai
soumettre au calcul ces astres qui peuplent l'em-
pirée, suivre leur marche, prédire leur retour,
puis, ce qui n'est pas moins merveilleux, je te
verrai, dans l'espace étroit de ton cerveau, embras-
ser l'immensité de l'univers et comprendre l'infini,
tenir en réserve tous tes souvenirs, en disposer
selon tes besoins, et, les trouvant toujours prêts
à obéir à ta volonté, leur ordonner de paraître
et de s'en aller pour faire place à d'autres, sans
que cette succession rapide d'ordres contraires
n'amène de trouble sur leur passage; et ensuite,
rentrant en toi-même, surpris de l'étendue et de
la variété de tes conceptions, comme si tu t'en
sentais incapable, je te verrai chercher une ori-

gine céleste à tes pensées; je verrai, dis-je, toutes ces merveilles, et, dans la juste admiration
qu'elles m'inspirent, je me bornerai à une contemplation stérile, sans chercher à connaître ce
qui les produit, moi être pensant, raisonnant! De
bonne foi, la chose est-elle possible (1)?

J'ai donc, comme tant d'autres, essayé de pénétrer la cause de tous ces mystères. Je me suis
d'abord adressé à la religion, je lui ai demandé
de m'initier à ses secrets; et, assis patiemment sur
le seuil de son temple, j'ai attendu long-temps
que les portes du sanctuaire me fussent ouvertes.
J'espérais y voir assise sur son trône la Vérité

(1) Mme de Staël a dit : « Qui peut avoir la
faculté de penser et ne pas s'essayer à connaître
l'origine et le but des choses du monde »?

De l'Allem., tom. II, pag. 288.

Si l'accès de ces mystères m'était interdit, dit à
son tour Sénèque, ce n'aurait pas été la peine de
naître : *Nisi ad hæc admitterer, non fuerat nasci.*

(Quest. nat., præf., lib. 1).

Que d'hommes vivent cependant et ne demandent
point à être admis dans le mystère de la création !
Mais, pour avoir ce désir-là, il faut le sentir, et
tout le monde n'a pas l'âme de Sénèque, de Séné-
que qui, se rappelant sans doute ce vers de Virgile :

Felix, qui potuit rerum cognoscere causas!

s'écriait : La plénitude et le comble du bonheur pour
l'homme, c'est de s'élancer dans les cieux, et de
pénétrer dans les replis les plus secrets de la nature.

frappant de sa vive lumière tout mortel qui a l'œil assez fort pour en supporter l'éclat ; mais accoutumé apparemment à vivre dans une atmosphère nébuleuse, les premiers moments que j'y fus admis ma vue fut éblouie par un si grand jour. Une fois que mes yeux s'y furent habitués, je parvins à grand'peine à regarder le soleil en face ; mais ma curiosité pensa me coûter cher : le faisceau de lumière qui pénétra jusqu'à la rétine la frappa d'une paralysie presque complète, en sorte que je ne pus, pour ainsi dire, rien distinguer.

J'eus hâte de quitter un séjour pour lequel je n'étais pas fait ; je dirigeai ensuite mes pas vers la philosophie : là du moins, me disais-je, tout est humain et par conséquent à ma portée ; je pourrai donc tout à mon aise étudier ce qu'ont pensé là-dessus ces sages qui se disent les lumières et la gloire du monde. Je me mis à fouiller curieusement leurs livres, j'examinai leurs systèmes ; je ne trouvai la plupart du temps que contradictions, paradoxes et incertitude. Et après avoir long-temps erré sur cette mer des opinions humaines, pleine d'écueils et célèbre par tant de naufrages, j'ai fini par subir le sort commun à tous ceux qui entreprennent cette navigation périlleuse : j'ai été englouti dans cet abîme sans fond.

Je ne me rebutai point cependant : comme Antée, je sentais mes forces renaître par cette nouvelle chute ; mais je compris que je devais demander la solution du problème ailleurs qu'à la philosophie spéculative et à la théologie. Celle-ci a pourtant, je l'avoue, une manière bien commode de se tirer d'affaire. En faisant intervenir la divinité dans toutes ses explications, rien ne l'embarrasse; mais on reconnaît là trop facilement le *deus e machiná* d'Aristote. Toutefois, il faut convenir qu'en plaçant ainsi la difficulté dans les inter-mondes, on la porte si loin que nos faibles yeux ne peuvent l'y suivre et la perdent facilement de vue: c'est pourquoi le plus grand nombre la laissent tranquillement reposer dans ce séjour des immortels sans songer à l'en tirer. Cette manière de trancher le nœud a d'ailleurs l'immense avantage d'être conforme à l'opinion des puissants du jour, de mettre les esprits ordinaires à l'aise en favorisant la paresse, et de leur épargner cette espèce de torture que les génies de haut vol éprouvent quand ils veulent pénétrer la profondeur de ces mystères: tous motifs d'un grand poids pour s'y tenir. Mais que peuvent ces raisons auprès de ces hommes transcendants qui ne comptent pour rien leurs peines; qui, irrités par les obstacles, redoublent d'efforts pour les vaincre, et ne lâchent prise qu'après en être venus à bout, toujours prêts à sacrifier leur repos et leur fortune pour la vérité, qu'ils préfèrent à tout! Je connais des hommes qui craindraient de s'expliquer ouvertement là-dessus; j'en connais d'autres, et en plus grand nombre, qui n'y ont jamais songé; j'en connais qui trouvent plus aisé de s'en rapporter à l'opinion qui court sans oser rien décider d'eux-mêmes: je laisse tous ces gens croupir, les uns dans leurs froids calculs d'intérêt, les autres dans leur stupide indolence. Pour moi, si c'était ici le lieu de dire

toute ma pensée sur ces matières, je la dirais fran-
chement, méprisant cette lâche réserve qui craint
de mettre au grand jour des sentiments opposés
aux croyances vulgaires.

Mais je n'ai pas à m'occuper de sujets si élevés ;
je chercherai seulement si nous avons en nous,
en santé comme en maladie, un principe qui veille
à la conservation de notre être. Ce dogme antique, chargé de la vénération des siècles qu'il a
traversés presque sans altération, est fait, je l'a-
voue, pour commander le respect : tant de médecins célèbres en ont reconnu l'existence qu'il y a
de ma part de la témérité à en venir ici nier la
réalité. Quoiqu'il en soit, je vais examiner de
bonne foi jusqu'à quel point un pareil dogme doit
être admis.

Pour que le prétendu principe qui nous anime
fût en même temps conservateur, il faudrait avant
tout qu'il existât : or, voilà précisément ce qui est
encore en question. Si des physiologistes en admettent l'existence, il en est d'autres, et dont le
suffrage est d'un aussi grand poids, qui la rejettent formellement. Cette dernière opinion semble
même avoir prévalu aujourd'hui : toutefois, je n'en
examinerai pas moins les principales raisons des
partisans du sentiment contraire. Ils se fondent particulièrement sur ce que la vie peut être détruite
sans aucune altération des organes, et se maintenir au milieu des plus grands désordres organiques. Si, en effet, ces deux propositions étaient
prouvées, nul doute qu'il n'existât en nous un principe indépendant de notre organisation, et qui

préside à l'exercice de nos fonctions. Mais comme il est de toute évidence, pour moi du moins, que l'intégrité des organes est une condition indispensable au maintien de la vie, il s'ensuit que le jeu constant et régulier de l'organisme dépend du bon état des organes et des humeurs, ainsi que de leur action réciproque et harmonique. Cela ne suffirait pourtant pas encore : l'air, l'eau, le calorique, la lumière, le fluide électrique et des aliments ne sont pas des conditions moins essentielles à l'entretien de l'existence. Tant qu'il ne surviendra aucune altération dans toutes ces choses, l'homme jouira de la plénitude de ses fonctions, et la vie par conséquent n'en recevra aucune atteinte; mais elle ne manquera pas de s'altérer ou de s'éteindre tout-à-fait chaque fois qu'une ou plusieurs de ces conditions viendront à manquer. Que le poumon, ou le cœur, ou le cerveau, etc., devienne, par une altération quelconque, incapable de continuer son action; que le sang soit corrompu par un chyle de mauvaise nature ou par toute autre cause; que l'air que l'on respire soit imprégné de miasmes délétères; que le corps soit soumis à une chaleur ou à un froid intense, la mort sera toujours la suite inévitable de l'action plus ou moins prolongée de ces causes destructives. Ainsi donc là vie est sous la dépendance immédiate de l'harmonie qui doit régner entre toutes ces conditions, puisqu'elle cesse quand cette harmonie est rompue sans retour. Si, comme je viens de le dire, la vie est, de toute nécessité, soumise à l'empire de ces conditions, et si elle ne peut exister sans elles et que par elles, n'est-il pas évident qu'elle n'est qu'un simple effet qui trouve sa cause dans la réunion de toutes les conditions que nous venons d'énumérer?

Quand toutes les conditions d'un phénomène sont trouvées, on peut dire que ce phénomène est suffisamment expliqué, du moins selon la faible portée de notre intelligence. En physique comme en physiologie tout se réduit là, car tout y est phénoménal. Telle est la triste destinée de l'esprit humain, qu'il est condamné à ignorer éternellement l'essence de la matière. Constater les phénomènes, déterminer les conditions de leur existence, observer leurs rapports pour en déduire la loi de leur dépendance et de leur filiation, voilà où toutes les facultés de l'homme viennent aboutir. Toutefois, son rôle est encore assez beau : le champ de l'observation est vaste et la moisson abondante : quoique l'on s'y soit précipité de toutes parts pour cueillir, il restera long-temps de quoi glaner.

Mais est-il vrai que la vie puisse cesser malgré l'intégrité des organes, toutes les autres conditions se trouvant d'ailleurs remplies? Pour arguer contre nous de ce petit nombre de cas où la mort semble arriver sans lésion apparente, il deviendrait nécessaire avant toute chose de mettre hors de doute ces deux points essentiels : l'un, que nous connaissons toutes les conditions de l'existence animale; l'autre, que nous possédons des moyens d'investigation assez parfaits pour saisir et apprécier toute altération morbide capable d'amener la mort. Aussi long-temps que ces connaissances nous manqueront nous ne serons jamais en droit d'assurer que telle condition inconnue, et pourtant indispensable à la vie, n'a pas été détruite dans tel cas où nous n'apercevons aucune lésion. L'électricité, par exemple, ou, si l'on aime mieux, le fluide nerveux paraît être une condition nécessaire à l'entretien de la vie; qui oserait affirmer que cette condition venant à manquer, la mort n'en serait pas une suite inévitable? Les recherches les plus minutieuses n'ont pu quelquefois faire rien découvrir sur certains sujets morts de tétanos et d'apoplexie nerveuse. Assurerez-vous que dans ces cas l'éther nerveux n'a éprouvé aucune altération? et s'il en a éprouvé, comme je le crois, est-il étonnant qu'un fluide intangible, insaisissable, n'ait pas laissé après lui de traces apparentes?

D'un autre côté, on n'a pas toujours apporté dans l'examen des cadavres une attention scrupuleuse et néanmoins bien nécessaire à la perfection de ces sortes de recherches. Combien a-t-on resté de temps avant de sentir le besoin d'examiner la moëlle épinière! Et cependant que de sujets enlevés à la vie par la lésion de cet organe, et qui ont passé pour n'avoir aucune altération! Avant que l'on connût le ramollissement de l'encéphale, croyez-vous que ceux qui en sont morts n'ont pas été regardés comme ne portant dans leurs viscères aucun vice morbide? Et les lésions du nerf grand sympathique, avons-nous toujours su les apprécier? Nos connaissances sur ce point sont-elles même aujourd'hui bien avancées malgré les travaux de Lobstein? Bien plus, que d'altérations, qui existaient réellement dans quelques branches du système nerveux, sont restées inaperçues! A cette occasion je me rappelle un fait qui trouve trop naturellement sa place ici pour le passer sous silence. Un homme meurt à l'Hôtel-Dieu de Paris avec tous les symptômes d'une fièvre *ataxo-adynamique*; on l'ouvre, et, après avoir examiné attentivement le cerveau, les poumons, le cœur et les viscères abdominaux, on ne découvre aucune espèce de lésion. Cependant **M.** Lallemand, si connu par ses admirables lettres sur les maladies de l'encéphale, alors élève interne de l'hôpital, aujourd'hui un des professeurs les plus distingués de Montpellier, ayant remarqué que, durant le cours de la maladie, le malade se plaignait de grandes douleurs à l'une des cuisses, disséqua le nerf crural jusqu'à sa sortie du bassin, et aperçut un peu au-dessous de la grande échancrure sciatique un gonflement considérable. Il en fit l'ouverture, et le pus qui en jaillit lui prouva qu'il avait été le siége d'une violente inflammation. Ainsi, sans l'extrème attention de M. Lallemand, le sujet dont je parle eût passé pour n'avoir aucune lésion dans les organes. Et combien ne pourrait-on pas citer de cas semblables! Morgagni parle d'une fille de quarante ans qui, aux yeux de ses médecins, passait pour phthisique, et qui mourut dans un accès d'asthme; il en fit l'autopsie en présence de Valsalva et de plusieurs autres. Après avoir examiné les viscères de l'abdomen, qui n'offrirent rien de remarquable, il passa à ceux de la poitrine, où il s'attendait à trouver la cause de la mort. Quel fut son étonnement lorsqu'il ne vit aucune lésion ni dans le cœur ni dans les poumons! Déjà on avait enseveli les restes de cette fille, lorsque Morgagni proposa à Valsalva d'ouvrir le larynx, qu'on n'avait point coutume d'examiner de son temps. Après qu'on le lui eut apporté il en fit l'ouverture par-derrière, et ce qu'il cherchait se montra aussitôt, c'est-à-dire qu'il trouva la membrane qui tapisse le larynx enflammée et ulcérée, et du pus qui obstruait ce conduit. Cette histoire, observe Morgagni, doit nous apprendre à ne pas attribuer la mort à des spasmes ou à d'autres altérations qui ne tombent pas sous les sens : ce qui serait infailliblement arrivé, si je n'avais pas eu, ajoute-t-il, l'idée d'ouvrir le larynx (1). Je le répète, on a mis dans l'autopsie cadavérique ou trop de précipitation ou trop de négligence, et souvent aussi on a manqué de moyens pour saisir des altérations qui n'étaient que moléculaires, et par conséquent inaccessibles à nos sens. C'est surtout aux désordres de l'innervation que s'applique cette dernière réflexion. « Dans beaucoup de cas où pendant la vie, dit M. Andral, le siége de la maladie avait résidé d'une manière non douteuse dans les nerfs, l'ouverture des cadavres n'y a montré aucune lésion appréciable. J'ai examiné, continue-t-il, plusieurs fois les nerfs dans des cas de sciatique ancienne ou récente, je n'y ai jamais pu découvrir la moindre altération...... Chez une femme qui, pendant les derniers mois de sa vie,

(1) De sedib. et caus. morb., Epist. 13ᵐᵉ, §. 13 et suiv.

avait eu constamment à la nuque, à l'occipital et dans la région latérale gauche du cou, des douleurs très vives qui présentaient tous les caractères de douleurs névralgiques, j'ai suivi avec la plus grande attention les nerfs des plexus brachial et cervical dans leurs troncs, dans leurs rameaux, sans pouvoir rien y découvrir. J'ai examiné, poursuit-il, sur plusieurs cadavres, des nerfs des membres qui étaient le siége de douleurs rhumatismales au moment de la mort; je n'ai pas plus trouvé d'altération dans ces nerfs que dans les cas de névralgie sciatique. Je les ai disséqués avec tout le soin possible chez quelques individus atteints de colique de plomb et morts avec une paralysie des membres supérieurs, et je n'ai pu saisir aucune lésion dans les divers cordons nerveux qui se distribuent à ces membres. Enfin, ajoute M. Andral, dans la maladie épidémique qui a régné à Paris tout l'été dernier (1828), et dans laquelle un des symptômes prédominants était une exaltation de la sensibilité, quelques ouvertures de cadavres ont été faites, et aucune lésion appréciable n'a été trouvée, à ma connaissance, dans les nerfs de ces membres (1) ».

L'anatomie pathologique n'a donc pas de prise sur la plupart des lésions du système nerveux. Elle est de même pour ainsi dire impuissante à nour révéler les différents modes d'altération dont nos fluides sont susceptibles. Or, si l'on ignore

(1) Précis d'Anat. patholog., tom. II, 2ᵐᵉ partie, pag. 852.

de quelle manière nos humeurs peuvent être viciées, et l'influence que ce vice humoral peut
exercer sur la santé, de quel droit affirmerait-on
que la mort n'en a pas été souvent la suite, sans
que jusqu'ici on n'ait pu en découvrir de traces?

Mais ce n'est pas tout : une inflammation peut
donner la mort et ne laisser aucun vestige de son
existence. Ce fait, très important, a pu être tourné en ridicule ou nié même par les antagonistes
de la doctrine physiologique, mais il n'en a pas
été moins mis hors de doute. Souvent, dit M.
Double, les caractères de l'inflammation disparaissent, et cela par le seul fait de la mort, parce
que l'inflammation étant un acte de la vitalité,
l'effet cesse lorsque la cause n'a plus d'action (1)».
Il ne faudrait pas, dit à son tour le célèbre Bichat, juger de la quantité de sang qui pénétrait
le péritoine ou la plèvre enflammée, par celle qu'on
observe vingt-quatre heures après la mort. L'irritation locale étant une cause permanente qui fixait
le sang dans la partie, cette cause ayant cessé,
il s'en échappe. Une membrane séreuse peut avoir
été très enflammée pendant la vie, et présenter
presque son aspect naturel après la mort : c'est
comme dans l'érysipèle (2). J'aurais, observe-t-il,

(1) Sémiot., tom. 1er, pag. 58.

(2) Le docteur Bricheteau rapporte une observation d'un érysipèle général qui, quoique très intense, avait entièrement disparu à la mort.

(Clinique médic. , pag. 57 et suiv.)

été tenté souvent de prononcer, après l'ouverture des cadavres, la non-existence d'une inflammation qui avait été très réelle. La même remarque s'applique au tissu cellulaire, aux surfaces muqueuses enflammées, etc. Voyez un sujet mort d'une angine qui, pendant la vie, avait donné la teinte rouge la plus foncée aux piliers du voile, au voile lui-même et à tout le pharynx : eh bien ! après la mort, les parties ont repris leur couleur naturelle..... Ces principes sont susceptibles d'être appliqués à une foule de maladies : Je le répète, ajoute Bichat, *ils sont d'une importance extrême dans les ouvertures cadavériques.* Leur négligence m'a souvent induit en erreur, dans les commencements, sur l'intensité et même sur l'existence des inflammations aiguës, dont les organes que j'examinais avaient été le siége ».

Examinons à présent si la vie peut se maintenir malgré les lésions les plus profondes des viscères. Sans nul doute le principe vital devrait se soutenir avec la même énergie au milieu des plus grands désordres organiques, si en effet il était distinct de l'organisation; mais qui ne sait au contraire que ceux qui portent de pareilles altérations traînent toujours une existence pénible et languissante, et qu'ils finissent tôt ou tard par être précipités dans la tombe? On arrive, il est vrai, plus lentement au terme fatal; quelques rayons d'espérance viennent luire au milieu des angoisses qui tourmentent le malade, mais un coup mortel a été porté à l'organisme, et la vie ne peut durer. Voyez ce phthisique qu'un ulcère au poumon mine sourdement; le chemin qui le conduit insensiblement au tombeau est pour ainsi dire jonché de fleurs; mille projets enchanteurs se présentent sans cesse à son esprit abusé, mais enfin c'est le flambeau sépulcral qui illumine son court passage : le poumon a cessé d'agir, et il faut mourir. Il en est de même de tous les autres organes importants : aussitôt qu'une lésion quelconque a interrompu leurs fonctions, le jeu de l'organisme cesse en même temps que la vie. On cite à la vérité quelques exemples où l'un des poumons avait été détruit, sans que pour cela la respiration n'ait presque rien perdu de sa régularité, et sans que par conséquent la vie ait cessé. Ce cas s'observe ordinairement à la suite des pleurésies chroniques. On a remarqué, en effet, que l'épanchement séro-purulent qui accompagne cette maladie refoule en haut le poumon, et le réduit quelquefois à un si petit volume que si on ne le recherche avec soin, on pourrait le croire entièrement détruit. Mais ce fait n'est rien moins que concluant; car si la vie se maintient encore ici, c'est que dans les organes pairs l'un peut suppléer à l'autre. On a souvent vu un rein rongé par la suppuration, et la secrétion de l'urine avoir lieu la même chose : n'est-il pas évident qu'un seul rein faisait l'office des deux ? Il en est absolument de même pour les poumons : si l'un est profondément altéré et cesse son action, l'autre n'en continue pas moins d'agir, et la respiration s'exécute toujours. Pour que ces faits qu'on nous oppose fussent de quelque poids contre nous, il faudrait que l'acte respiratoire eût lieu sans poumons, la secrétion urinaire sans reins, etc... Mais ne voit-on pas de suite l'impossibilité de pareils faits? l'instrument brisé, est-il possible que le pouvoir qui en dérive puisse lui survivre?

Les spiritualistes citent de leur côté des cas où l'on a observé l'atrophie complète de l'un des hémisphères cérébraux sans aucune altération des facultés intellectuelles. Dira-t-on, se demande M. Blaud, que l'hémisphère qui reste intact supplée dans ses fonctions à l'hémisphère qui n'existe plus? oui sans doute, nous le dirons; et, nous le dirons, parce que, d'un côté, le cerveau est un organe pair, et que, de l'autre, l'absence complète des hémisphères encéphaliques entraîne toujours l'abolition de la pensée. Mais, répondra M. Blaud, dans certaines maladies cérébrales où le cerveau est *presque* entièrement désorganisé, comme dans l'hydrocéphale chronique, par exemple, souvent la volonté, comme toutes les autres fonctions de l'entendement, se conserve intacte (1). Il est étonnant que M. Blaud cite de pareils faits, après l'explication aussi ingénieuse que vraie donnée récemment par le célèbre Gall. Ce savant physiologiste a démontré que dans les hydropisies lentes du cerveau la substance de ce merveilleux organe n'était point détruite; qu'étant seulement comprimée peu à peu par l'eau qui s'amassait dans les ventricules, les circonvolutions s'effaçaient insensiblement, et que les fibres qui entrent dans sa composition ne fai-

______

(1) Physiol. philos., tom. 1er, pag. 233.

saient que changer de direction en devenant hori-
zontales, de verticales qu'elles étaient. Or, comme
les fonctions de ces fibres ne dépendent point de
leur situation, et que d'ailleurs dans ce déplisse-
ment graduel elles conservent leur intégrité, il en
a conclu avec juste raison que l'exercice de la
pensée ne devait en éprouver aucune atteinte. «Ainsi, conclut Gall, ce que l'on a dit relativement à
l'hydropisie cérébrale, aux têtes sans cerveau, aux
cerveaux détruits, désorganisés et dissous, tombe
entièrement, et par conséquent toutes les inductions que l'on tirait de ces prétendus faits contre
la doctrine que le cerveau est l'organe de l'âme,
se trouvent anéantis (1) ».

Dans tous ces faits nous ne voyons rien, absolument rien de favorable ni aux fauteurs de l'âme
ni aux partisans du principe vital; car si le jeu
de l'organisme continue malgré ces désordres organiques, il n'en a pas moins perdu de sa régularité, et la fièvre hectique qui se développe alors,
et le trouble de la nutrition, et le marasme affreux qui le suit, n'attestent que trop cette vérité.
Si la mort arrive plus tardivement ici, ce n'est
point à la puissance du *recteur interne* que ce retard
est dû, mais plutôt à la marche lente et insensible de l'affection elle-même. En effet, il est digne de remarque qu'une altération subite, quoique
peu considérable, produit dans l'économie beaucoup
plus de désordre que la même altération survenue
peu à peu, malgré qu'elle soit infiniment plus éten-

______

(1) Fonct. du cerveau, tom. II, pag. 255 et suiv.

due. Les exemples se présentent en foule pour étayer cette assertion; je n'en citerai qu'un : On a souvent vu des apoplexies, dont le foyer était très borné, produire une paralysie complète; des inflammations du cerveau, aussi circonscrites, causer des convulsions dans toute la moitié du corps, et la mort arriver promptement dans l'un et l'autre cas, tandis que d'autres fois on a observé des tumeurs squirreuses énormes, des abscès, des épanchements considérables de sérosité qui n'avaient déterminé pendant long-temps que de l'altération dans les facultés intellectuelles.

De tout ce qui précède il résulte clairement que l'intégrité de l'organisation tient la vie sous sa dépendance immédiate. L'expérience a tellement convaincu les hommes de cette vérité, que, lorsqu'ils veulent donner la mort à un animal, ils attaquent directement l'organisme, afin d'interrompre le cercle d'actions qui constituent la vie. En portant leurs coups sur le cerveau, le cœur, les gros vaisseaux, etc., ils brisent la chaîne de l'existence, et un des anneaux une fois rompu, la vie cesse tout aussitôt. Jamais ils n'arriveraient à ce résultat en cherchant à agir sur le prétendu principe vital : comment en effet atteindre ce qui n'a aucune réalité objective? Ma profession de foi sur ce point est donc qu'il n'y a pas plus de principe de vie sans organisation que de mouvement sans matière.

Vous niez, diront mes adversaires, le principe vital, ce don providentiel, et c'est lui qui, comme un génie tutélaire, veille sans cesse sur vous. Mille agents de destruction nous environnent: n'est-ce pas à sa sollicitude que vous devez d'en être préservé? En vain l'air respirable porte dans son sein des émanations contraires à la vie du sang, une sentinelle vigilante les en écarte (1). Si l'on se trouve exposé à une forte chaleur, la sueur ruissèle par tous les pores et produit du froid en s'évaporant (2). Enfin, pour tout dire en un mot, la vie n'est qu'une lutte contre les forces générales de la matière qui, loin de l'entretenir, ne tendent qu'à l'étouffer (3).

Ne dirait-on pas, à entendre ce langage, que l'homme est doué d'une force toute puissante contre les causes de mort qui l'entourent? Et cependant que faut-il pour tuer ce roi de l'univers? il n'est pas nécessaire pour cela, dit Pascal, que la nature entière s'arme contre lui : une vapeur, une goutte d'eau suffit.

Le principe vital a si peu le pouvoir de neutraliser les effets d'une atmosphère infecte, ainsi que le veut M. Ribes, que, tous les jours, les ouvriers qui travaillent les métaux, tels que le plomb, le cuivre, etc., sont atteints de colique métallique. Cette *sentinelle*, qui éloigne de nos poumons *avec tant de vigilance* les molécules délété-

(1) Anat. pathol., tom. 1er, pag. 23, par M. Ribes, professeur à Montpellier.

(2) M. Virey, Philos. de l'Hist. nat., pag. 63.

(3) M. Adelon, Physiol. de l'homme, tom. 1er, pag. 19, 1re édit.

res, préserve-t-elle ces Européens qui, dans les régions tropicales, sont moissonnés chaque année par les fièvres pernicieuses? Les vidangeurs, à quels périls ne sont-ils pas exposés? et malgré le génie qui les protège, combien ont succombé au méphitisme! Je suppose M. Ribes plongé dans une atmosphère où entre seulement pour quelques centièmes le gaz hydrogène sulfuré; croit-il que le principe qui l'anime soit assez puissant pour rendre nuls les terribles effets de ce poison subtil? J'ai lu quelque part qu'on ne pouvait s'asseoir impunément sous un certain arbuste de l'Amérique : est-ce que le dieu tutélaire préposé à notre garde s'enfuirait effrayé et nous abandonnerait à sa funeste influence?

M. Virey insite et dit : Le principe de vie est doué d'une énergie telle qu'il a le pouvoir de produire du froid contre les trop grandes chaleurs auxquelles le corps humain est exposé : j'en conviens avec M. Virey; mais les vases qui sont connus en Égypte sous le nom de qouleh ou de bardaque, placés sous les rayons d'un fort soleil, ont également la propriété de rendre l'eau fraiche : est-ce qu'ils posséderaient aussi, eux, quelque principe capable de repousser le calorique et de développer du froid?

Ce n'est pas tout encore : on veut absolument que la vie ne soit qu'un état de guerre entre la matière animée et la matière inorganique. Un état de guerre......! y pense-t-on (1)? Quoi! la ma-

(2) La vie ne peut se maintenir sans l'assistance

18

tière changerait de nature en passant de l'état brut à l'état organique? Il est vrai que l'on ignore comment ce passage s'effectue ; mais parce qu'il est demeuré jusqu'ici un mystère pour nous, est-ce une raison pour qu'il n'ait pas lieu ? Tout nous prouve au contraire que la vie est le produit d'agents physiques, et que la lutte qu'on suppose exister entre les deux sortes de matières n'est par conséquent qu'une chimère. Mais, pour mettre la chose dans tout son jour, il faut reprendre les choses de haut. Nous allons donc creuser la question plus profondément, et tâcher, s'il se peut, d'en faire jaillir la vérité.

D'abord, où la vie se développe-t-elle avec le plus d'énergie? n'est-ce pas dans ces régions où les pouvoirs de la nature sont les plus actifs, où la chaleur féconde du soleil se trouve réunie à une grande quantité d'eau, à de violentes explosions du fluide électrique, et, en un mot, à tout

de ses modificateurs, c'est-à-dire de l'air, des aliments, de la chaleur, etc., mais il faut qu'ils observent certaines limites. S'ils dépassent ces limites, ou l'organisme en est douloureusement affecté, ce qui produit la maladie, ou quelques-uns de ses ressorts sont brisés plus ou moins vite, ce qui amène la mort. Dans ces deux cas les choses qui entretiennent la vie peuvent être dites *ennemies* de la vie : voilà sans doute pourquoi on leur donnait autrefois, improprement, le nom de *non naturelles;* et voilà encore pourquoi on les suppose en conflit permanent avec le prétendu principe qui nous anime. Mais la vérité est que rien n'est plus ridicule que le combat censé exister entre la vie et les choses qui lui sont le plus nécessaires.

ce que nous concevons de vivifiant? Comparez, sous
ce rapport, les tropiques aux régions polaires : quel
contraste! ici tout languit, végétaux et animaux,
tout se rapetisse; les arbres sont rabougris et les
plantes rampantes à la manière des mousses. Là,
au contraire, quelle richesse! quel luxe de vie!
où trouve-t-on des animaux plus grands, plus forts
et plus hardis? Où voit-on une végétation plus
magnifique? C'est là que se déploient majestueu-
sement ces palmiers dont la tige s'élève jusqu'à
près de deux cents pieds ; c'est là que les feuilles
du talipot acquièrent des dimensions tellement
gigantesques, qu'une seule peut mettre quinze à
vingt hommes à l'abri du soleil ou de la pluie ;
c'est là encore que se trouve ce végétal parasite
dont le bouton, avant de s'épanouir, a près d'un
pied de diamètre, et dont la fleur, entièrement
développée, contient une douzaine de pintes d'eau ;
c'est là enfin que la forme étroite de nos lézards
s'étend jusqu'à celle de ces terribles crocodiles
dont le corps est colossal, et que le chat, un de
nos animaux domestiques les plus petits, se retrouve
dans le tigre, le lion, le jaguar.

D'où vient cette extrême différence? Eh! qui ne
le voit! Dans les plages désertes et glacées du nord
le soleil n'envoie que quelques rayons épars, sans
force et sans chaleur : voilà pourquoi les pôles
sont la sombre demeure de l'engourdissement et de
la mort. Sous la zône torride des flots de lumière,
de calorique et de fluide électrique inondent la
terre humectée et répandent partout le mouvement
et la vie. Aussi voyez avec quelle majesté se dé-

veloppent sur cette terre fortunée tous les êtres animés : de simples graminées y sont comme d'immenses houblons, et nos fougères y deviennent si hautes qu'elles ressemblent à des palmiers. Tous les animaux, jusqu'aux scarabées, aux papillons, acquièrent des dimensions extraordinaires et s'y parent de couleurs les plus variées et les plus brillantes.

Mais, sans aller si loin, l'hiver et l'été offrent sous nos yeux le spectacle d'un contraste presque aussi frappant. Dans l'hiver tout prend un air sombre et rembruni, et présente l'aspect le plus triste : les plantes tombent desséchées ou sont réduites en putrilage ; les arbres, dépouillés de leur verdure, ne présentent qu'un tronc nu et sans parure ; les fleuves inondent les champs ou sont enchaînés dans leur lit par les glaces ; des vents furieux bouleversent les airs et désolent la campagne ; des animaux, les uns s'enfoncent sous la terre, y gisent sans mouvement et comme frappés de léthargie ; les autres, abattus par le froid, ont perdu leur voix, et s'en vont en troupe ou solitaires quêtant une nourriture rare et chétive. Mais le soleil s'avance-t-il vers le solstice d'été, la nature quitte bientôt ses habits de deuil : déjà les glaçons ont fait place à la verdure ; les plantes se parent de fleurs ; les animaux engourdis se réveillent de leur mort apparente et se promènent pleins de vie ; d'autres bondissent dans la plaine ou voltigent dans les airs, et font entendre des chants d'amour. En un mot, tout se ranime, tout respire l'allégresse et brille de joie sous la chaude haleine du zéphyr printanier.

Hé bien ! apercevez-vous maintenant l'empire qu'exerce la chaleur sur le monde animé ? Si vous voulez voir de même la puissance de l'eau sur la vie, considérez l'intérieur de l'Afrique : là sont d'immenses plaines de sable qu'aucune rosée ne vient humecter. De toute la superficie de ce sol sablonneux s'élèvent des colonnes d'air embrâsé qui dissolvent les vapeurs et engloutissent les nuées à leur rapide passage (1). Aussi jamais aucune pluie ne rafraîchit cette terre désolée qui, par son aridité, s'oppose à tout développement de la vie organique ; mais si des sources viennent à se montrer sur quelques points de cette vaste mer de sable, une île de verdure se forme presque aussitôt et contraste merveilleusement avec la nudité et la stérilité du désert qui l'environne. Tels sont ces cantons fertiles et arrosés par des ruisseaux, nommés *oasis*, qui servent de lieu de repos aux caravanes. Avec quelle joie le voyageur qui, depuis long-temps ne voit autour de lui qu'une plage aride et dénuée d'arbres, aborde en ces lieux *enchantés* où il trouve de l'ombre pour se reposer et de l'eau pour rafraîchir son gosier desséché !

La chaleur et l'humidité paraissent donc être les agents qui favorisent le plus puissamment la végétation ; mais il est nécessaire qu'elles soient dans des proportions déterminées, et qu'elles se pondèrent l'une l'autre. Comparez, sous ce rapport, l'Afrique à l'Amérique : dans l'Afrique la

______

(1) Alex. Humboldt, Tabl. de la nat., tom. 1er, pag. 7 et 8.

sécheresse domine, ce qui est dû à d'immenses
étendues de sable d'où se réfléchit une chaleur
brûlante, au souffle embrâsé des vents, au défaut
de grandes rivières, de forêts et de hautes montagnes exhalant des vapeurs aqueuses et produisant
du froid ; dans l'Amérique des causes multipliées
contribuent à diminuer la sécheresse et à tempérer
la chaleur. Parmi ces causes, on compte le peu
de largeur de ce continent découpé de mille manières ; son prolongement vers les pôles glacés ;
l'océan, dont la surface non interrompue est ba-
layée par les vents alisés ; l'aplatissement de la
côte orientale ; des courants d'eau très froide,
qui se portent depuis le détroit de Magellan jusqu'au Pérou ; de nombreuses chaînes de montagnes
remplies de sources, et dont les sommets couverts
de neige s'élèvent bien au-dessus de la région des
nuages ; l'abondance de fleuves immenses qui,
après des détours multipliés, parcourent les régions les plus lointaines ; des déserts non sablonneux, et par conséquent moins susceptibles de
s'imprégner de chaleur ; des forêts impénétrables
qui couvrent les plaines de l'équateur remplies de
rivières, et qui, dans les parties du pays les plus
éloignées de l'océan et des montagnes, donnent
naissance à des masses d'eau qu'elles ont aspirées
ou qui se forment par l'acte de la végétation.
Toutes ces circonstances réunies produisent dans
les parties basses de l'Amérique un climat qui
contraste singulièrement par sa fraîcheur et son
humidité avec celui de l'Afrique. C'est à elles seules
qu'il faut attribuer cette végétation si forte, si

abondante, si riche en sucs, et ce feuillage si épais
qui forment le caractère particulier du Nouveau-
Monde. Ces circonstances expliquent comment,
malgré leur ressemblance extérieure de forme,
l'Afrique et l'Amérique offrent des différences si
tranchées dans leur température et dans leur végétation (1).

Ce n'est pas assez d'avoir prouvé que les circonstances extérieures exercent une influence si
active sur la vie organique, il faut de plus rendre
probable (je m'exprime ainsi parce que, dans une
matière aussi obscure on doit se contenter de pro-
babilités), il faut de plus, dis-je, rendre probable que la vie est le produit immédiat de certains
agents physiques. Et d'abord remarquons que chaque zône a sa création particulière, ce qui ne peut
venir que de l'influence différente du climat, c'est-
à-dire de la constitution et de l'élévation du sol,
de la qualité de l'air, du plus ou du moins d'humidité, de calorique, d'électricité, etc. Le bou-
leau, dont les racines aiment l'humidité, se plaît
dans les lieux froids et aquatiques; le liége, au
contraire, préfère les sables chauds et arides. C'est
en vain que vous chercherez dans le nord l'oran-
ger, ami de la chaleur, et le sapin dans les plaines brûlantes de l'équateur. Il y a cependant une
exception : Comme dans la zône torride des
montagnes élèvent aussi leurs sommets sourcilleux
jusqu'aux nues, la température froide d'une si

______

(1) Tabl. de la nat. par Alex. Humboldt, tom. 1er,
pag. 19 et suiv.

grande élévation donne naissance aux chênes, aux cyprès, aux sapins : en sorte que les habitants de ces contrées jouissent de ce singulier spectacle d'avoir sous les yeux des bananiers, des palmiers, et des arbres qui semblent n'appartenir qu'aux régions boréales. Mais cette exception, loin de nous être défavorable, rentre au contraire dans notre manière de voir (1).

Une preuve que chaque végétal, chaque animal a son lieu propre, c'est que si vous transportez les produits vivants d'un climat dans un autre, ou ils périssent pour la plupart, ou, s'ils survivent, ils subissent des modifications remarquables. Transplantez un palmier, un bananier en Europe, ils mourront infailliblement. Le bœuf, à Madagascar, porte sur le dos une bosse du poids de cinquante livres, qui disparaît peu à peu à mesure que l'on s'éloigne de cette île. Au cap de Bonne-Espérance le mouton traîne une queue de vingt livres pesant ; en Angleterre, dans le comté d'Oxford, il a la taille d'un âne, et en Turquie sa laine est tachetée comme la peau d'un tigre.

« Les grandes terres, dit Cuvier (2), comme

---

(1) Si ces plantes hyperboréennes, dit M. Henri Réboul, n'avaient germé en même temps aux Poles et sur les sommets de l'Imalaya, des Cordillères et des Alpes, comment seraient-elles parvenues de l'un à l'autre de ces sommets, à travers tant de mers et de régions brûlantes ou tempérées intermédiaires ?

(Géolog. de la périod. quaternaire, pag. 167).

(2) Discours sur les révolut. du globe, pag. 65 et suiv,

l'Asie, l'Afrique, les deux Amériques et la Nouvelle-Hollande ont des espèces d'animaux *propres* à chacune d'elles. Ainsi quand les Espagnols parcoururent pour la première fois l'Amérique méridionale, ils n'y trouvèrent pas un seul des quadrupèdes de l'Europe, de l'Asie ni de l'Afrique. Le puma, le jaguar, le tapir, le cabiai, le lama, la vigogne, le paresseux, les tatous, les sarigues, tous les sapajous furent pour eux des êtres entièrement nouveaux. La même chose, ajoute ce savant, s'est renouvelée de nos jours quand on a commencé à examiner les côtes de la Nouvelle-Hollande. Les divers kanguroos, les phascolomes, les dasyures, les péramèles, les phalangers volants, les ornithorinques, les échidnés sont venus étonner les naturalistes par des conformations étranges qui rompaient toutes les règles et échappaient à tous les systèmes ».

Un changement, soit dans la constitution de la terre, soit dans la composition de l'atmosphère, serait suivi d'un pareil changement dans les êtres qui habitent le globe terrestre. « Si tels autres métaux, dit Herder (1), que l'on peut désigner, avaient été autant répandus sur la terre que le fer, que nous trouvons partout; si le pétrole, le soufre avaient été distribués sur la surface du globe en aussi grande abondance que le sable, l'argile et la terre végétale, combien les créatures que nous voyons seraient différentes de ce qu'elles

______

(1) Idées sur la Philos. de l'hist. de l'humanité, tome 1er, pag. 62., trad. franç.

sont »! Dans ses recherches sur les végétaux fossiles, M. Adolphe Brongniart (1), en parlant du terrain houiller, est induit à penser, par la flore qui compose cette énorme accumulation de végétaux, que l'atmosphère était, à l'époque de la formation de ce terrain, plus chargée de gaz acide-carbonique qu'elle ne l'est à présent : il ne peut concevoir autrement ces vastes dépôts de carbone fossile. Il pense de plus, en considérant la proportion considérable des cryptogames vasculaires qui entrent dans la composition de la houille, et le développement gigantesque de ces végétaux, que la température du globe était alors beaucoup plus élevée, et sa surface presque toute submergée, à l'exception de quelques points épars qui formaient autant d'archipels où croissait une végétation forte et épaisse. Ce savant naturaliste fonde son opinion sur ce qu'un air humide et une haute température favorisent singulièrement le développement des fougères et des lycopodiacées, plantes qui ne sont en effet nulle part plus hautes et plus abondantes que dans les îles de l'océan équatorial; et comme les fougères et autres végétaux de la même classe, dont nous retrouvons les restes dans les dépôts carbonifères, étaient encore plus élevés que les mêmes végétaux de la zône torride, M. Ad. Brongniart en conclut avec juste raison que le climat de l'Europe était, à cette époque, plus chaud que celui de l'équateur.

(1) Prodrome d'une hist. des végét. fossiles, — pag. 181 et suiv.

S'il s'opérait quelque perturbation dans les mouvements diurnes ou annuels de notre planète, il est évident, dit M. Virey, que les éléments en recevraient des perturbations correspondantes. Donc la vie, la génération, la structure même des animaux et des plantes seraient nécessairement altérés ou dérangés proportionnellement; il faudrait que toutes les créatures se missent à l'unisson de ce nouvel état, et se conformassent aux nouvelles lois qui en résulteraient, pour subsister. C'est ainsi que telle plante, tel animal, nés pour vivre sous la torride, périraient si l'axe du monde changeait, et remplaçait par les glaces des pôles l'ardeur des zônes enflammées (1) ».

Ce que M. Virey suppose ici est vraisemblablement arrivé, ou du moins il est incontestable que la température du globe terrestre a subi de grandes variations. Nous en avons déjà la preuve, comme on vient de le voir, par ces fougères arborescentes qui sont en si grande abondance dans les mines de houille; mais ce qui met la chose encore plus en évidence, c'est cette foule d'éléphants qui gisent à l'état fossile dans les régions glacées du cercle polaire. On sait que ces énormes quadrupèdes sont amis de la chaleur, et qu'ils ont aujourd'hui pour patrie l'Afrique et l'Asie : on est donc forcé de conclure que la température qui règne sur ces deux continents, et qui seule convient à ces animaux, régnait autrefois sous les pôles, devenus maintenant le séjour éternel des

(1) De la Puissance vitale, page 92.

glaces. La révolution qui a amené ce nouvel état de choses a dû être subite, comme si l'axe de la terre eût changé tout à coup. Ce fait est mis hors de doute par ces cadavres de grands quadrupèdes, tels que les mammouths, les rhinocéros que l'on exhume encore de nos jours avec leur chair, leur peau et leurs poils. Si la catastrophe n'eût pas été soudaine, et si ces animaux n'eussent pas été saisis par la glace aussitôt qu'ils ont cessé de vivre, la putréfaction, comme le remarque Cuvier, les aurait décomposés. Cette circonstance remarquable éloigne donc toute idée de transport, et nous prouve invinciblement qu'ils ont vécu sur les lieux qui les recèlent aujourd'hui. Ajoutez que s'ils eussent été transportés par les vagues, leurs os n'eussent pas manqué d'être froissés, usés par le frottement, comme ces cailloux roulés que l'on reconnaît si facilement pour avoir été arrondis par l'action des flots.

Si les régions polaires ont joui d'une température assez élevée pour permettre aux éléphants d'y vivre, il en a été de même de la France, de l'Italie, de l'Angleterre, etc., où l'on trouve des milliers de cadavres d'hyènes, d'hippopotames, de mastodontes et de rhinocéros, tous animaux qui n'habitent maintenant que les tropiques. La population a donc varié dans ces diverses contrées avec la température, puisqu'on n'y voit plus aujourd'hui aucun de ces quadrupèdes, et qu'ils ont été remplacés par d'autres qui n'ont avec eux aucune ressemblance.

Une autre population dont la découverte est

due en entier à l'illustre Cuvier avait précédé celle - ci : elle se composait des genres *palæotherium*, *anoplotherium*, *anthracotherium*, etc., tous genres entièrement éteints, et dont la taille et les formes n'offraient rien de comparable aux espèces qui les ont suivis.

Enfin vient la création animale la plus étrange de toutes : les monstrueux *plésiosaurus*, les gigantesques *mégalosaurus*, les hideux *ptérodactyles*, et *l'ichthyosaurus*, ce bizarre saurien qui réunissait la mâchoire d'un dauphin, les dents d'un crocodile, la tête d'un lézard, les extrémités d'un cétacé et les vertèbres d'un poisson.

Ces diverses créations ont été successives, et ont tour-à-tour été détruites par les grandes catastrophes qui ont si souvent bouleversé notre globe. L'extinction d'une de ces créations était bientôt suivie de l'apparition d'une autre qui elle-même devenait la proie d'une nouvelle catastrophe. Ces différentes formations animales se retrouvent toutes à l'état fossile dans les entrailles de la terre, où elles gisent ensevelies à diverses profondeurs, dans des terrains de nature dissemblable. La différence qui s'observe entre ces créations qui se sont succédées à différentes époques, le cachet que chacune d'elles porte comme son caractère distinctif, nous montre assez combien différaient les agents vivifiants au milieu desquels elles s'étaient développées. En effet la chaleur, la lumière, l'électricité, l'air et l'eau exercent une puissance créatrice diverse, suivant que l'un ou l'autre de ces agents domine ou est différemment constitué.

Mais, dit M. Virey (1), si les animaux naissaient d'eux-mêmes sur le globe, pourquoi tant d'espèces fossiles, enfouies dans les couches terrestres, ne sortent-elles pas de leurs tombeaux? Tous ces antiques habitants de la terre, ces gigantesques mastodontes, ces vastes sauriens, ces débris énormes d'éléphants et de rhinocéros qui jonchent les rivages des mers glaciales, se relèvent-ils pleins de vigueur comme au son de la trompette du jugement dernier? Non; dévorée par le vieux Saturne, leur forme brisée ne ressuscitera plus. Sans doute elle ne ressuscitera pas, tant qu'il ne surviendra aucun changement dans l'état actuel du globe; mais si une révolution quelconque ramenait la terre dans les mêmes circonstances où elle s'était trouvée lorsque ces animaux fossiles avaient commencé à l'habiter, pourquoi ne seraient-ils pas rappelés à l'existence? M. Virey n'a-t-il pas dit lui-même dans un autre ouvrage (2): « Le cycle de la vie des êtres organisés se coordonne manifestement avec celui de la terre sur laquelle ils existent; les ossements fossiles qui appartenaient à des animaux différents de toutes les espèces

(1) Philosophie de l'hist. natur., pag. 54.

(2) De la Puissance vitale, pag. 56, 85, 179 et suiv. (Dans cet ouvrage on remarque un mélange de matérialisme et de spiritualisme qui annonce chez l'auteur des idées indécises, non arrêtées. Dans la Philosophie de l'histoire naturelle ce mélange disparait : M. Virey s'y dessine d'une manière plus franche, plus nette, plus pure; en un mot sa philosophie se spiritualise davantage. *Évidemment il y a progrès*).

actuellement connues en sont la preuve. Les siècles ont donc introduit des modifications dans la
structure des espèces; la vie a donc changé ».
Plus loin on lit encore : Les formes des espèces
se maintiennent constamment dans la nature tant
que l'harmonie générale actuelle se conserve avec
régularité sous chaque climat; mais elles change-
ront, si l'ordre des saisons et le concours actuel
des éléments venaient à être bouleversés. Ces deux
passages au reste ne font que confirmer celui
que nous avons cité du même auteur, à la page
deux cent quatre-vingt-trois.

Si les espèces végétales et animales varient avec
les circonstances environnantes, si elles sont différentes suivant les climats, si elles ne peuvent
vivre indistinctement sur toutes les latitudes, enfin si les créations successives qui ont peuplé
tour-à-tour le globe terrestre n'avaient rien de
commun avec les espèces qui les avaient précé-
dées, ni avec celles qui les ont suivies, parce que
les milieux où elles se sont formées étaient eux-
mêmes différents; si, dis-je, toutes ces choses sont
vraies, comment se défendre de l'idée que ces
végétaux et ces animaux n'aient été *autocthones*,
c'est-à-dire les enfants légitimes du sol qui les
nourrissait? Cette idée si naturelle trouve un nouveau degré de vraisemblance dans le fait suivant :
L'océan pacifique est parsemé d'une foule d'îles
qui, bien que sorties naguère du sein des eaux,
n'en sont pas moins couvertes de quantité de végétaux et d'animaux, quoiqu'à une grande distance
des terres. Qui donc, se demande M. de Hum-

boldt (1), y porte si soudainement des semences?
sont-ce les oiseaux voyageurs, les vents ou les
vagues de la mer? « Mais répond M. Virey (2),
que pourront apporter les oiseaux de passage,
sinon des baies, des débris d'insectes? Qu'enlève-
ront ces vents à près de deux cents lieues des côtes,
sinon quelques semences ailées? Enfin qu'amèneront
ces vagues, sinon quelques fruits, la plupart dé-
tériorés par l'eau marine et fracassés par les tem-
pêtes. *D'où viennent donc*, ajoute l'auteur, *le dronte,
l'oiseau de Nazare, les rats musqués*, etc., espèces
incapables de *voler ou de nager à de telles distances?
D'où ces terres isolées ont-elles pu recevoir des végétaux
et des animaux qu'on n'a rencontrés uniquement que
chez elles seules?* O vie! s'écrie M. Virey, de quels
profonds abîmes sors-tu dans ces solitudes lointaines et ignorées où la nature *seule* élabore en silence de si merveilleuses productions!

Dans cette espèce d'apostrophe adressée à la vie
je ne vois que le dépit secret qu'éprouve l'auteur
de se trouver, pour ainsi dire, forcé de faire un
aveu qui répugne à ses croyances religieuses.
Mais quand les faits nous pressent et parlent si
haut, pourquoi se montrer sourd à leur voix et
s'obstiner à ne pas les entendre? Les conséquences
qui en dérivent se présentent d'elles-mêmes : ne
pas les accepter, c'est évidemment blesser toutes
les lois de la logique. Les *générations spontanées,*

(1) Ouvrage cité, tome II, page 11.

(2) De la Puissance vitale, etc., page 172.

il est vrai, confondent la raison; croit-on mieux
y satisfaire en invoquant l'assistance de la divinité? Pour moi je pense que recourir à une
puissance surnaturelle pour donner la raison d'un
fait ce n'est point l'expliquer, ou bien c'est l'expliquer à la façon des sauvages dont l'ignorance
suppose des intelligences continuellement occupées
à mouvoir les ressorts de la nature. Et d'ailleurs
que gagne-t-on à faire intervenir la providence
dans toutes ces questions? à mettre l'homme qui
réfléchit, sans cesse aux prises avec ce terrible problème de l'origine du mal, problème ardu s'il en
fut jamais; qui, bien que torturé de mille manières, n'en est pas moins demeuré l'éternelle pierre
d'achoppement contre laquelle se débattent depuis
des siècles les plus grands génies, sans pouvoir
échapper à l'abîme (1).

(1) A entendre certains philosophes, un enchaînement providentiel lierait tous les faits tant au
physique qu'au moral, et il n'est pas jusqu'aux ca-
taclysmes qu'a éprouvés notre planète qui ne seraient
l'œuvre de la divine sagesse : c'est un étrange abus :
un pareil système, poussé dans ses dernières conséquences, amènerait infailliblement des résultats
qui s'accorderaient mal avec le caractère moral de
la divinité. Quelques naturalistes, marchant sur les
traces de ces philosophes, voient le doigt de Dieu
partout, jusque dans les steppes de l'Amérique,
un des pays du monde les moins privilégiés, ainsi
qu'on le va voir. Dans l'été, par l'effet vertical des
rayons du soleil, qu'aucun nuage n'arrête, l'herbe
brûlée tombe en poussière, le sol endurci se cre-
vasse comme s'il était ébranlé par de violents trem-
blements de terre. Le désert n'offre plus qu'une
immense étendue de sable qui s'élève en tourbil-

Nous qui craignons de ne pas trouver un fil conducteur pour nous tirer de cet obscur labyrinthe,

lons et voltige de tous côtés. Le ciel, qui paraît abaissé, ne jette qu'un demi-jour trouble et livide sur la plaine desolée; l'horizon rembruni se rapproche tout-à-coup : il resserre le desert et le cœur de l'homme. Suspendu dans l'atmosphère, qu'il voile d'un nuage epais, le sable embrâsé et poudreux augmente la chaleur étouffante de l'air; et le vent d'est qui, dans nos climats, tempère l'ardeur de l'été, n'apporte dans les savanes que les émanations brûlantes d'un terrain long-temps échauffé.

Les flaques d'eau, devenues rares, et que protégeait le palmier dont le soleil a fané la verdure, disparaissent peu à peu. L'aridité règne partout, et partout elle poursuit le voyageur altéré qui voit à chaque pas l'image décevante d'une surface ondulée ; mais, ô malheur ! ce n'est qu'une vaine apparence produite par l'effet magique du mirage. Le crocodile et le boa, profondément enfoncés dans la glaise desséchée, gisent sans mouvement. De toutes parts errent les bestiaux et les chevaux, enveloppés de nuages de poussière et tourmentés par la faim et par une soif ardente ; ceux-là faisant entendre des mugissements sourds ; ceux-ci, le cou tendu dans une direction contraire à celle du vent, aspirent fortement l'air pour découvrir, par la moiteur de son courant, le voisinage d'une flaque d'eau non entièrement évaporée. Le mulet, plus rusé, mais non moins malheureux, cherche à apaiser sa soif d'une autre manière : Un végetal de forme sphérique renferme sous son enveloppe hérissée de piquants une moelle très aqueuse. Le mulet, à l'aide de ses pieds de devant écarte les pointes, approche ses lèvres avec précaution et se hasarde à boire le suc rafraîchissant. Mais ce n'est pas sans danger qu'il peut satisfaire à ce besoin impérieux de la nature : le sabot qui a fait jaillir

nous nous garderons bien d'y pénétrer ; et ne nous
trouvant pas assez de force pour suivre la philo-

l'onde vivifiante est percé d'un piquant du cactus,
et le mulet reste estropié.

La nuit tous ces animaux vont du moins jouir
de quelque repos : hélas! non. Des chauve-souris
monstrueuses se cramponnent sur leur dos comme
des vampires, sucent leur sang et leur causent des
plaies purulentes où viennent se nicher des milliers
d'insectes à aiguillon. Telle est donc l'existence
douloureuse de ces pauvres créatures, que, pendant le jour, elles sont tourmentées par la soif et
la faim, et que, durant la nuit, elles ne peuvent
goûter les douceurs du sommeil.

Mais voici la saison bienfaisante des pluies qui
arrive ; la scène va changer dans le désert : le bleu
foncé du ciel prend une teinte plus claire ; il s'é-
lève vers le sud des nuages isolés comme des montagnes éloignées ; les vapeurs s'étendent sur tout
l'horizon, et déjà le tonnerre, qui gronde dans le
lointain, annonce la pluie vivifiante. A peine le
sol en est-il humecté que le désert se couvre de
verdure ; tout reprend un air de gaieté : les oiseaux, par leurs chants harmonieux, saluent l'astre
du jour ; les bestiaux bondissent dans la plaine ; le
jaguar, agréablement moucheté, se cache dans l'herbe
haute et touffue, et, par un saut léger, s'élance,
à la manière des chats, sur les animaux pour les
saisir au passage ; le crocodile engourdi et le monstrueux boa sortent de leurs tombeaux de glaise aux
premières ondées de la pluie, et se promènent
pleins de vigueur.

Mais comme si un mauvais génie était à la pour-
suite de ces mêmes animaux qui, la première moitié
de l'année, mouraient de soif sur un sol aride et
poudreux, la nature les force maintenant à mener
la vie des amphibies. Les rivières qui entourent la
plaine se gonflent peu à peu ; bientôt elles se dé-
bordent ; une grande partie du désert présente

sophie *transcendantale* dans les hautes régions où elle plane d'un vol audacieux, nous nous contenterons du rôle *modeste* d'observateur, et nous resterons physicien. C'est donc avec ce titre, *humble* il est vrai, que nous allons continuer à exposer nos doutes sur l'existence du principe vital.

Si la vie était un don providentiel il faudrait que notre globe eût aussi une origine divine; l'un me paraît une conséquence obligée de l'autre. Or, l'opinion des plus grands géologues de l'époque actuelle n'est nullement favorable à cette croyance; ils admettent tous au contraire que la terre, aujourd'hui masse solide et compacte, était à son état primitif sous la même forme que se montrent dans les cieux ces nébuleuses que le télescope de Herschell nous a révélées. Suivant le célèbre

l'image d'une mer intérieure. Les juments se retirent avec leurs poulains sur les bancs élevés qui, semblables à des îles, sortent de la surface des eaux. Chaque jour l'espace non inondé se rétrécit; les animaux, pressés les uns contre les autres et privés de pâturage, nagent long-temps çà et là et trouvent une nourriture chétive dans les panicules fleuries des graminées qui s'élèvent au-dessus d'une eau brunâtre et en fermentation. Beaucoup se noient, et une partie des autres devient la proie des crocodiles.

> (Alex. Humboldt, Tabl. de la nat.,
> tom. 1er, pag. 36 et suiv.)

Hé bien! que dites-vous de ce tableau? n'y a-t-il pas là de quoi admirer les bienfaits de la providence? Une fois pour toutes restons physiciens, et n'allons pas nous perdre dans les sentiers tortueux de la métaphysique.

Laplace cet amas immense de vapeurs aurait appartenu à l'atmosphère du soleil. Buffon lui donne aussi cet astre pour origine, mais il suppose qu'une comète, en tombant sur le soleil, en aurait détaché un torrent de matière en fusion, lequel, par son mouvement rotatoire, aurait pris la forme d'un sphéroïde renflé à l'équateur et aplati sur les pôles. Ainsi tous les principes constitutifs de notre globe, à leur état rudimentaire, n'auraient été, suivant l'hypothèse de Laplace, généralement adoptée aujourd'hui (1), qu'une masse de vapeurs de nature différente. Le rayonnement du calorique dans l'espace en aura fait baisser peu à peu la température. Les métaux qui sont les corps les plus pesants se condensèrent les premiers et se précipitèrent au centre ; mais ils y sont tenus par l'action du calorique dans une fluidité constante : donc le noyau du globe est une espèce de bain métallique qui conserve encore une chaleur excessive. L'existence d'un feu central est rendue très probable par ces déjections de matières vol-

(1) « La conjecture, dit Cuvier, de M. le marquis de Laplace, que les matériaux dont se compose le globe ont pu être d'abord sous forme élastique, et avoir pris successivement en se refroidissant la consistance liquide, et enfin s'être solidifiés, est bien renforcée par les expériences récentes de M. Mitcherlich, qui a composé de toutes pièces et fait cristalliser par le feu des hauts fourneaux plusieurs espèces minérales qui entrent dans la composition des montagnes primitives ».

(Disc. sur les révolut. du globe, pag. 21 et 22).

caniques en fusion, par ces eaux thermales qui conservent, en arrivant à la surface du sol, la chaleur de l'eau bouillante, et surtout par l'augmentation de la température à mesure que l'on pénètre dans les profondeurs de la terre.

Ce premier fait posé, c'est-à-dire la forme gazeuse des principes constitutifs du globe à leur origine, tout s'explique avec facilité. Par la précipitation des substances métalliques il a dû se produire un énorme dégagement de calorique qui a empêché pendant long-temps la condensation des autres matières; mais le rayonnement continuant à faire perdre à cette masse incandescente une partie de sa chaleur, une nouvelle précipitation eut lieu. Les substances les moins fusibles, en agissant et réagissant les unes sur les autres, auront occasionné de nouveaux produits, parmi lesquels le potassium et le sodium auront dû jouer un grand rôle par leurs affinités pour un grand nombre de corps. La température baissant sans cesse, l'oxigène, l'hydrogène et les substances non métalliques, par leur combinaison mutuelle, auront donné naissance à l'eau et aux acides. Ceux-ci, par leur action très énergique sur les métaux, aidée d'une forte chaleur, auront produit de nouveaux corps, entre autres les sels et leurs nombreuses variétés; et l'eau, élevée à une haute température et fortement acidulée, aura tenu en dissolution une foule de substances, ce qui aura amené par la perte incessante de la chaleur un grand nombre de combinaisons. La nature cristalline d'un grand nombre de roches et leur stratification ne laissent aucun doute à cet égard. Ajoutez que les eaux tombant par les fissures qu'aura produites en se contractant la croûte terrestre sur des matières en fusion, il en sera résulté une quantité prodigieuse de vapeurs qui, s'agitant avec un grand fracas dans le sein de la terre, et sortant avec impétuosité, auront causé des secousses terribles, suivies d'éjaculations de laves, qui auront également, en arrivant à la surface du sol, donné lieu à de nouveaux produits.

Qui peut dire toutes les tourmentes qu'éprouva notre planète dans ces temps primitifs! Par son refroidissement graduel la croûte qui se forma sur le bain métallique occupant moins d'espace, le comprima en tous sens; les métaux liquéfiés, ainsi comprimés, et dont la puissance expansive était encore accrue de celle des gaz incarcérés dans le sein de la terre, faisant continuellement effort pour se répandre au dehors, durent rompre à plusieurs reprises son enveloppe, d'autant moins épaisse qu'on était plus près de son origine. De-là ces soulèvements énormes, ces chaînes de montagnes qui semblent placées sur la terre comme autant de piliers pour soutenir le dôme des cieux; ensuite, la croûte du globe en se resserrant, dut éprouver de nombreuses fractures et des déchirements profonds par lesquels les matières contenues sous cette voûte immense furent jetées au dehors avec des rugissements effroyables, et formèrent des cratères : telle fut l'origine de la plupart des volcans éteints ou en activité. Durant cette longue lutte des éléments les uns contre les autres, la vie ne put établir son paisible empire : c'est ce que prouvent les terrains de formation primitive qui ne recèlent aucun débris organique. La terre était donc alors, comme le dit Moïse, nue et vide, *inanis et vacua*. Mais peu à peu la croûte du globe acquérait plus d'épaisseur et opposait une plus grande résistance au passage des liquides ; les soulèvements, par conséquent, devenaient moins fréquents ; la chaleur de la terre diminuant, la température de l'atmosphère était moins élevée, et l'air plus pur ; les eaux ayant laissé précipiter les bases salines qu'elles tenaient en dissolution perdaient de leur acidité ; enfin la paix des éléments commença à régner sur la terre, et la vie ne tarda pas à se montrer. L'organisation se manifesta d'abord sous la forme la plus simple, celle des zoophytes et des mollusques ; les poissons parurent ensuite ; puis vinrent les quadrupèdes, aquatiques d'abord, ensuite aériens, et la création continua ainsi à se dérouler par des espèces de plus en plus parfaites, jusqu'aux singes et à l'homme qui parurent les derniers sur la terre comme pour couronner la création. Toutes ces formations diverses n'étaient point continues : de grandes catastrophes en ont plusieurs fois interrompu le cours, et ont détruit toutes les espèces vivantes, soit par l'exhaussement subit du fond des mers, soit par toute autre cause violente.

Ici revient l'éternel problème auquel la philosophie positive ne voit guère dans ce moment de réponse possible : *Comment s'est effectué le passage de la nature inorganique à la nature organique?* M. Becquerel qui l'a posé, pense que tout ce qu'il y a de mieux à faire pour l'instant, c'est de tâcher de saisir l'époque où il a eu lieu, dans l'espoir de découvrir quelques-unes des causes qui ont concouru à ce grand acte de la création (1). Si je ne me trompe, M. Becquerel ne désespère pas que les travaux bien entendus des géologues ne puissent arracher cet important secret à la nature. Le génie de l'homme fera-t-il cette immense conquête? Si je n'ose partager les espérances de M. Becquerel là-dessus, du moins je le désire aussi ardemment que lui.

Les *générations spontanées* pourraient singulièrement aider la solution du problème; car s'il était vrai que la matière *morte* pût par ses propres *forces* se revêtir de l'organisation, la question serait résolue en grande partie. Les spiritualistes l'ont bien senti; aussi font-ils tous leurs efforts pour faire prévaloir l'opinion contraire. M. Virey est en première ligne, mais il faut avouer qu'il n'est pas toujours heureux dans ses conjectures. Voulant prouver que les entozoaires tirent leur origine de germes venus du dehors, il s'exprime ainsi : Les vers intestinaux, étant pourvus d'organes sexuels, pondent des œufs qui sont rendus avec les excréments, et ces œufs sont ensuite entraînés dans les eaux où ils flottent, sans trouver de lieux propices à leur développement. Quelle

(1) Traité de l'électricité et du magnétisme, tome 1er, page 43o.

impossibilité, ajoute-t-il, que les animaux avalent ces ovules avec les eaux qu'ils boivent (1)? Nous ne trouvons qu'une *petite* difficulté dans cette supposition : Le premier individu qui porta dans ses intestins un tænia, par exemple, d'où en aurait-il reçu le germe? Les anciens agitaient cette question : La poule était-elle avant l'œuf, ou l'œuf avant la poule (2)? M. Virey aurait bien dû la résoudre avant de proposer son explication.

L'hypothèse des générations spontanées, qui paraît si ridicule aux yeux de certains écrivains, a été admise par des auteurs justement célèbres, tels que Needham, Vrisberg, Otto-Frédéric Müller, Ingenhousz, Bloch, Lamark, Treviranus, F. Meckel, Rudolphi, Bremser, M. de Blainville (3), etc.

(1) Philos. de l'hist. nat. , pag. 115.

(2) Plut., Symposia., lib. II , quest. 3e.

(3) Je ne sais au juste ce que pense M. de Blainville sur cette matière, car je ne connais de lui que ce passage : «Aujourd'hui, dit-il, plusieurs personnes commencent à professer l'opinion que toute génération est spontanée. Comment, observe-t-il, concevoir autrement la production des animaux microscopiques que l'on voit pour ainsi dire naître sous le champ du microscope dans les infusions végétales ou animales»?

(Appendice au Traité des vers intest. de Bremser, page 503).

Ce peu de mots a suffi pour que je mette M. de Blainville au rang de ceux qui admettent des générations spontanées. Ai-je eu tort ou raison? Je ne sais......

Quand une opinion a pour elle des noms aussi recommandables, si on ne doit point pour cela l'adopter sans examen, je voudrais du moins qu'on ne lui portât pas ce mépris affecté qui ressemble bien plus à un calcul intéressé qu'à une conviction profonde.

N'ayant rien de neuf à dire sur ce sujet, je me contenterai de renvoyer ceux qui désireraient l'approfondir, aux auteurs que je viens de nommer (1). Si l'on n'était pas convaincu après avoir lu Rudolphi, Bremser et Treviranus, il ne me resterait plus qu'à plaindre une obstination qui se refuse opiniâtrément à l'évidence. Il est vrai que chez nous les *générations spontanées* n'ont presque plus pour opposants que l'école *spiritualiste* dont les rangs s'éclaircissent tous les jours, surtout depuis le coup de massue que le bras vigoureux de M. Broussais lui a porté (2). Je puis me tromper, mais il me semble que le chef de cette école, homme d'ailleurs d'un beau talent et d'une grande puissance de parole, en a été comme étourdi. Si je savais le tirer de sa léthargie et l'amener à rompre le silence, j'irais inscrire sur son fauteuil, comme on le fit autrefois, dans une occasion célèbre, sur le fauteuil d'un académicien, ces mots : *Tu dors, Brutus !*

(1) Je pourrais encore indiquer l'*Essai sur l'origine des êtres organisés*, par M. Fray, où l'on trouvera une multitude de faits curieux.

(2) Dans son célèbre ouvrage intitulé : *De l'Irritation et de la Folie.*

Si l'on a bien saisi tout ce que je viens de dire, la vie ne serait pas un don providentiel, et, par une conséquence nécessaire, l'organisme animal n'aurait point été doué d'un principe chargé de veiller à l'harmonie des fonctions. Je consens toutefois, pour un moment, à en admettre l'existence, et je vais rechercher jusqu'à quel point ce génie tutélaire, à la garde duquel on veut que le corps de l'homme ait été confié, s'acquitte de ce devoir important.

La première question que je rencontre sur ma route est de savoir si ce principe conservateur est aveugle ou intelligent. Dans les ouvrages véritablement d'Hippocrate on ne trouve rien qui puisse nous éclairer là-dessus. On est donc forcé de s'en rapporter à ceux qui ont suivi sa doctrine de plus près; or, tous ont regardé la nature comme une mère attentive qui ne cesse d'avoir l'œil tendu sur l'organisme, et qui en écarte avec sollicitude et par de savantes combinaisons tout ce qui peut lui nuire. C'est dans cette supposition que je vais raisonner.

Nous avons déjà vu, par les résultats de la pratique d'Hippocrate (1), que cette mère si tendre devait être plutôt considérée comme une marâtre qui laisse sans pitié ses enfants en proie aux douleurs les plus aiguës, et les sacrifie presque tous à la fureur de leur ennemi. Il faut avouer que c'est là une singulière tendresse. Voyons maintenant jusqu'où s'étend sa prévoyance. On ne man-

(1) Pag. 177 et suiv. de cet ouvrage.

que pas de faits qui la mettent en évidence, on
a même grand soin de les recueillir, mais on
porte le même soin à passer sous silence tous
ceux où cette prévoyance a été en défaut. Diagoras, ainsi que je l'ai rapporté plus haut (1),
répondit aux dévots qui lui montraient une suite
de tableaux dans lesquels on avait représenté
des naufragés qui devaient leur salut à leurs prières : *Je vois bien,* leur dit-il, *ceux qui se sont échappés, mais ceux qui ont péri, où sont-ils?* On pourrait
faire la même réponse aux médecins naturistes.

On pourrait de même leur montrer le revers
de la médaille, en leur faisant voir que dans le
plus grand nombre des cas la nature manque de
prévoyance et de sagesse. Ouvrez tous les recueils
d'observations que l'on publie aujourd'hui, combien y trouverez-vous de guérisons obtenues par les
seules forces de la nature? Si véritablement nous
avions en nous un principe conservateur, en serait-il ainsi, surtout dans un moment où une secte
de médecins a entrepris de nous ramener à l'hippocratisme, et où par conséquent elle est intéressée
à rassembler soigneusement toutes les observations
favorables à son opinion? Qu'elle nous prouve donc
avant tout, cette secte hippocratique, si la nature fait
preuve d'intelligence dans les cas que je vais citer.
Par exemple, le virus rabique demeure caché dans
nos tissus pendant des mois et même des années;
pourquoi ne pas l'attaquer durant cette longue
période d'incubation où il n'a pas encore déployé

(1) Page 116, note.

sa fureur? Plusieurs de nous apportent en naissant le germe de certaines maladies; que fait la nature pour nous en préserver? au lieu d'étouffer ce germe dans le sein de ceux qui le portent, elle le couve pour ainsi dire, et les maladies qui en naissent, si elles ne brisent pas tout-à-fait les rouages de la machine, en rendent du moins les mouvements si durs et si pénibles que l'existence est insupportable. Dans les rétentions d'urine voyez ce qui arrive : Au lieu de rouvrir la voie habituelle qui se trouve accidentellement fermée, les urines s'accumulent sans cesse dans la vessie, distendent ses parois outre mesure, et déterminent ou une paralysie de cet organe, ou sa rupture qui donne lieu à un épanchement mortel.

Dans la pléthore une nature sage et prévoyante devrait débarrasser l'économie de l'excédant du sang qui l'opprime par la voie la plus facile, comme par un épistaxis : cela arrive bien quelquefois ; mais il arrive beaucoup plus souvent que le sang se fixe sur un organe essentiel, ce qui amène une inflammation et compromet l'existence ; ou il afflue en abondance sur le cerveau et cause la mort en peu de minutes; ou bien encore il coule par la membrane pituitaire ou par toute autre voie, en si grande quantité, que quelquefois la vie s'échappe avec lui.

Les hydropiques qui ont toutes leurs cavités pleines d'eau, sont ordinairement tourmentés par la soif, comme si c'était un bon moyen de dessécher le corps que de le remplir continuellement. Qu'on vienne donc dire après cela que la nature

inspire des désirs salutaires, des instincts effica-
ces (1)! Est-ce donc par un désir salutaire qu'un
homme, atteint de gastrite chronique, est quelquefois porté irrésistiblement à se gorger d'aliments, lui qui ne peut guérir que par une diète
prolongée? Que dire encore de la nature quand
elle transporte un flux aqueux d'un lieu où sa
présence n'incommodait que peu le malade, dans
un autre où ce flux devient mortel? On a souvent
vu, par exemple, des leucophlegmaties ou des
ascites disparaître pour ainsi dire tout-à-coup, et
déterminer la mort des malheureux malades par
un épanchement de sérosité dans la poitrine ou
dans le cerveau. J'ai observé plusieurs fois chez
des ascitiques un phénomène curieux : Après avoir
par la ponction tiré toute l'eau de l'abdomen, les
extrémités inférieures qui étaient infiltrées avant
l'opération, se désenflaient presque subitement,
et l'eau qui pouvait rester sans danger dans les
membres, venait remplacer celle que l'on avait
fait sortir par la paracentèse. Est-ce là un acte
de prévoyance? Médecins naturistes, répondez!

Un rhumatisme occupe une articulation d'un
des membres où il n'entraîne aucun inconvénient
grave; il quitte brusquement cette partie; la nature
l'ôte-t-elle de là pour rendre au membre sa liberté? Oui, me répondra tout aussitôt quelque enthousiaste de la puissance conservatrice. En ce
cas dites-moi pourquoi il va se fixer au cœur,
où il établit si bien domicile que rien ne peut

____

(1) M. Virey, Puissance vitale, page 314.

le déloger, si ce n'est la mort du malade. L'o-
puscule de James Johnson sur le *rhumatisme* offre
plusieurs exemples de cette nature. Et dans la
goutte la nature est-elle donc si bienveillante de
souffrir qu'une matière calcaire, s'accumulant sans
cesse sur les articulations, y forme des *nodus*
qui causent de vives douleurs et empêchent l'u-
sage des membres, quand il lui serait si facile de
donner un écoulement à cette matière par les
urines? Il existe bien, il est vrai, quelques cas
de guérison par cette voie, Jacques Adami en rapporte même un très remarquable (1); mais ces
cas sont excessivement rares, tandis qu'on voit
tous les jours de malheureux podagres dans l'impossibilité de marcher par les concrétions topha-
cées fixées sur leurs pieds.

Mais, diront les médecins naturistes, si la nature *s'oublie* quelquefois, sa bienveillance n'écla-
te-t-elle pas dans tout son jour dans ces abcès
dont la rupture se fait de manière que le pus soit
jeté au dehors au grand soulagement des malades? S'il a son siége sous la peau, c'est toujours à
l'extérieur qu'il s'ouvre; s'il occupe le foie, la nature
prend soin d'établir des adhérences avec l'estomac, les intestins ou avec le diaphragme, et le
pus est rejeté ou par le vomissement, ou avec
les selles, ou enfin par l'expectoration.

A tout cela je réponds ce qui suit : D'abord
j'observerai que si les abcès sous-cutanés s'ouvrent

(1) Haller, Disput. ad morb., tom. 7, p. 795
et suiv.

au dehors, c'est que placés entre les muscles et la peau, celle-ci prête, s'étend et finit par céder tout-à-fait à l'effort que le pus fait continuellement sur elle, tandis que la couche musculaire présente un obstacle insurmontable. C'est donc par la loi qui veut que les liquides s'échappent par l'endroit offrant moins de résistance, que se fait dans ce cas la rupture des abcès. Il en est absolument de même quand le pus amassé à la base du crâne s'ouvre un passage dans les fosses nasales à travers la lame criblée de l'ethmoïde. Il en est encore de même lorsque dans la carie des vertèbres le pus fuse dans le tissu cellulaire en obéissant à la pesanteur, et vient se montrer à l'aine. Dans ces différents cas la nature n'y est évidemment pour rien : c'est tout simplement un effet physique.

Ensuite je dirai que si l'on a des exemples de guérison des abcès du foie par le rejet du pus, soit avec les selles, soit par les voies pulmonaires, ces sortes de guérisons sont si rares que Portal les regardait comme des espèces de *miracles* sur lesquels on ne devait nullement compter (1). Or, comment établir la puissance curtative de la nature avec des faits de cette espèce! Morgagni cite une observation où l'abcès s'ouvrit dans la poitrine : le pus, au lieu d'être expectoré, s'y accumula au point de produire la suffocation, qui fut bientôt suivie de la mort (2). Il ne me serait

(1) Maladies du foie, pag. 277.

(2) De sedib. et caus. morb. , epist. 36, §. 4.

pas difficile de rapporter une multitude de faits semblables : Morgagni lui-même pourrait me les fournir. Il me serait de même tout aussi facile de citer quantité d'exemples où les abcès du foie, au lieu de se vider par le vomissement ou par les selles, se sont épanchés dans l'abdomen, ce qui a amené promptement la mort. Mais pourquoi rassembler ces faits? est-il un médecin qui les ignore?

M. Cayol, grand partisan de la force médicatrice, a prononcé un beau panégyrique en son honneur : il y étale avec complaisance tous les services qu'elle nous rend : malheureusement les faits qu'il rapporte ne sont pas toujours bien choisis. Pourrait-on croire, par exemple, qu'il cite la hernie étranglée à l'appui du pouvoir curatif de la nature? Avec quelle énergie, dit-il, la *nature* ne réagit-elle pas contre la puissance physique qui l'opprime (1)!..... Je ne termine pas ce tableau, *il est admirable :* seulement je ferai remarquer qu'il manque de vérité, car tout ce concours d'efforts ne vient pas de la *nature.* Si les vomissements répétés qui surviennent alors étaient suscités par elle, rien n'annoncerait moins d'intelligence : les secousses qu'ils impriment à toute la machine, loin de favoriser la rentrée de l'intestin, le poussent, au contraire, fortement au dehors; et d'ailleurs, encore ici, combien de morts pour une guérison !

(1) Discours sur la force médicatrice, page 5.

Dans son amour pour l'autocratie de la *nature*,
M. Cayol ne connaît plus de bornes : il veut à
toute force, dans les inflammations des membranes séreuses, nous faire admirer l'habileté de cette
providence intérieure. Ces sortes de membranes, dit-
il, formant des sacs sans ouverture, le liquide qui
s'épanche à la suite de ces maladies ne peut trouver
d'issue. Eh bien ! que fait la *nature* pour débarrasser l'économie d'un liquide dont la présence
gêne le jeu des organes ? elle le transforme habilement en un tissu membraniforme qui revêt d'une
manière insensible les caractères de l'organisation,
et finit par se naturaliser dans l'économie animale (1).

Les inflammations des membranes séreuses
avaient été jusqu'ici regardées comme excessivement dangereuses. Les médecins redoutaient principalement tout épanchement de liquide dans ces
cavités sans ouverture : aussi mettaient-ils tous leurs
soins à le prévenir ; mais qu'ils se rassurent,
M. Cayol vient de leur apprendre que rien n'est
plus chimérique que cette crainte : la *puissance curative* sait bientôt faire disparaître le danger en
organisant en fausses membranes le fluide épanché.

Il faut avouer que, si les choses se passaient
ainsi, on ne pourrait guère rien désirer de mieux ;
mais, malheureusement, l'observation journalière
donne à cet égard un démenti formel à M. Cayol.

_____

(1) Ouvrage cité, page 6.

Cette exsudation n'est pas toujours disposée à se convertir en membranes : au contraire, par son accumulation excessive elle gêne les organes, les amoindrit, et les réduit quelquefois à un si petit volume qu'ils disparaissent presque entièrement, comme le poumon dans la pleurésie chronique, par exemple. Ensuite, cette disposition qu'a l'épanchement à revêtir la forme membraneuse est bien loin d'être toujours un avantage. Dans la péritonite le liquide séro-purulent qui en est souvent la suite peut former sur le trajet des intestins des brides qui, par l'espèce d'étranglement qu'elles produisent, s'opposent au passage des matières fécales et causent des coliques atroces, toujours suivies d'une violente inflammation, et par suite d'une mort plus ou moins prompte. Ajoutez que ce même liquide, par sa propriété adhésive, agglutine quelquefois les intestins, les réunit les uns aux autres et en forme une masse tellement compacte qu'ils ne peuvent plus se développer et flotter librement dans la cavité péritonéale.

Cet épanchement de liquide coagulable produit des effets non moins funestes dans la péricardite. Corvisart dit que, à la suite des adhérences qui se forment alors, il peut survenir une gêne habituelle de la respiration, une anxiété telle qu'elle rend la vie insupportable. L'état de langueur, l'inquiétude d'esprit et la mélancolie qui en résultent mettent parfois les malheureux malades dans la cruelle nécessité d'abréger leurs jours. Il cite le cas d'un garçon pharmacien qui s'empoi-

sonna avec de l'opium , et qui présenta à la pointe
du cœur de fortes brides allant s'attacher au péricarde (1). On conçoit en effet que le cœur gêné
ainsi dans ses mouvements devait produire de
cruelles souffrances. Mais ce n'est pas tout : Ces
adhérences qui n'avaient fait ici qu'entraver le
cœur, le troubler dans ses fonctions, peuvent
amener la mort en agglutinant le péricarde si étroitement à l'organe central de la circulation, que
son mouvement finisse par devenir impossible. Corvisart rapporte encore un cas de cette nature (2).
Qui ne sait de plus que la membrane interne des
vaisseaux sanguins s'enflamme avec facilité, et que
l'épanchement de lymphe plastique qui en est la
suite produit des pseudo-membranes qui oblitèrent
entièrement leur calibre. On n'en finirait pas si l'on
voulait rapporter tous les cas où ces adhérences,
bien loin d'être salutaires, sont devenues fatales au
malade.

Nous pourrions encore faire observer que cette
exsudation de lymphe plastique donne lieu à une
foule d'altérations telles qu'à des indurations, des
ossifications, des tumeurs de toutes sortes, etc.,
altérations qui finissent tôt ou tard par détruire
les organes. Après cela que l'on vienne nous vanter
la sagesse de la nature ! Est-ce donc une preuve
d'intelligence de permettre un épanchement qui a
des suites aussi fâcheuses ? Ne serait-il pas infini-

(1) Essai sur les maladies du cœur, etc., p. 42.

(2) Idem, page 38 et suiv.

ment plus sage de le prévenir? La nature ne le peut pas, diront ses partisans; mais du moins elle peut le convertir en fausses membranes. En ce cas apprenez-nous pourquoi cette aptitude, tant prônée par vous, qu'a le fluide épanché à s'organiser, tourne si souvent au désavantage des malades? Cotta, dans Cicéron (1), après avoir étalé malignement tous les cas où la providence divine avait *négligé* d'intervenir, en concluait ou que cette providence ignorait l'étendue de son pouvoir, ou qu'elle ne savait pas ce qui nous était avantageux. Nous serions en droit, à plus juste titre, d'en dire autant de la *nature médicatrice*.

Cependant ses panégyristes n'en poursuivent pas moins : ils veulent à toute force nous faire admirer sa bienveillance dans ses mouvements dépurateurs dont le but est évidemment, suivant eux, de débarrasser l'économie des principes délétères qui l'oppriment. Si quelque substance nuisible vient à pénétrer dans le corps, ils disent que tous les organes dépurateurs s'ouvrent à la fois et que le poison est rejeté au dehors par les sueurs, les selles, les urines, etc. Voyez, poursuivent-ils, ce qui arrive quand on injecte des matières putrides dans les veines d'un animal, il survient tout aussitôt des évacuations abondantes qui ont pour objet de dépurer le sang et de rétablir l'harmonie des fonctions.

Je dirai à mon tour qu'un résultat si avantageux est bien loin d'être aussi fréquent que le supposent

(1) De naturâ Deorum, lib. III.

ici les partisans de la *nature médicatrice.* De pareilles injections, au contraire, sont presque toujours suivies de la mort. Soumettez plusieurs animaux à ces sortes d'expériences, et dites si ceux qui en réchappent sont plus nombreux que ceux qui succombent. Ensuite, si j'examine ce qui arrive dans l'ingestion des poisons, je vois la *nature* plutôt empressée à les absorber qu'à les faire glisser lestement sur la surface gastro-intestinale, à laquelle leur passage imprime souvent des traces ineffaçables. D'un autre côté, quand il existe quelque foyer purulent dans l'économie, si la *nature* possédait le moyen de le faire disparaître sans danger elle ne souffrirait pas que les veines pompent le pus, le transportent dans l'organisme, et après en avoir imprégné, pour ainsi dire, tous les tissus, qu'il se développe une hectique de résorption qui conduit infailliblement au tombeau le malheureux malade. Toutes ces choses, que les médecins naturistes en conviennent ou n'en conviennent pas, annonceront toujours peu de bienveillance de la part de la *nature.*

Quant aux animaux qui survivent à l'injection des matières putréfiées dans leurs veines, il faut être singulièrement prévenu en faveur de la *nature* pour voir, dans les tourments qu'ils endurent, un concours d'efforts conservateurs. Ces matières, promenées par la circulation dans tous les organes, les irritent et y déterminent des congestions qui ajoutent un danger de plus à la présence du poison. Ces congestions ne peuvent même pas quelquefois se dissiper entièrement, et finissent tôt ou tard par donner la mort à des animaux qu'on avait tout lieu de regarder comme sauvés. Ceux qui sont assez heureux pour s'échapper, toujours en petit nombre, ne le doivent qu'à une forte irritation que ces matières putrides ont causée sur la surface gastro-intestinale. Comme les produits de cette irritation peuvent être versés au dehors, plus ces évacuations sont abondantes, plus l'irritation des autres organes s'épuise, et plus par conséquent les chances de salut se multiplient : voilà tout le secret.

Voici encore un exemple où son imprévoyance est mise dans tout son jour : Des lésions s'établissent dans les viscères d'une manière sourde et insensible, en un mot, sans symptômes qui en révèlent l'existence : elles sont d'autant plus perfides qu'elles se montrent sous une forme plus insidieuse. Elles se développent le plus ordinairement à la suite de l'indulgence que chacun a pour ses habitudes vicieuses. Le choc produit par chaque répétition de l'impression morbide est trop léger pour avoir du retentissement dans les autres viscères : il ne va pas au delà de l'organe qui l'a reçu; et le malade ne s'aperçoit réellement de tout le danger qu'il court que lorsque la machine est complètement détraquée. Médecins *naturistes*, dites, je vous prie, quel a été le rôle de la *nature* dans ce cas ! Vous hésitez...., vous n'osez répondre..., eh bien ! je vais vous l'apprendre. Non-seulement cette *mère si attentive* ne préserve point l'organisme de sa ruine totale, mais elle pousse la négligence jusqu'à ne pas avertir le médecin de la présence de l'ennemi, dans un moment où elle aurait le

plus de besoin de son assistance. Qu'arrive-t-il alors?
les fluides affluent vers le point où l'irritation ne
cesse de les appeler, s'y accumulent peu à peu,
détériorent lentement les organes; et quand une
fois leur tissu est profondément altéré, l'explosion
éclate avec violence et mène si vite la victime au
tombeau, que, dans cette scène de douleur, se
montrent tout à la fois et l'impuissance de l'art et
l'imprévoyance de la *nature*, qui n'a pas su étouffer
ces lésions à leur origine, où elle aurait pu les attaquer avec succès.

Mais enfin, me répondront les médecins *naturistes*, vous n'aurez pas toujours raison, et vous ne
pourrez vous empêcher d'admirer avec nous l'intelligence de la *nature* dans la cicatrisation des plaies.
C'est dans cette œuvre par excellence que brille
toute son habileté : Nous vous défions, pour le
coup, de prouver le contraire. — Doucement, Mes-
sieurs ; ne vous montrez pas si fiers d'un triomphe
qui pourrait bien vous échapper. Je ne recule point
devant le défi que vous me portez : je l'accepte
au contraire avec plaisir; mais je veux être géné-
reux : Quoique vous soyez partie intéressée, je
vous établis mes juges, et, après avoir entendu
mes raisons, prononcez, je me soumets à votre
décision; seulement veuillez répondre à mes questions.

Quand une partie est divisée par un instrument
tranchant, que se passe-t-il? — Ce qui se passe
dans toute surface dénudée, c'est-à-dire qu'il se
développe une inflammation plus ou moins intense.
—Dans l'inflammation n'y a-t-il pas un épanchement

de liquide coagulable? — Oui. — Et cette lymphe plastique, comme l'appellent les Anglais, ne finit-elle pas par s'organiser et par souder les parties divisées? — Qui en doute? c'est justement là que se manifeste toute la sagesse de la nature. — Mais nous avons vu plus haut que cette aptitude du fluide épanché à revêtir l'organisation pouvait avoir des suites funestes, ce qui nous avait même fait douter de la bienveillance de la *nature*. Est-ce que, dans l'adhérence des bords d'une plaie, la cicatrice ne procéderait pas de cette même aptitude? — Nous ne disconvenons pas qu'il y ait dans ces deux cas *quelque* ressemblance; de votre côté, convenez aussi qu'il y a une différence énorme : Dans l'un, le fluide exsudé s'organise pour mettre obstacle au jeu des organes, dans l'autre, la nature réunit par un merveilleux mécanisme les parties divisées afin que leurs fonctions reprennent leur libre cours. — J'entends, vous attribuez à la nature tout ce qui arrive de bien dans l'économie animale. — Sans doute; — mais quand le bien et le mal dérivent de la même source, peut-on, sans déraisonner, rapporter l'un à un bon principe, et laisser l'autre dans l'oubli? Répondez, je vous prie; vous ne le pouvez, je le vois, et votre embarras ressemble trop à une défaite pour que j'insiste davantage.

Le mot de l'énigme est donc trouvé. Oui, le bien et le mal viennent de la même source, c'est-à-dire de l'inflammation. C'est elle, et non la *nature*, qui produit des effets si divers dans l'économie. Si elle réunit les plaies, elle réunit aussi les doigts dénudés par la brûlure, elle cause le renversement de la paupière, suivi quelquefois de la perte de l'œil, l'adhérence des intestins entre eux, celle du péricarde au cœur, toujours accompagnées d'accidents les plus graves ; elle détermine en un mot toutes les altérations, toutes les transformations de tissu signalées par l'anatomie pathologique. Si la *nature* produisait de tels effets elle ne ressemblerait pas mal à cette divinité capricieuse et aveugle qui distribue indistinctement les biens comme les maux, et nullement à un principe intelligent dont tous les actes sont dirigés avec sagesse et bienveillance.

Après ce que je viens de dire est-il nécessaire d'ajouter que plus la maladie est grave plus la *nature* se montre passive ? Que fait-elle, par exemple, dans les fièvres pernicieuses, dans le croup, la phthisie, le typhus, la peste, le choléra-morbus asiatique ? Et sans le mercure, je demande ce que deviendrait l'homme en proie au virus syphilitique. Mais à quoi bon accumuler les exemples ? Si de tout ce qui précède on n'a pas déjà conclu qu'il n'y avait en nous ni principe vital ni *nature médicatrice,* je ne sache rien qui puisse convaincre.

SECTION TROISIÈME.

Des crises et des jours critiques.

Les crises, qui occupaient une si grande place dans la doctrine d'Hippocrate, en tiendront une bien petite dans cet ouvrage. Il est facile d'en sentir la raison : pour nous la maladie n'est point due à un principe matériel introduit ou développé dans l'économie, principe que la nature devait *cuire* et éliminer afin que le jeu des organes, troublé par sa présence, reprît son libre cours. Pour nous encore la fièvre est toute autre chose qu'une augmentation de la chaleur *innée* nécessaire pour épaissir les humeurs morbifiques ; pour nous enfin il n'y a pas plus de combat morbide que de nature médicatrice, pas plus de crudité que de coction. Ne partageant aucune de ces idées du *père* de la médecine il est tout simple que nous rejetions également les crises qui en sont une dépendance immédiate.

De toute la doctrine d'Hippocrate les crises ont été seules conservées ; mais on n'a pas réfléchi qu'en séparant un membre principal on rompait l'unité, et, qu'une fois l'unité rompue, l'édifice entier s'en allait en poussière. Les crises n'ont de réalité qu'à condition que la matière morbifique existe. Si cette matière est une chimère, plus de combat morbide, plus de crudité, plus de coction, et par conséquent plus de crises. La doctrine du médecin de Cos, toute fausse qu'elle est, présente un enchaînement logique admirable ; mais cet enchaînement est tellement indissoluble, qu'une partie venant à en être séparée, le reste, manquant d'étai, tombe en ruines.

Les crises ont été l'objet de discussions interminables : il est peu de sujets, en médecine, sur lesquels on ait tant écrit. Aujourd'hui elles ont perdu beaucoup de leur importance, surtout dans notre école; et si M. Broussais, qui en a expliqué le mécanisme d'une toute autre manière qu'Hippocrate, en a conservé le nom, ce n'est, je crois, que par respect pour une grande renommée. Quelques médecins viennent d'essayer de faire revivre parmi nous ce point de doctrine suranné : ils n'y ont pas réussi. Malgré leurs soins à le revêtir d'une parure nouvelle il n'en conserve pas moins les airs du vieux monde auquel il a appartenu : on se ressent toujours de sa naissance.

La question des crises, sujet de tant de controverses, est aujourd'hui définitivement jugée. Si quelques écrivains prétendent le contraire c'est que, ne pouvant rien imaginer de nouveau, ils se rattachent aux vieilles doctrines qu'ils rajeunissent dans l'espoir de rabaisser les nouvelles. Mais pourquoi tant de peine? Espèrent-ils nous faire accroire que la guérison ne peut s'obtenir que par la coction de la matière morbifique? que celle-ci est censée dans un état de crudité tant qu'elle n'a pas subi ce travail qui doit la rendre propre à céder aux mouvements éliminateurs de la *nature?* que, durant tout ce travail, il s'établit une lutte qui se termine par la mort ou par le retour à la santé, suivant que la matière morbifique se montre rebelle à la *nature,* ou que, subjugée par elle, cette matière se laisse *cuire,* et enfile après cela les couloirs naturels qui s'ouvrent tout exprès pour lui donner passage? A d'autres, à d'autres, ces vieilleries ! l'école physiologique ne peut les accepter.

Et comment les recevrions-nous, quand nous

savons qu'une pareille doctrine a pour but final la méthode expectante, méthode dont M. Broussais a si bien montré les suites funestes dans le passage que nous avons cité plus haut (1)! Si ce passage ne suffisait pas pour dégoûter de l'expectation ses plus intrépides partisans, il serait inutile de chercher à convaincre des hommes qui ferment volontairement les yeux à la lumière. Ne désespérons pourtant pas si vite de leur conversion, car qui peut résister à l'évidence? Le préjugé, je le sais, a ce pouvoir, mais il ne le garde pas long-temps : Quand la vérité fait luire son flambeau l'erreur se retire et lui cède la place.

Attendre les crises dans les maladies, pour le seul plaisir de voir comment la *nature* se tirera d'affaire, c'est évidemment exposer les malades aux plus déplorables accidents. Voyez dans Hippocrate ce que devient l'érysipèle abandonné à lui-même, ou plutôt livré aux forces *curatives* de la nature. Peu étendus à leur origine, ces érysipèles ne tardaient pas à gagner tout le corps, ils produisaient des escarres énormes, détachaient les muscles, mettaient les os à nu, et causaient même leur chute avec celle des ligaments. M. Broussais a observé la même chose : « Il arrive quelquefois, dit-il, qu'on ne traite pas l'érysipèle, alors qu'en résulte-t-il? des délabrements considérables. J'ai vu, ajoute-t-il, dans les armées, des érysipèles abandonnés à eux-mêmes qui faisaient des progrès immenses, produisaient des dépôts, des dé-

(1) Voyez page 177 et suivant. de cet ouvrage.

sorganisations, des lambeaux mortifiés, des résorp-
tions de pus, et finissaient par amener des phlegmasies viscérales funestes. Allez donc, après cela,
remarque M. Broussais, vous en rapporter à la
nature pour guérir les maladies (1).

Nous ne confierons donc point la guérison à la
nature : les observations rapportées par Hippocrate
dans les Épidémies nous ont trop appris à nous
défier d'elle. Ainsi, dans les inflammations des
principaux viscères, de ceux surtout que couvrent
les membranes séreuses, ainsi que dans les phlegmasies de ces mêmes membranes, nous emploie-
rons nos moyens répressifs au plus vite afin d'en
briser le cours et de les faire avorter s'il se peut.
Espérer avec Hippocrate une solution par les crises dans la péritonite, l'arachnitis, la péricardite,
c'est donner le temps à l'épanchement de s'accroître, de former des brides, d'amener des transformations de tissus de toute espèce, c'est en un
mot vouer le malade, après l'avoir fait passer par
mille dangers, à une mort presque certaine. Et
dans le croup, cette maladie si rapidement mortelle, je demande ce qu'aurait gagné Hippocrate
à compter les jours, et à chercher des signes de
coction dans les urines, les selles? à annoncer la
mort, voilà tout. Ses sinistres prédictions, il est
vrai, se seraient toujours vérifiées, mais si c'est
là tout l'avantage qu'il pouvait retirer de sa méthode, notre école est loin de le lui envier.

Oui, je le répète, la doctrine des crises est

(1) Cours de Pathologie, etc., tome 1er, pag. 114.

aujourd'hui définitivement jugée. Ceux qui, dans leurs écrits, s'en montrent les plus ardents défenseurs, l'oublient et même la méprisent dans leur pratique. Ils savent trop bien à quels malheurs ils s'exposeraient s'ils en suivaient les principes tels qu'Hippocrate nous les a transmis. Renouveler la vieille question des crises me paraît donc une chose tout-à-fait usée. Je me suis assez étendu sur le point capital de cette doctrine pour m'épargner la peine d'entrer dans de plus grands détails. Si, en effet, je suis parvenu à prouver que la direction de notre santé n'a point été confiée à une puissance intelligente, en d'autres termes, qu'il n'y a point de *nature médicatrice*, j'ai sapé l'édifice dans ses fondements : par conséquent sa ruine me paraît certaine. Et d'ailleurs, après les idées de Reil, de Marandel, d'Odinet, et surtout après les ingénieuses explications de M. Broussais, qui sont connues de tout le monde, que reste-t-il à dire sur ce sujet?

Je n'ai pas parlé des jours critiques : réfuter un point de doctrine auquel on ne croit plus, c'est combattre un fantôme.

FIN.

NOTES (1).

—

A *(page 3)*.

C'est M. Boulet, médecin à Lille, qui, dans sa thèse soutenue en l'an XII, a avancé ce paradoxe; elle a pour titre : *Dubitationes de Hippocratis vitâ, patriâ, genealogiâ, forsan mythologiis, et de quibusdam ejus libris multò antiquioribus quàm vulgò creditur.*

Cette dissertation, quelqu'en soit le mérite, fit grand bruit dans le temps. Toute la Faculté fut indignée de l'audace du jeune récipiendaire. Peu

(1) Nous avions fait un grand nombre de notes, nous les avons presque toutes retranchées. Nous n'avons même pas conservé toutes celles indiquees dans l'ouvrage; on ne trouvera ici que les notes qui nous ont paru les plus utiles.

s'en fallut qu'on ne lui refusât le titre de docteur.
On m'a rapporté que le professeur Chaussier surtout, animé d'un saint zèle pour son idole, insis-
tait pour le refus, disant que celui qui s'était
rendu coupable d'un tel sacrilége était indigne d'entrer dans le sanctuaire d'Esculape. Cette espèce
de scandale avait fait une telle impression sur
l'esprit des élèves que le souvenir n'en était pas
encore effacé lorsque je soutins ma thèse. On ne
cessait de m'effrayer en me répétant à chaque
instant que je ferais mieux de changer de sujet
si je ne voulais pas me voir exposé à quelque
désagrément. Il fallut vraiment m'armer d'une
certaine dose de courage pour oser me présenter
devant les professeurs; mais soit que le fanatisme
pour Hippocrate commençât à passer de mode,
soit tout autre motif, malgré les sinistres prédictions qui m'arrivaient de toutes parts, je n'eus
pas lieu de me repentir, comme on peut le voir
à la page 57, d'avoir persisté dans ma première
idée.

B *(page 13).*

Ce passage du médecin de Pergame décide à
lui seul la question. En effet si Galien eût été
bien persuadé qu'Hippocrate était allé à Athènes
exercer son art, comment aurait-il pu dire qu'un
seul quartier de Rome renfermait plus d'habitants
que la plus grande ville où le vieillard de Cos
ait jamais été? On sait que Rome contenait quatorze quartiers, et comme la population d'Athé-

nes était, selon Boeck (1), de cent quatre-vingt mille âmes, en divisant cette dernière somme par quatorze, on aurait pour Rome deux millions cinq cent-vingt mille habitants, chiffre qui, sans être excessif, n'en montre pas moins l'invraisemblance d'une pareille supposition. Je n'ajouterai pas avec Denys d'Halicarnasse (2), que l'enceinte d'Athènes égalait à peu près celle de Rome, ni avec Dion Chrysostôme (3), que cette enceinte avait deux cents stades de circuit, ce qui, traduit en notre système métrique ancien, donne sept lieues quatorze cents toises : je n'ai pas besoin de cela, le premier rapprochement suffit à mon objet.

C *(page 16)*.

Voici ce que disent à ce sujet deux auteurs à l'autorité desquels il est bien permis de croire : « Je pense, dit Méad (4), que cette méthode aurait plus d'efficacité pour prévenir la peste, et dès lors qu'il vaudrait mieux la mettre en usage avant qu'elle fût déclarée ; car dès qu'elle l'est une fois, on sait que les chaleurs de l'été sont propres à l'étendre, tandis qu'elle fait ordinairement rémission pendant l'hiver. Tout ce qui est propre à augmenter la

(1) Écon. polit. des Athén., tome 1er, pag. 66, trad. franç.

(2) Antiq. rom., lib. viii.

(3) Orat. vi, pag. 87.

(4) Pag. 371, tom. 1er.

chaleur est donc propre aussi à augmenter la ma-
lignité de la maladie ; et c'est ce qu'avait remarqué
Mercurial, qui dit que dans la peste dont il fut
témoin à Venise, les forgerons et tous les ouvriers
qui travaillaient autour du feu en furent attaqués
avec plus de violence. Je ne crois donc pas que
le bien que l'on doit attendre des feux qu'on al-
lume pour la purification de l'air soit équivalent
aux inconvénients qui en résultent. Les mauvais
effets de cette méthode, dans la dernière peste de
Londres où elle fut mise en usage, suffisent pour
ne pas engager à de nouvelles tentatives ; car,
après qu'on eut donné des ordres pour allumer
des feux dans tous les carrefours pendant trois
jours entiers, dans la nuit qui suivit il ne périt
pas moins de quarante mille personnes. On a fait
en dernier lieu une expérience aussi funeste à
Marseille ; car, après ces feux, la peste fit des ravages encore plus considérables».

Nous venons de voir ce que pensait là - dessus
Méad, voyons maintenant ce que dit Mertens sur
lé même sujet : *Ex eo quod refertur*, dit le médecin
de Moscou (1), *Hippocratem Atheniensium pestem fu-
gasse accensis ignibus, multi auctores illos pestis tempore
commendarunt. Moscuæ à pestis initio, non tantum in
plateis, sed antè singulas domos, ignes ex variis vege-
tabilibus accenderunt, adeo, ut tota urbs denso fumo
continuo tegeretur. Contagium non lentius inde serpebat,
nec magis parcebat familiis, quarum cedes pluribus ig-*

____

(1) Observ. med. De Feb. putr., etc., pag. 177
et 178.

*nibus circumdatæ erant. Legitur idem accidisse in peste,
quæ anno vigesimo primo hujus sæculi urbem Tolenem in
Gallia vastavit,* etc.

Comme la plupart des hommes n'agissent que
par imitation, il n'est pas étonnant que l'on se
soit empressé de suivre l'exemple d'Hippocrate. Il
semble que les grands génies soient comme autant de phares placés de distance en distance dans
la durée des siècles pour nous servir de guides
dans la route ténébreuse où nous sommes jetés ;
mais, au lieu de bien nous diriger, souvent ils
nous égarent. Hippocrate passait pour avoir arrêté
les ravages de la peste d'Athènes en faisant allumer de grands feux dans différents quartiers de la
ville : il était tout naturel de l'imiter en cela ;
mais si l'on eût, comme je l'ai fait, appliqué à
ce récit les règles de la critique, on eût bientôt
reconnu que rien n'était plus faux, et dès lors on
n'eût pas eu recours à un moyen qui, bien loin
de faire cesser les fureurs de la contagion, n'était
propre qu'à accroître la mortalité, comme on en
a fait la triste expérience.

D *(page 63).*

Je ne sais où les auteurs que je viens de citer
ont pris qu'avant Héraclite il n'y avait en Grèce
aucun ouvrage en prose. Si M. Jourdan n'eût pas
été aussi avantageusement connu dans le monde
littéraire, je me serais gardé de relever une erreur
qui peut-être n'est qu'une faute d'attention ou une
méprise ; mais son nom fait aujourd'hui autorité,

voilà pourquoi je me suis cru suffisamment autorisé à entrer dans les détails suivants :

On lit dans Aulu-Gelle «que le tyran Pisistrate avait fondé à Athènes une bibliothèque publique dans laquelle il rassembla tous les différents ouvrages sur les arts libéraux, et que dans la suite les Athéniens l'enrichirent d'un grand nombre de volumes, jusqu'au temps où Xercès s'étant rendu maître de leur ville, fit transporter cette précieuse collection, laquelle, plusieurs années après, fut rendue tout entière aux Athéniens par le roi Séleucus Nicanor (1)». Je le demande ici à M. Jourdan, cette bibliothèque ne renfermait-elle aucun ouvrage en prose, et tous ces ouvrages sur les arts libéraux n'étaient-ils que des poèmes?

Dans une lettre que Darius, fils d'Hystaspes, écrivait à Héraclite lui-même, on remarque ces mots : « Vous avez, lui dit-il, composé un livre sur la nature, mais en termes si obscurs et si converts qu'il a besoin d'explication...... On est arrêté à la lecture de la plupart des passages, de sorte que *ceux qui ont parcouru le plus de volumes* ignorent ce que vous avez précisément voulu dire (2)». Darius eût-il parlé de cette manière s'il n'y avait eu de son temps que les seuls ouvrages d'Héraclite? et ces mots : *Ceux qui ont parcouru le plus de volumes*, n'indiquent-ils pas clairement que déjà on avait beaucoup écrit sur la philosophie?

(1) Noct. attic., lib. vi, cap. 17.

(2) Diog. Laërt. *in* vit. Heracl.

Je n'ai lu dans aucun auteur qu'Héraclite avait, le premier, écrit en prose (1). Diogène Laërce fait cet honneur tantôt à Anaxagore, tantôt à Alcméon (2). Clément d'Alexandrie se contente de dire que les uns attribuent à Alcméon le premier ouvrage sur la nature, et que les autres prétendent qu'Anaxagore est le premier qui ait donné un livre au public (3). Ainsi il laisse la question

(1) Meiners est le seul écrivain où j'ai vu qu'Héraclite est le premier philosophe de la Grèce qui ait écrit en prose. Il cite en preuve Phérécyde. N'ayant point à ma disposition les fragments de cet ancien auteur, recueillis par F.-G. Sturz, je n'ai pu vérifier l'exactitude de cette citation; mais Meiners avait trop approfondi les antiquités grecques pour que j'ose la lui contester. Cependant ce qui me donnerait quelques doutes, si toutefois il m'est permis d'en avoir sur un fait avancé par un tel savant, c'est que lui-même attribue, selon la tradition commune, l'invention de la prose à Phérécyde, à Cadmus et à Hécatee (Tome 1er, page 105), oubliant sans doute qu'il ferait plus tard cet honneur à Héraclite d'Éphèse. Je me défie tellement de moi-même, que si j'avais connu plus tôt l'ouvrage de Meiners, je n'aurais pas fait cette note.

(Hist. des scienc. dans la Grèce, trad. par Laveaux, tom. iii, pag. 18).

L'antiquité fait mention de deux Phérécydes, l'un de Leros, logographe, contemporain d'Hérodote; l'autre de Syros, philosophe qui avait étudié sous Anaximandre, disciple de Thalès. Quoique Meiners ne fasse point connaître distinctement le Phérécyde qu'il cite, il est de toute évidence que c'est celui de Leros.

(2) Diog. Laërt., in vit. Anaxag. et Alcmc.

(3) Strom., lib. ii.

de priorité indécise. Phérécyde de Syros est celui qui réunit le plus de suffrages en sa faveur. Peut-être les auteurs de l'article ont-ils voulu mettre Phérécyde au lieu d'Héraclite. Quoiqu'il en soit, Pline, Suidas, Apulée, Théopompe, Strabon, etc., ont tous dit qu'il fut le premier qui publia un ouvrage en prose; mais il y a grande apparence qu'ils se sont trompés, car saint Augustin cite les livres de Thalès. Au reste Fréret observe fort bien que Pline, en disant, *prosam orationem condere Phe-recydes Syrius instituit*, n'a pas voulu faire entendre que personne avant lui n'avait jamais écrit en prose. Ces mots signifient seulement qu'il fut le premier qui s'appliqua à donner à la prose cette espèce de cadence qui lui est propre dans les langues dont les syllabes reçoivent des accents ou des ports de voix sensiblement variés...... Fréret fait à peu près la même observation à l'égard de Cadmus de Milet dont Pline dit aussi : *Prosam primus condere instituit.* Cadmus de Milet, observe Fréret, avait écrit une histoire d'Ionie en quatre livres, depuis la fondation de Milet, et comme c'était la plus ancienne histoire écrite en prose, *avec art et méthode,* que les Grecs eussent connue, ceux de Milet qui cherchaient à faire honneur à leur ville déjà très célèbre pour avoir été le berceau de la philosophie et de l'astronomie grecque, lui attribuèrent l'invention de l'art historique, et même celle de la prose harmonieuse et élégante. Ce Cadmus, poursuit Fréret, n'était pas même le premier qui eût écrit des histoires en prose; Pausanias parle d'une histoire de Corinthe attribuée à un

Eumelus, que la chronique d'Eusèbe place à la deuxième olympiade; et nous voyons que l'usage des ouvrages en prose commençait à être commun dans la Grèce, puisqu'Épiménide de Crète composa, outre plusieurs poëmes, deux traités en prose, l'un des sacrifices, et l'autre du gouvernement de Crète (1).

Ce que vient de dire Fréret est très sensé, et quoiqu'il combatte une tradition universellement reçue, ses réflexions n'en sont pas moins justes. Phérécyde et Cadmus de Milet ne sont point, comme on le dit, les inventeurs de la prose, seulement ils l'ont rendue plus harmonieuse ; ils ont écrit d'une manière plus pure et plus élégante; enfin ils sont de ceux qui ont fixé leur langue. A ce titre ils ont mérité les honneurs de l'invention.

F *(page 69).*

Je n'ai pu résister au désir de faire connaître au lecteur l'impression que produit sur l'âme du voyageur la vue des ruines de Thèbes. « Les sensations que fait éprouver la vue de Thèbes, disent MM. Jollois et Devilliers, ne se communiquent pas seulement à ceux qui se livrent à l'étude des arts : les magnifiques constructions de cette antique cité offrent des beautés d'un tel ordre qu'elles attirent les regards des hommes que l'on croirait les moins propres à les apprécier. Ce sont comme ces grands

____

(1) Tom. 1er, pag. 94 et suiv.

accidents de la nature ou comme des phénomènes éclatants qui, tandis qu'ils captivent l'attention des esprits accoutumés à observer, produisent encore sur la multitude les impressions les plus vives et les plus profondes. C'est ainsi que nous avons vu les soldats, frappés d'abord d'un étonnement général à la vue de ces masses imposantes, se livrer avec ardeur à la recherche des plus petits ornements qui les décorent (1) ».

Écoutons maintenant Denon sur le même sujet : « A neuf heures, dit cet élégant écrivain, en détournant la pointe d'une chaîne de montagnes qui forme un promontoire, nous découvrîmes tout-à-coup l'emplacement de l'antique Thèbes dans tout son développement ; cette ville dont une seule expression d'Homère nous peint l'étendue, cette Thèbes aux cent portes......, célèbre par ce nombre de rois que leur sagesse a mis au rang des dieux, par des lois qu'on a révérées sans jamais les connaître, par des sciences confiées à de fastueuses et énigmatiques inscriptions, doctes et premiers monuments des arts ; ce sanctuaire abandonné, isolé par la barbarie, et rendu au désert sur lequel il avait été conquis ; cette cité enfin toujours enveloppée du voile du mystère par lequel les colosses mêmes sont agrandis ; cette cité reléguée que l'imagination n'entrevoit plus qu'à travers l'obscurité des temps, était encore un fantôme si gigantesque pour notre imagination, que l'armée, à l'aspect de ses ruines éparses,

(1) Descript. génér. de Thèbes, introd., page 5.

s'arrêta d'elle-même, et, par un mouvement spon-
tané, battit des mains, comme si l'occupation des
restes de cette capitale eût été le but de ses glorieux travaux, eût complété la conquête de l'Égypte. Je fis, continue Denon, un dessin de ce premier aspect, comme si j'eusse pu craindre que
Thèbes m'échappât; et je trouvai dans le com-
plaisant enthousiasme des soldats des genoux pour
me servir de table, des corps pour me donner
de l'ombre, le soleil éclairant de rayons trop ardents une scène que je voudrais peindre à mes
lecteurs, pour leur faire partager le sentiment
que me firent éprouver la présence de si grands
objets et le spectacle de l'émotion électrique
d'une armée composée de soldats, dont la délicate
susceptibilité me rendait heureux d'être leur compagnon, glorieux d'être Français (1) ».

Enfin Belzoni décrit, aussi lui, l'étonnement
mêlé d'admiration qu'inspirent ces respectables
ruines. « Je ferai d'abord observer, dit ce voyageur célèbre, qu'on ne peut se former qu'une
idée bien imparfaite de l'étendue immense des
ruines de Thèbes, même d'après les descriptions
des voyageurs les plus exacts et les plus habiles.
Il est absolument impossible de s'imaginer un
aspect aussi imposant sans l'avo'r eu sous les
yeux; et les plus grands modèles de notre architecture moderne ne sauraient nous faire concevoir
ces formes, ces proportions, ces masses colossales.

(1) Voyage dans la Basse et la Haute Égypte,
page 117.

En approchant des ruines il me semblait que j'entrais dans une ancienne ville de géants qui n'avaient laissé que ces temples pour donner à la postérité une preuve de leur existence. Ces longues propylées décorées de deux obélisques et de statues colossales, ces beaux ornements qui couvrent de tous côtés les murs et les colonnes, et qui ont été décrites par M. Hamilton, tout cela est un sujet de stupeur pour l'Européen conduit au milieu de ces débris immenses qui, au nord de Thèbes, dominent, comme de vieilles tours, un bois de palmiers. Des restes de temples, des colonnes, des colosses, des sphinx, des portails, enfin des débris d'architecture et de sculpture sans nombre couvrent le sol à perte de vue : leur variété infinie décourage le voyageur qui voudrait en décrire l'ensemble. Sur le bord occidental même du Nil, ces antiques merveilles se prolongent sur un espace considérable. De ce côté, les temples de Gournah, Memnonium et Médynet-Abou attestent, par le grandiose de leur architecture qu'ils font partie de la grande cité à laquelle ont appartenu aussi ces belles figures colossales qui sont encore debout dans les plaines de Thèbes, ces tombes nombreuses, taillées dans le roc, et celles de la grande vallée des rois, décorées de peintures et de sculptures, et renfermant des sarcophages et des momies. Une réflexion frappe l'étranger au milieu de cette cité déserte : Comment se fait-il qu'un peuple, qui semble avoir bâti pour l'éternité, ait disparu de la terre sans

laisser à la postérité le secret de sa langue et
de son écriture (1) »?

«Thèbes, dit à son tour M. de Rozière, membre
de l'Institut d'Égypte, bouleversée par tant de révolutions, Thèbes, maintenant déserte, remplit
encore d'étonnement ceux qui ont vu les antiques
merveilles de Rome et d'Athènes ; Thèbes, à l'aspect de laquelle nos armées, victorieuses de tant
de pays célèbres dans les arts, s'arrêtèrent spontanément en poussant un cri unanime de surprise et d'admiration ; Thèbes célébrée par Homère, et, de son temps, la première ville du
monde, après vingt-quatre siècles de dévastation
en est encore plus étonnante ! On se croit dans
un songe quand on contemple l'immensité de
ses ruines, la grandeur, la majesté de ses édifices,
et les restes innombrables de son ancienne magnificence ».

« Cependant que peut être l'aspect actuel, observe avec raison Héeren, comparé à celui que
l'ancienne Thèbes doit avoir présenté jadis ! Quelle
vue imposante pour le voyageur qui, venant du
désert, était arrivé à la hauteur de la chaîne
libyque et apercevait soudain la vallée fertile du
Nil avec ses nombreuses villes, et au milieu d'elles
Thèbes, la reine de toutes les cités, avec ses temples, ses colonnes et ses obélisques (1) »!

(1) Voyag. en Nubie et en Égypte, tom. 1ᵉʳ,
pag. 59 et 60.

(1) Politiq. et commerc. des peuples de l'antiq.,
tom. vi, pag. 292.

« Qu'est devenu, se demandent MM. Jollois et Devilliers, le temps où une population nombreuse animait tout ce vaste tableau! Ces pierres renversées, ces débris de granit dispersés de toutes parts, formaient alors des édifices réguliers, des statues de dieux et de héros ; ces colonnes , maintenant abattues, ornaient des palais et des temples qu'embellissaient l'or et les pierreries, et que décoraient les meubles les plus riches et les plus précieux ; cette plaine immense était jadis tellement cultivée que les plus religieux observateurs du culte des morts ne pouvaient même en rien réserver pour les sépultures; sa terre féconde produisait d'abondantes moissons et nourrissait de nombreux troupeaux. Là s'échangeait contre les productions d'une fertile contrée tout ce que l'Asie, l'Afrique, l'Inde et l'Arabie offraient de riches tissus et de parfums précieux. Là s'entassaient toutes les dépouilles des ennemis vaincus, et les tributs levés sur les peuples conquis, et les offrandes faites dans les temples des dieux. Mais quel serait l'étonnement de ces nombreux Thébains, dont la dépouille mortelle existe encore tout entière dans ces grottes profondes, si tout-à-coup, secouant les linceuls qui les enveloppent de toutes parts, ils sortaient de leurs tombeaux et jetaient les yeux sur une terre qu'ils avaient embellie de tant de monuments dont les restes attestent encore la puissance du génie qui les éleva! Quel spectacle de dévastation et de solitude frapperait leurs regards! Aux lieux où circulait jadis une foule active et nombreuse, ils ne verraient plus épars

çà et là que quelques hommes indolents et abru-
tis par le despotisme, errant sur l'emplacement
d'une illustre cité. Là où existaient des habitations somptueuses, résultats d'une civilisation perfectionnée, ils n'apercevaient plus que de misérables cabanes bâties sans art. Ils verraient l'habitation des rois transformée en repaire d'animaux
sauvages, et le chacal, poursuivi dans les retraites
qu'il y a choisies, se montrer tout-à-coup au sommet le plus élevé des ruines. Ils verraient les
sanctuaires des temples devenus le réduit des
reptiles immondes et de ces animaux hideux qui
ne se plaisent que dans l'obscurité d'une nuit
profonde. Ils verraient des palais transformés en
sentines publiques, les champs stériles et abandonnés, et l'habitant stupide mettant toutes ses
jouissances à amasser un peu d'or, qu'il cherche
souvent en vain à dérober aux agents d'un gouvernement barbare et tyrannique ».

« Le spectateur, élevé sur une éminence qui
domine toute la plaine de Thèbes, et planant
pour ainsi dire au-dessus de la terre, avec quels
sentiments désintéressés il juge les révolutions et
le cours des choses humaines! Que sert à une cité
d'avoir été riche et puissante, d'avoir soumis le
monde à l'influence de ses idées religieuses, d'avoir
rendu tributaires de son commerce les plus riches
pays de l'univers! Que lui sert d'avoir posé les
premiers principes de la civilisation, d'avoir porté
dans les pays les plus éloignés la gloire de ses
armes, d'avoir cultivé les sciences et les arts avec
éclat, si tout cela ne peut la sauver de la des-

truction, si la barbarie et la brutalité doivent succéder à l'influence d'un gouvernement protecteur, si de tant de merveilles il ne doit plus rester que des souvenirs qui s'effaceront peut-être un jour des traditions humaines! Heureux pourtant, entre tous les autres, cet antique peuple de Thèbes d'avoir vécu sous un climat si propice à la conservation des monuments! Que de nations ont passé sur la terre sans avoir laissé aucune trace de leur existence! Mais il semble que la nature a été d'accord avec les Égyptiens, en secondant leurs vues grandes et élevées; ou plutôt ce peuple vraiment observateur avait reconnu que tout, dans sa patrie, tendait à éterniser les monuments qu'il avait la hardiesse de concevoir et l'audace d'exécuter. Ce n'est donc pas en vain qu'il a entrepris dans le sein de la terre, et porté jusqu'à leur dernière perfection, des travaux peut-être plus nombreux que ceux qu'il a élevés à sa surface; ce n'est pas en vain qu'il a enlevé aux montagnes leurs rochers pour en former des temples et des palais, pour les façonner en statues colossales et en obélisques immenses. Si tous les monuments qu'il a élevés ne subsistent point dans leur entier, il en reste assez pour prouver que l'industrie humaine peut lutter avec avantage contre l'action du temps, et opposer d'insurmontables obstacles aux conquérants destructeurs (1) ».

Pour donner une idée des efforts impuissants

(1) Descript. génér. de Théb., introd., pages 18 et suiv.

des hommes contre les constructions égyptiennes,
nous allons transcrire le passage suivant extrait
d'Abd-Allatif.

« Mélic-Alziz Othman Ben-Yonsouf, dit le médecin arabe, se laissant persuader par quelques
personnes de sa cour de démolir les Pyramides,
envoya des sapeurs, des mineurs et des carriers
sous la conduite de quelques-uns des principaux
officiers et des premiers émirs de sa cour, et leur
donna ordre de détruire la plus petite. Pour
exécuter les ordres dont ils étaient chargés, ils
établirent leur camp dans la plaine de Djizih,
près de la pyramide; ils y ramassèrent de tous
côtés un grand nombre de travailleurs, et les
entretinrent à grands frais. Ils y demeurèrent
ainsi huit mois entiers, occupés avec tout leur
monde à l'exécution de la commission dont ils
étaient chargés, enlevant chaque jour, après s'ê-
tre donné bien du mal et avoir épuisé toutes
leurs forces, une ou deux pierres. Les uns les
poussaient d'en haut avec des coins et des leviers,
tandis que d'autres travailleurs les tiraient d'en
bas avec des cordes et des cables. Quand une de
ces pierres venait enfin à tomber elle faisait un
bruit épouvantable qui retentissait à un très grand
éloignement, et *qui ébranlait la terre et faisait trem-
bler les montagnes.* Dans sa chute elle s'enfonçait
dans le sable; il fallait derechef employer de
grands efforts pour l'en retirer : après quoi l'on
pratiquait des entailles pour y faire entrer des
coins : on faisait ainsi éclater ces pierres en
plusieurs morceaux; puis on chargeait chaque

morceau sur un chariot pour le traîner au pied
de la montagne qui est à peu de distance, et où
on le jetait.

« Après être restés long-temps campés en cet
endroit, poursuit l'auteur, et avoir consommé tous
leurs moyens pécuniaires, comme leur peine et
leurs fatigues allaient toujours en croissant, que
leur résolution au contraire s'affaiblissait de jour
en jour et que leurs forces étaient épuisées, ils
furent contraints de renoncer honteusement à leur
entreprise. Loin d'obtenir le succès qu'ils s'étaient
promis, et de réussir dans leur dessein, ils n'en
retirèrent d'autre avantage que de gâter la pyramide et de mettre dans une entière évidence
leur impuissance et leur faiblesse. Quand on considère les pierres provenues de la démolition, on
se persuade que la pyramide a été détruite jusqu'aux fondements; mais si, au contraire, on
porte les regards sur la pyramide, on s'imagine
qu'elle n'a éprouvé aucune dégradation, et que
d'un côté seulement il y a une partie du revête-
ment qui s'est détachée (1) ».

G *(page 77).*

Benjamin Constant observe, dans son savant
ouvrage sur la religion, que, dans les grandes
corporations religieuses, l'instinct du sacerdoce
l'avertissait de ne jamais permettre à aucune
individualité de se faire jour : « Ce que nous avons

____

(1) Relat. d'Égypt., pag. 177 et suiv.

pris pour des noms propres d'écrivains chaldéens et phéniciens, dit-il, n'était probablement que la désignation d'une classe. Le mot Sanchoniaton signifiait chez les Phéniciens un savant, un philosophe, c'est-à-dire un prêtre. Beaucoup d'Indiens ont assuré, dit le chevalier Jones, que Bouddha était un nom générique. En Égypte, continue le même auteur, tous les ouvrages sur la religion et les sciences portaient le nom de Thot ou d'Hermès. Dans toute l'histoire égyptienne, dit un auteur allemand (Vogel, Relig. des Égypt.), on n'entend jamais parler des talents ou du mérite d'aucun prêtre en particulier; il n'y a point d'inventeur qui se fasse connaître. Cette suprématie de la corporation et cette absence de toute prééminence individuelle, ne peuvent être un effet du hasard. Le sacerdoce avait réfléchi que les qualités éminentes de quelques-uns nuiraient à la considération du reste; il voulait jouir en commun de la vénération nationale; il voulait la léguer ainsi collective à ses successeurs. Tout devait en conséquence se rapporter à l'ensemble : nul n'avait le droit de se distinguer pour son propre compte ».

« Voilà pourquoi Thot ou Hermès était chez les Égyptiens la personnification de l'ordre des prêtres réduit à un signe unique. Selon Jablonsky le mot Thot, Theyt. Thayt ou Thoyt, signifiait, dans la langue égyptienne, une assemblée de sages et de savants, le collége sacerdotal d'une ville ou d'un temple. Ainsi, le sacerdoce collectif de l'Égypte, personnifié et considéré comme unité, était représenté par un être imaginaire auquel on rattachait l'invention du langage et de l'écriture, qu'il avait apportée du ciel et communiquée aux hommes; celle de la géométrie, de l'arithmétique, de l'astronomie, de la médecine, de la musique et du rhythme; l'invention de la religion et des pompes sacrées, de la gymnastique et de la danse; enfin les arts moins indispensables, mais non moins précieux, de l'architecture, de la sculpture et de la peinture. On lui attribuait tant de volumes, que nul mortel n'aurait pu les composer. On lui faisait honneur même de découvertes fort postérieures à l'époque fictive de son apparition sur la terre : tous les perfectionnements successifs de l'astronomie, et en général les travaux de chaque siècle devenaient sa propriété. De la sorte, les noms des individus se perdaient dans l'ordre nombreux des prêtres, et le mérite que chacun s'était acquis par ses observations et ses veilles tournait au profit de l'association sacerdotale en étant rapportée au génie tutélaire de cette association (1) ».

Ce fait ainsi expliqué lève une difficulté qui, sans cela, serait insoluble ; et il ne sera plus besoin de recourir à l'expédient de Galien qui, ne pouvant comprendre comment Hermès avait composé tous les ouvrages qu'on lui attribuait, voulait qu'on lût *logoi*, livres ou traités, au lieu de *biblei*, volumes (Sprengel, hist. de la médecine, tome I, pag. 42).

(1) De la Religion considér. dans sa source, ses formes et ses développ., tom. II, pag. 120 et suiv.

H *(page 77).*

L'encyclopédie hermétique ne formait qu'une
très petite partie des ouvrages écrits par les prêtres. La collection entière s'élevait à vingt mille
volumes, et, selon Jamblique (1), à trente-sept
mille. Pour fixer au juste nos idées sur le degré
de culture intellectuelle des Égyptiens, combien
nous devons regretter la perte de cette précieuse
collection !

Nos regrets redoublent quand nous apprenons
que les ouvrages qu'avaient écrits sur les sciences
les autres nations de l'antiquité sont également
perdus. «Les philosophes, parmi l'espèce humaine,
dit Ebn-Khaldoun, écrivain qui est, selon M. de
Sacy, d'un grand poids, ont été en très grand
nombre; *ce qui ne nous est point parvenu des travaux
faits sur les sciences est plus considérable que ce qui a
été transmis jusqu'à nous.* Que sont devenus les ouvrages scientifiques des Perses, qu'Omar ordonna
d'anéantir lors de la conquête de leur pays? Où
sont ceux des Chaldéens, des Syriens, des Babyloniens.....? *Où sont ceux des Égyptiens* qui les ont
précédés? Les travaux d'un seul peuple sont venus
jusqu'à nous; je veux parler des Grecs (2)».

J *(page 85).*

L'opinion que nous venons d'émettre sur la ci-

(1) De Myst. ægypt.

(2) Relat. d'Égypt. par Abd-Allatif, pag. 242
et 243.

vilisation de l'antique Égypte est tellement éloi-
gnée de celle de plusieurs savants, que nous
croyons utile de l'appuyer sur de nouvelles preuves. Ces preuves seront tirées de l'avancement des
arts et des sciences. C'est sur cette échelle que
nous jugerons les progrès de cet ancien peuple :
nulle mesure ne peut fournir des données plus
certaines ; mais dans cette estimation on ne doit
jamais perdre de vue que nous allons nous occuper d'une époque qui a précédé la venue de J.-C.
de près de dix-huit siècles ; d'une époque où la
Grèce était dans un état complet de barbarie ;
d'une époque enfin où une sombre nuit couvrait
presque toute la surface de la terre, excepté la
vallée du Nil, où la lumière brillait d'un vif éclat.
C'est de la période brillante des Pharaons que
nous voulons parler. Ces temps si éloignés de nous
mériteraient peut-être plus d'indulgence, et on ne
devrait pas se montrer si exigeant envers un peuple dont la civilisation remonte si haut. N'oublions
pas que les Égyptiens furent les maîtres des Grecs :
c'est déjà un assez beau titre de gloire.

Nous avons l'intention de donner au lecteur une
idée de la perfection des arts en Égypte ; mais
avons-nous sous les yeux toutes les pièces du pro-
cès pour juger ? Combien les monuments de Thèbes auraient gagné à être appréciés dans leur
ensemble ! Si, dans l'état de dégradation où se
trouvent leurs ruines, elles inspirent au voyageur
tant d'admiration, quelle magnificence ne devaient
pas présenter ces édifices entiers ! D'un autre côté,
dans un pays où l'accumulation incessante des sa-

bles menace de tout envahir, et que toute l'Europe se fait chaque jour un barbare plaisir de dépouiller, combien de monuments des arts ont disparu! Que de statues, par exemple, sont enfouies sous ce sol mouvant! Que de chefs-d'œuvre ont été détruits par la main impitoyable du temps et des hommes!

Memphis n'est plus! on dispute même encore aujourd'hui sur son véritable emplacement. De tant de merveilles qui ornaient cette seconde capitale de l'empire égyptien, il ne reste aucune trace, pas le moindre vestige. Pour apprécier au juste l'état de l'art en Égypte on sent de quel prix est cette perte. «Les ruines de Memphis, dit Abd-Allatif, qui les avait visitées dans le septième siècle de l'hégyre, offrent encore aux yeux des spectateurs une réunion de merveilles qui confond l'intelligence, et que l'homme le plus éloquent entreprendrait inutilement de décrire. Plus on les considère, plus on sent augmenter l'admiration qu'elles inspirent; et chaque coup d'œil qu'on leur donne est une nouvelle cause de ravissement. A peine ont-elles fait naître une idée dans l'âme du specateur, qu'elles lui suggèrent une idée encore plus admirable; et quand on croit en avoir acquis une connaissance parfaite elles vous prouvent au même instant que ce que vous aviez conçu est bien au-dessous de la vérité (1)».

(1) Relation d'Égypte par Abd-Allatif, médecin arabe de Bagdad, trad. par M. Silvestre de Sacy, page 185.

Si Memphis, après avoir été si souvent ravagée, présentait dans ses ruines tant de majesté, quel aspect imposant ne devait-elle pas avoir dans son intégrité et toute sa splendeur !

Dans la question qui fera le sujet de cette note nous devons éviter de rapporter au temps des Pharaons des ouvrages qui n'auraient été exécutés que sous les Ptolémées et les Césars. Depuis les savantes recherches de M. Letronne sur cette matière (1), un pareil anachronisme n'est plus permis. Nous n'apporterons donc pas en preuve de la perfection de l'architecture les temples de Denderah, d'Edfou, etc., quoiqu'ils soient incontestablement les plus beaux de toute l'Égypte. Nous ne nous occuperons que des monuments de Thèbes, ceux à l'égard desquels il n'y a pas de dissidence sur l'époque de leur fondation.

Je sais que l'architecture égyptienne a été défavorablement jugée par plusieurs savants, et, en particulier, par M. Quatremère de Quincy (2);

(1) Recherches pour servir à l'histoire de l'Égypte pendant la domination des Grecs et des Romains, par M. Letronne.

(2) L'Académie des Inscriptions, etc., proposa en 1785 cette question : *Quel fut l'état de l'architecture chez les Égyptiens, et qu'est-ce que les Grecs en ont emprunté?* M. Quatremère de Quincy remporta le prix; l'ouvrage qu'il composa a pour titre : De l'Architecture égyptienne considérée dans son origine, ses principes et son goût, et comparée sous les mêmes rapports à l'architecture grecque. — Paris, 1803.

mais lorsqu'il écrivit sa dissertation , la Commission d'Égypte n'avait pas encore publié son grand
ouvrage. N'ayant point été lui-même sur les lieux,
il a été obligé de s'en rapporter à des relations
souvent inexactes, et à des dessins ou infidèles
ou incomplets. Quelque recommandables que soient
les travaux de Pocoke, de Norden, de Bruce, les
meilleurs ouvrages où il ait puisé, il n'en est
pas moins certain qu'avec leur secours seul on ne
peut connaître l'Égypte qu'imparfaitement. Ce n'est
que depuis les travaux des savants français qu'elle
nous est apparue dans toute sa magnificence. On
ne peut donc en prendre une véritable idée que
dans leur ouvrage et sur les superbes dessins qui
l'accompagnent.

« Autrefois on ne connaissait , dit Héeren, les
monuments égyptiens que par des descriptions arides ; mais depuis la publication du grand ouvrage
sur l'Égypte, ils nous ont été mis en quelque sorte
sous les yeux. Dans les travaux d'architecture, c'est
ordinairement du tableau plus ou moins grand que
dépend l'impression ; il faut que ce qui est colossal en réalité le soit aussi dans la copie. Quelle
haute opinion ces dessins ne nous donnent-ils pas
des richesses, des ressources, des connaissances et
du goût d'un peuple capable d'élever des monuments aussi accomplis qu'importants ! Quelles idées
ne nous font-ils pas concevoir de l'éclat et de la
puissance de ce peuple ! C'est sur ces monuments
que l'Egypte voulait être jugée par la postérité».

« Son architecture, ajoute Héeren, a été exa-
minée aujourd'hui sous le rapport mécanique et

asthétique par beaucoup de connaisseurs qui, sous l'impression des premières études, étaient plutôt contre que disposés en sa faveur. Elle n'a pas seulement soutenu cette épreuve en général; mais même, plus on entra dans les détails, plus elle parut juste, riche et complète (¹) ».

On sent que, pour donner à cette assertion tous les développements dont elle est susceptible, je dépasserais évidemment les bornes d'une simple note. Je me contenterai donc de citer comme exemple un petit nombre d'édifices, mais tous choisis parmi ceux dont la fondation remonte incontestablement au temps des Pharaons. Je commencerai par ceux de Médynet-Abou.

Des monuments de Médynet-Abou je ne m'occuperai que du palais et de son pavillon. La position de celui-ci est si heureusement choisie qu'elle domine toute la plaine dans laquelle Thèbes est située. De ce point on aperçoit en effet non-seulement tous les monuments de Médynet-Abou, mais aussi ceux qui se trouvent de l'autre côté du Nil. Ce pavillon avait deux étages, plusieurs salons et une infinité de croisées. Son architecture, sa disposition, tout enfin jusqu'aux ornements qui couvrent les parvis et qui représentent des scènes domestiques, indiquent que c'était le séjour ordinaire des rois. Malheureusement l'édifice est extrêmement dégradé; une salle du second étage est assez bien conservée : son plafond est orné de

(1) De la politique et du commerce des peuples de l'antiquité, tom. VI, pag. 177, trad. franç.

losanges et d'un encadrement très agréablement dessiné et colorié. Sur les chambranles intérieurs des croisées, ainsi que sur les plafonds des linteaux, on voit des commencements de peintures et de sculptures. La frise qui s'étend tout autour de la salle, depuis le plafond jusqu'à la partie supérieure des croisées, a des ornements agencés avec goût : ils consistent, dans la partie supérieure, en fleurs de lotus renversées et séparées par des vases sur lesquels on a voulu figurer des fruits. Sur les murs latéraux on n'a indiqué que les masses de fleurs de lotus, et les vases sont remplacés par des grenades ; au-dessous sont de grands hiéroglyphes distribués avec symétrie et sculptés avec beaucoup de recherche et de soin : les oiseaux et les animaux sont surtout dessinés avec esprit.

Dans la direction nord-ouest, et à deux cent-cinquante pieds du pavillon, se trouve le grand et magnifique palais de Médynet-Abou ; ici tout prend des proportions colossales. Son entrée est formée par une de ces constructions gigantesques désignées par les Français sous le nom de pylones (1). Les deux énormes massifs de ce pylone

(1) En décrivant l'architecture égyptienne, on a été obligé de se servir des mots techniques que les Grecs avaient imaginés pour désigner les diverses parties de leurs édifices ; mais comme ces deux architectures diffèrent l'une de l'autre, il en est résulté du vague dans les termes, ainsi que le besoin d'en fixer la signification : de là la nécessité de cette note.

Par *pylone* on doit entendre les deux masses pyramidales qui s'élèvent de chaque côté de la porte, et la porte comprise entre elles.

On désigne sous le nom de *propylées*, dans les

sont entièrement recouverts de sculptures rappelant les exploits du fondateur de l'édifice, Rhamsès-Méiamoun. Cette entrée conduit à une première cour remarquable, du côté gauche, par une très belle colonnade dont les chapiteaux imitent la fleur épanouie du lotus, ainsi que par une galerie soutenue par des piliers cariatides formant le côté droit de la cour. Ces membres d'architecture sont maintenant enfouis sous les décombres dans la plus grande partie de leur hauteur. On n'aperçoit même plus que les restes mutilés des coiffures des têtes de quelques colosses. Quoiqu'il en soit, il est facile de se représenter par la pensée le bel effet de ces piliers cariatides. On admire le fini de la sculpture des statues et la richesse de leur coiffure. Leur attitude, quoique roide, a quelque chose de monumental et de grave qui impose, et dont l'austérité plait : elles ont une hauteur de vingt-trois pieds. Sur les piliers repose immédiatement l'architrave, qui est décorée d'une ligne de grands hiéroglyphes en creux de

monuments égyptiens, les pylônes avec leurs portes, ainsi que les colonnades et autres constructions formant des cours qu'il fallait traverser avant d'arriver à l'édifice principal, ou seulement l'un ou l'autre.

Sous le nom de *péristyle* on comprenait ces cours garnies de colonnes, car *péristylion* veut dire un lieu ceint de colonnes de toutes parts. Ainsi, on doit entendre en architecture égyptienne, par *pylone*, la grande entrée ; par *péristyle*, cour garnie de colonnes ; enfin, par *propylon* ou *propylée*, l'ensemble du *pylone* et du *péristyle*.

trois pieds de profondeur : elle est surmontée
d'une corniche ornée alternativement de scarabées
et de cannelures.

Au fond de cette cour s'élève un second pylone décoré de figures colossales sculptées, et re-
traçant les triomphes de Rhamsès-Méïamon. Une
magnifique porte en granit rose unit les deux
massifs de ce second pylone. Divers tableaux en
décorent les jambages, et les battants sont richement ornés de métaux précieux. On se trouve,
après avoir franchi cette porte, dans la seconde
cour du palais, où la grandeur pharaonique se
montre dans tout son éclat : la vue seule peut
donner une idée du majestueux effet de ce péristyle. Les galeries qui le composent sont formées,
à l'est, de huit piliers cariatides, tous également
espacés, et, à l'ouest, par un pareil nombre de
piliers cariatides au delà desquels est une rangée
de colonnes correspondantes. Au sud et au nord
les galeries sont formées de cinq grosses colonnes
dont les centres correspondent à ceux des piliers
cariatides, extrêmes des deux autres parties. Tous
les plafonds sont décorés d'étoiles peintes sur un
fond bleu, à l'exception de deux soffites du milieu qui sont décorés de faucons dont les ailes
sont déployées. L'architrave repose immédiatement
sur les piliers cariatides et sur le dé qui sur-
monte les chapiteaux des colonnes. Tout y est
chargé de sculptures revêtues de couleurs qui ont
conservé encore leur fraîcheur. C'est ici, dit M.
Champollion le jeune, qu'il faut envoyer, pour
les convertir, les ennemis systématiques de l'architecture peinte.

« De toutes les portions des édifices de Médynet-Abou, disent les savants français, le péristyle
est incontestablement celle qui frappe davantage
par sa masse imposante et son caractère de grandeur. On est convaincu que ses fondateurs ont
voulu le rendre indestructible, et que les architectes égyptiens chargés de sa construction ont
fait tous leurs efforts pour faire passer ce monument à la postérité la plus reculée. On ne vantera
sûrement pas l'élégance de ces colonnes, mais
elles sont colossales ; elles ont près de sept pieds
six pouces de diamètre, et ne paraissent pas trop
grosses pour porter les énormes pierres qui forment les architraves et les plafonds. Quand on
veut se rendre compte des sentiments d'admiration que l'on éprouve à la vue de cet édifice,
on reconnaît qu'on est surtout séduit par la beauté
de ces grandes lignes qui, dans un long espace, ne
présentent aucune interruption, et dont la parfaite
exécution répond à la manière grandiose dont
elles ont été conçues....... Mais ce qui augmente
surtout l'effet produit par ce péristyle, ce sont
les piliers cariatides qui le décorent. Comment en
effet n'être pas saisi d'un respect religieux et
profond à la vue de ce conseil de dieux réunis,
en quelque sorte, pour dicter les lois de la sagesse et de la philantropie inscrites partout sur
les murs de ce palais ! Les artistes égyptiens, en
adossant ces statues des dieux à des piliers qui
supportent de riches plafonds décorés d'étoiles
d'un jaune d'or parsemées sur un fond bleu, semblent avoir voulu nous représenter la Divinité su-

prême sous la voûte azurée qu'elle remplit de son immensité. Quelle impression vive et profonde l'aspect de ce lieu ne devait-il pas produire sur les anciens Égyptiens, pour qui tout avait un sens mystique et religieux, si nous, qui sommes étrangers à leurs mœurs, à leurs habitudes et à leur culte, nous n'avons pu sans émotion pénétrer au milieu de ces galeries dont chaque support est un dieu! Combien la simplicité de la pose et de la forme des statues est monumentale, et combien leur roide immobilité ajoute à l'aspect imposant de tout l'édifice! Ce qu'un examen superficiel pourrait faire regarder comme l'enfance de l'art paraît au contraire le résultat d'une perfection prévue et calculée (1) ».

« Les parois des quatre galeries de cette seconde cour conservent toutes leurs décorations. De grands et vastes tableaux sculptés et peints appellent de toutes parts la curiosité des voyageurs. L'œil se repose sur le bel azur des plafonds ornés d'étoiles de couleur jaune doré; mais l'importance et la variété des scènes reproduites par le ciseau absorbent bientôt toute l'attention ».

« Quatre tableaux formant le registre intérieur de la galerie de l'est (côté gauche), et une partie de la galerie du sud, retracent les principales circonstances d'une guerre de Rhamsès-Méiamoun contre les peuples asiatiques nommés Robou. *Le premier tableau*, grande bataille : Le héros égyptien, debout sur un char lancé au galop, décoche

______

(1) Descript. génér. de Thèbes, pag. 38 et suiv.

des flèches contre une foule d'ennemis fuyant dans le plus grand désordre. On aperçoit sur le premier plan les chefs égyptiens montés sur des chars, et leurs soldats entremélés à des alliés; les Fekkaro massacrant les Robou épouvantés, ou les liant comme prisonniers de guerre. Ce tableau seul contient plus de cent figures en pied, sans compter les chevaux ».

« *Le deuxième tableau :* Les princes et les chefs de l'armée égyptienne conduisent au roi victorieux quatre colonnes de prisonniers; des scribes comptent et enregistrent le nombre des mains droites et des parties génitales coupées aux Robou morts sur le champ de bataille. L'inscription porte textuellement : Conduite des prisonniers en présence de sa majesté : ceux-ci sont au nombre de mille. Mains coupées, trois mille; phallus, trois mille. Le Pharaon, aux pieds duquel on dépose ces trophées, assis sur son char dont les chevaux sont retenus par des officiers, adresse une allocution à ses guerriers; il les félicite de leur victoire, et prodigue fort naïvement les plus grands éloges à sa propre personne ».

« *Le troisième tableau :* Le vainqueur, le fouet en main et guidant ses chevaux, retourne ensuite en Égypte; des groupes de prisonniers enchaînés précèdent son char; des officiers étendent au-dessus de la tête du Pharaon de larges ombrelles. Le premier plan est occupé par l'armée égyptienne, divisée en pelotons, marchant régulièrement en ligne et au pas selon les règles de la tactique moderne ».

« Enfin, le *quatrième tableau* représente Rhamsès rentrant triomphant dans Thèbes : on le voit
à pied, traînant à sa suite trois colonnes de prisonniers devant le temple d'Amon-Ra et de la
déesse Mouth ; le roi harangue les divinités, et en
reçoit en réponse les assurances les plus flat-
teuses ».

« Une immense composition remplit tout le registre supérieur de la galerie Nord et de la galerie
Est, à droite. C'est une cérémonie publique qui
n'offre pas moins de deux cents personnages en
pied : à cette pompeuse marche assiste tout ce
que l'Égypte renfermait de plus grand et de plus
illustre : c'est en quelque sorte le triomphe de
Rhamsès-Méiamoun, et la panégyrie célébrée par
le souverain et son peuple, pour remercier la
Divinité de la constante protection qu'elle avait
accordée aux armes égyptiennes. Une ligne de
grands hiéroglyphes sculptés au-dessus du tableau
annonce que cette panégyrie eut lieu à Thèbes
le premier jour du mois de paschons ».

Voici une analyse rapide de ce tableau : Rhamsès sort de son palais, porté dans un naos, espèce
de châsse richement décorée, soutenue par douze
oeris ou chefs militaires, la tête ornée de plumes d'autruche. Le monarque, décoré de toutes
les marques de sa royale puissance, est assis sur
un trône élégant que des images d'or de la justice et de la vérité couvrent de leurs ailes étendues ; le sphinx, emblème de la sagesse unie à
la force, et le lion, symbole du courage, sont
debout près du trône, qu'ils semblent protéger.

Des officiers agitent autour du naos les flabellum
et les éventails ordinaires; de jeunes enfants de
la caste sacerdotale marchent auprès du roi, portant son sceptre, l'étui de son arc et ses autres
insignes ».

« Neuf princes de la famille royale, de hauts
fonctionnaires de la caste sacerdotale et des chefs
militaires suivent le naos à pied, rangés sur deux
lignes; des guerriers portent les socles et les gra-
dins du naos : la marche est fermée par un pe-
loton de soldats. Des groupes tout aussi variés
précèdent le Pharaon : un corps de musique où
l'on remarque la flûte, la trompette, le tambour
et des choristes, forme la tête du cortége; viennent ensuite les parents et les familiers du roi,
parmi lesquels on compte plusieurs pontifes, enfin
le fils aîné de Rhamsès, le chef de l'armée après
lui, brûle l'encens devant la face de son père ».

« Le roi arrive au temple d'Hôrus, s'approche
de l'autel, répand des libations et brûle l'encens;
vingt-deux prêtres portent sur un riche palanquin
la statue du dieu qui s'avance au milieu des flabellum, des éventails et des rameaux de fleurs.
Le roi à pied, coiffé d'un simple diadème de la
région inférieure, précède le dieu, et suit immédiatement le taureau blanc, symbole vivant d'Am-
mon-Hôrus. Un prêtre encense l'animal sacré; la
reine, épouse de Rhamsès, se montre vers le haut
du tableau comme spectatrice de la pompe reli-
gieuse; et tandis que l'un des pontifes lit à haute
voix l'invocation prescrite lorsque la lumière du
dieu franchit le seuil de son temple, dix-neuf

prêtres ouvrent le cortége religieux, soutenant
sur leurs épaules des statuettes : ce sont les images des rois, ancêtres et prédécesseurs de Rhamsès-Méiamoun, assistant au triomphe de leur descendant (1) ».

Nous ne pousserons pas plus loin l'esquisse des
bas-reliefs qui couvraient les parois tant exté-
rieurs qu'intérieurs du palais de Médynet-Abou,
et où l'on admire à la fois la franchise et la
hardiesse du dessin, l'élégante proportion des figures et la finesse de leur exécution. Cependant
nous ne pouvons nous empêcher de citer, sous le
rapport de l'art, un héros descendu de son char
et vêtu de ses habits de guerre, qu'on aperçoit
sur la face extérieure du mur d'enceinte du côté
du nord. Il est caractérisé par un vautour planant au-dessus de sa tête; il est suivi de l'un
de ses porte-enseignes, sans lesquels on ne le voit
jamais marcher : armé de son carquois, il en
tire une flèche qu'il est prêt à lancer avec son
arc déjà tendu. Il foule aux pieds des ennemis
vaincus, emblême de la victoire qu'il va rem-
porter.

« Jamais, disent MM. Jollois et Devilliers, nous
n'avons vu cette belle figure sans éprouver un
vif sentiment d'admiration, et sans rendre justice
à l'art égyptien. Ce n'est pas que, pour la perfection, elle puisse être comparée aux belles sculptures en bas-reliefs que la Grèce nous a laissées :
on ne doit point mettre en parallèle des ouvra-

(1) Lettres écrites de l'Égypte, pag. 340 et suiv.

ges exécutés dans des systèmes tout différents et d'après des données qui ne sont pas les mêmes; mais cette figure, comparée aux sculptures égyptiennes, est une des plus précieuses et des mieux exécutées : elle prouverait seule, si d'ailleurs on n'en avait une infinité d'autres exemples, que l'art, tel que les Égyptiens l'ont conçu, a été porté chez eux à une grande perfection. On ne trouve point ici cette pose immobile et sans action qui paraît avoir été de rigueur dans les bas-reliefs sacrés : toute la figure est animée et pleine de mouvement; son action est bien sentie : elle est aux sculptures égyptiennes ce que l'Apollon du Belvédère est aux statues grecques. Il n'est peut-être pas inutile de faire remarquer l'analogie qui existe entre la pose de l'Apollon et celle du guerrier égyptien : Le dieu des Grecs vient de lancer le redoutable trait qui a vaincu le serpent Python, et le héros égyptien va lancer la flèche qui doit porter la mort dans les rangs ennemis (1)».

La sculpture marchait toujours de pair avec l'architecture; car, en Égypte, un temple ou un

______

(1) (Description générale de Thèbes, pag. 54 et 55.) Dans la planche 127, n° 13, du Voyage de Denon, on remarque une figure qui seule fait voir combien les Égyptiens, lorsqu'ils n'étaient pas retenus par un usage sacré, savaient donner un mouvement gracieux à la pose de leurs figures. La souplesse et la gaieté, observe Denon, sont répandues dans l'attitude de celle-ci : on en ferait une statue sans rien changer à sa pose : bien exécutée, elle pourrait passer pour une production grecque.

(Voyag. dans la basse et la haute Égypt., p. 301).

palais ne passait pour achevé que lorsque ses parois, ses colonnes ainsi que ses plafonds étaient entièrement couverts de sculptures. Tout était si bien combiné, que les grandes formes architecturales ne s'en trouvaient pas masquées. C'est sur les lignes tracées par ces formes que se réglaient la grandeur et l'ordonnance des bas-reliefs; et c'est ainsi que tout étant plein de sculptures, rien ne paraît surchargé.

La sculpture était donc, en Égypte, dans une liaison indissoluble avec l'architecture : si celle-ci seule demeurait un art muet, celle-là lui prêtait un langage. Les sujets de ces sculptures étaient ou religieux, ou historiques, ou tous les deux ensemble, la religion se mêlant à tout en Égypte. Les scènes religieuses consistaient en offrandes, en sacrifices, en processions, et les historiques retraçaient des batailles sur mer et sur terre, des marches triomphales, des hommages offerts par les Pharaons à la Divinité, etc. : elles étaient toutes peintes, ce qui devait singulièrement animer la vue de sculptures. Au rapport des témoins oculaires, il est difficile de décrire l'impression produite par cette variété de couleurs appliquées aux ornements de ces édifices imposants. On admire surtout la précision et la correction des contours; mais ce qui les distingue le plus, c'est la fraîcheur et la durée des couleurs, qui n'ont encore rien perdu de leur éclat. Pour avoir une idée de ce remarquable aspect, on peut voir dans la description d'Égypte la planche enluminée qui représente le temple de Karnac.

Par l'union intime de l'architecture et de la sculpture, les monuments publics et les édifices des Égyptiens reçurent des destinations telles, qu'ils n'en eurent jamais de semblables chez aucun autre peuple. « Un temple, dit Denon, est un livre ouvert où la science était développée, où la morale était dictée, où les arts utiles étaient professés; tout parlait, tout était animé, et toujours dans le même esprit. L'embrâsure des portes, les angles, le retour le plus secret, présentaient encore une leçon, un précepte, et tout cela dans une harmonie admirable; l'ornement le plus léger sur le membre d'architecture le plus grave déployait d'une manière vivante ce que l'astronomie avait de plus abstrait à exprimer. La peinture ajoutait encore à la sculpture et à l'architecture, et produisait tout à la fois une richesse agréable qui ne nuisait ni à la simplicité ni à la gravité de l'ensemble (1) ».

Après avoir admiré les riches et magnifiques monuments de Médynet-Abou, disent MM. Jollois

(1) Voyage dans la basse et haute Égypte, pages 113 et suiv.

(Je voudrais, dit Champollion le jeune, conduire dans le grand temple d'Ibsamboul tous ceux qui refusent de croire à l'élégante richesse que la sculpture peinte ajoute à l'architecture : dans moins d'un quart-d'heure je réponds, ajoute-t-il, qu'ils auraient *sué* tous leurs préjugés, et que leurs opinions *à priori* les quitteraient par tous leurs pores).

Lett. écrit. de la Nubie, etc., pag. 134. (La chaleur de l'intérieur du temple est de cinquante-et-un degrés).

et Devilliers, le voyageur porte naturellement les pas vers les colosses de la plaine de Thèbes, que leur grande élévation lui a déjà fait apercevoir de bien loin. Ils sont environnés d'un petit bois de *mimosa* épineux qui occupe peut-être l'emplacement de l'une de ces forêts d'acanthe qu'au rapport d'Hérodote on voyait autour des temples égyptiens ou dans leur enceinte.

Les deux colosses regardent le sud-est, et se présentent parallèlement au cours du Nil. Ils sont connus dans le pays sous les noms de *Thâma* et *Châma*. Châma est le colosse du sud, et Tâma le colosse du nord. Ils sont tous deux d'une espèce de grès brèche composé d'une masse de cailloux agatisés, liés entre eux par une pâte d'une dureté remarquable. Cette matière très dense et d'une composition tout-à-fait hétérogène, offre à la sculpture des difficultés peut-être plus grandes que celles que présente le granit : cependant les sculpteurs égyptiens en ont triomphé avec le plus grand succès.

Le colosse du sud est placé sur un piédestal d'une forme rectangulaire. Tout autour, et dans la partie supérieure, règne une ligne de grands hiéroglyphes qui sont exécutés avec une perfection qui ne laisse rien à désirer; les plus petits détails sont exprimés avec exactitude et vérité, et l'on distingue jusqu'aux plumes des ailes des oiseaux qui y sont représentés.

Sur le piédestal s'élève la statue qui est toute d'un seul morceau de pierre; elle est assise sur un trône dont les côtés sont décorés de sculptures représentant un enlacement de lotus que deux femmes, la tête couronnée de fleurs et de boutons de cette plante, paraissent occupées à enrouler autour d'une tige principale. Au-dessus de ce tableau sont des hiéroglyphes qui en expliquent probablement le sujet; ils sont très beaux et sont exécutés avec une rare perfection.

Pour donner une idée réelle de la grandeur énorme du colosse du sud, il suffit de dire que sa hauteur totale est de soixante pieds, y compris le piédestal. La largeur de la statue, mesurée entre les deux épaules, est de dix-neuf pieds ; la longueur du doigt du milieu de la main est de quatre pieds cinq pouces. Le colosse et le piédestal réunis pèsent deux millions six cent-onze mille neuf cent-quatre-vingt-cinq livres. Il est digne de remarque qu'on est encore moins frappé des dimensions énormes de cette statue aux lieux où on la voit maintenant, que lorsqu'en l'isolant pour ainsi dire par la pensée des grands monuments de Thèbes, on en examine toutes les parties : c'est alors qu'elle paraît réellement immense ; car sa hauteur totale est celle d'une maison de Paris à cinq étages (1).

Le colosse du nord que l'on regarde comme la statue de Memnom a à peu près les mêmes dimensions que celui du sud. On les aperçoit tous les deux, à la distance de quatre lieues, comme des rochers isolés au milieu de la plaine; et, au lever du soleil, leurs ombres immenses s'étendent

(1) Descript. de Thèbes, pag. 77 et suiv.

au loin sur la chaîne libyque. Le spectateur est saisi d'étonnement en voyant des masses aussi prodigieuses taillées dans un seul morceau de pierre, et se demande quel peuple de géants a pu détacher de la montagne, transporter à une distance considérable, et établir sur leur base des blocs qui pèsent chacun plusieurs millions de livres (1).

Malgré l'état de dégradation où la barbarie et le fanatisme ont réduit ces antiques monuments, observe Champollion le jeune, on peut juger de l'élégance, du soin extrême et de la recherche qu'on a mis dans leur exécution, par celle des figures accessoires formant la décoration de la partie intérieure du trône de chaque colosse. Ce sont des figures de femme debout, sculptées dans la masse même de chaque monolithe, et n'ayant pas moins de quinze pieds de haut. Rien n'égale la magnificence de leur coiffure et les riches détails de leur costume.

« Sans charme, sans grâce, sans mouvement, ajoute Denon, ces deux statues colossales n'ont rien qui séduise ; mais sans défaut de proportion, cette simplicité de pose, cette nullité d'expression a quelque chose de grave et de grand qui impose. Si, pour exprimer quelque passion, les membres de ces figures étaient contractés, la sagesse des lignes en serait altérée, elles conserveraient moins de formes à quatre lieues, d'où on les aperçoit, et d'où elles font déjà un grand effet.

(1) Descript. général. de Thèbes, introd., pag. 8.

Pour prononcer, poursuit-il, sur le caractère de
ces statues, il faut les avoir vues à plusieurs reprises, il faut y avoir long-temps réfléchi. Après
cela il arrive quelquefois que ce qui avait paru
les premiers efforts de l'art finit par en être une
des perfections. Le groupe de Laocoon, qui parle
autant à l'âme qu'aux yeux, exécuté de soixante
pieds de proportions, placé dans un vaste espace,
perdrait toutes ses beautés, et ne présenterait pas
une masse aussi heureuse que celle-ci : enfin, plus
agréables, ces statues seraient moins belles ; elles
cesseraient d'être ce qu'elles sont, c'est-à-dire
éminemment monumentales, caractère qui appartient peut-être exclusivement à la sculpture extérieure, à celle qui doit entrer en harmonie avec
l'architecture, à cette sculpture enfin que les Égyptiens ont portée au plus haut degré de perfection.
J'appelle, continue l'auteur, à l'appui de ce système
l'heureux résultat de l'emploi de ce style sévère
toutes les fois que les modernes l'ont employé,
et l'espèce de partialité que tous les artistes ont
pris pour ce genre austère, partialité qui est la
preuve évidente de la réalité de sa beauté (1) ».

Si, à partir des colosses, on avance vers le nord-
ouest, on trouve encore de nombreux colosses,
les uns debout, les autres renversés. On n'en compte pas moins de dix-huit, et il est probable qu'il y
en avait un plus grand nombre. La disposition
que ces statues conservent entre elles, leurs dis-

(1) Voyage dans la basse et la haute Égypte,
page 211.

tances relatives, les bases des colonnes qui subsistent encore, tout indique ici les restes d'un édifice immense composé de cours, de péristyles, de salles hypostyles et de pylones au-devant desquels étaient disposés, deux à deux, et quatre à quatre, toutes les statues dont nous venons de parler. Cet édifice, si l'on doit en juger par la longueur sur laquelle se trouvent dispersés tous les débris qui en restent, ne devait point le céder au palais de Karnac.

Au nord-ouest des grands colosses de la plaine de Thèbes, à la distance environ de six cent-cinquante mètres, se trouvent les ruines du Memnonium, ou, selon la Commission d'Égypte, du tombeau d'Osymandyas. Ce palais portait le nom égyptien de Rhamesséion, parce que, dit Champollion, c'était à la magnificence du pharaon Rhamsès-le-Grand que Thèbes en était redevable.

« L'imagination s'ébranle, dit-il, et l'on éprouve une émotion bien naturelle en visitant ces galeries mutilées et ces belles colonnades, lorsqu'on pense qu'elles sont l'ouvrage et furent souvent l'habitation du plus célèbre et du meilleur des princes que la vieille Égypte compte dans ses longues annales ; et toutes les fois que je le parcours, je rends à la mémoire de Sésostris l'espèce de culte religieux dont l'environnait l'antiquité tout entière (1) ».

Le Rhamesséion se présente en face du Nil,

____

(1) Lettres écrites de l'Égypte et de la Nubie, page 261.

et ses ruines sont peut-être les plus pittoresques
de toutes celles qui existent encore sur l'emplacement de Thèbes. Vues du nord, elles présentent
le plus beau développement. On distingue les pylones, les colonnes et les piliers cariatides qui
sont encore debout, d'énormes statues colossales,
des colonnes en partie détruites, celles qui sont
renversées d'une seule pièce, et les fondations de
quelques autres. A une assez grande distance on
aperçoit les deux colosses de la plaine et le bois
d'acacias qui les environne ; plus loin coule le
fleuve au milieu de l'emplacement de l'ancienne
cité, et à l'horizon se montrent les sommets dé-
coupés de la chaîne arabique.

On entre dans le palais, une des constructions
les plus nobles et les plus pures de Thèbes, par
une de ces grandes portes encastrées pour ainsi
dire dans deux constructions pyramidales, à l'ensemble desquelles on donne le nom de pylone. Le
grès dont l'édifice est construit est fort blanc, et
d'un grain très fin. La face extérieure de tout le
pylone est dans un si grand état de dégradation,
qu'on aperçoit à peine les sculptures dont elle est
ornée ; mais il n'en est pas ainsi de la face intérieure, dont la partie à droite offre encore beaucoup de restes de bas-reliefs qui l'ont décorée. On
y voit la représentation d'un combat : l'infanterie
s'avance en ordre de bataille ; à sa tête est un
chef d'une stature colossale monté dans un char ;
plus loin on voit une mêlée d'hommes, de chars
et de chevaux : les uns courent à toute bride sur
leurs adversaires, d'autres s'élancent sur leurs cu-

nemis qui les attaquent ; ceux-ci fuient, ceux-là
poursuivent des fuyards ; d'autres enfin sont renversés. Dans cette mêlée on aperçoit des morts
et des blessés épars de tous côtés, des chars renversés, et ceux qui les montent culbutés avec leurs
chevaux. Les héros, c'est-à-dire ceux qui sont figu-
rés d'une taille colossale, fondent avec impétuosité
sur les ennemis : avec leur arc tendu ils sont prêts
à décocher les flèches qu'ils ont tirées des carquois
suspendus autour de leurs chars. Au milieu du pan
de muraille sur lequel est représentée cette scène
de carnage, on reconnaît à de grandes lignes on-
dulées la configuration d'un fleuve qui partage en
deux par des détours sinueux le champ de bataille
où se précipitent les guerriers. Des hommes se
jettent dans le fleuve ; d'autres se sauvent à la
nage ou se noient, tandis que du côté opposé
quelques hommes de leur parti leur tendent les
bras pour les secourir. Dans plusieurs endroits de
cette scène si vivement animée, des guerriers se
couvrent de leurs boucliers.

L'autre partie du pylone offre aussi des restes
de bas-reliefs où l'on remarque un héros de stature colossale assis sur un siége élégamment décoré ; ses pieds reposent sur un tabouret dont la
face latérale est ornée de sculptures représentant
deux captifs étendus par terre et les mains liées
derrière le dos. Au-dessous d'eux sont des arcs.
Les coussins du siége et du tabouret paraissent
faits d'étoffes précieuses parsemées d'étoiles. Le
héros tient à la main gauche une espèce de sceptre
terminé par une fleur de lotus ; il tend la main

droite à vingt-et-une figures qui arrivent à lui in-clinées et dans une attitude suppliante : deux d'en-tre elles portent des volumes , et la première élève la main droite vers le héros , comme si elle lui adressait la parole. Derrière le trône du roi sont des porte-enseignes et des étendards. Au-dessous de ce tableau on voit deux figures agenouillées tendant les mains comme pour implorer la clémence des quatre autres personnages qui les entourent.

Ce premier pylone conduit dans une grande cour dont il forme un des côtés. Cette cour est remplie de tant de débris de granit qu'on se croit trans-porté au milieu d'une carrière : ils sont épars dans un rayon de plus de soixante pieds. Ce sont les restes d'un colosse énorme dont on ne trouve plus réunis que la tête, la poitrine et les bras jusqu'au coude. Un autre bloc, qui contient le reste du corps et les cuisses, est tout voisin de celui-là. La tête du colosse a conservé sa forme , mais la face est tout-à-fait mutilée. La statue et son piédestal sont tout entiers de beau granit rose de Syène. Le poli de la matière est d'un fini précieux que l'on ne s'attend point à trouver dans une aussi grande étendue et sur une roche aussi dure. D'après les proportions des différentes parties , ce colosse assis ne devait pas avoir moins de cinquante - quatre pieds de hauteur depuis le sommet de la tête jus-qu'à la plante des pieds ; il pesait plus de deux millions de livres. Où trouvera-t-on plus sujet d'ad-mirer le goût des Égyptiens pour tout ce qui est grand, et ce penchant irrésistible qu'ils avaient pour vaincre les difficultés ! On ne sait vraiment de

quoi l'on doit le plus s'étonner, ou de la patience
qu'il a fallu pour façonner en statue un si énorme
bloc et lui donner un poli parfait, ou de l'art merveilleux et des moyens mécaniques extraordinaires qu'on a dû mettre en usage pour déplacer
une aussi lourde masse.

Le mur du fond de la cour est percé d'une très
belle porte conduisant à un véritable péristyle qui
a une ressemblance parfaite avec celui de Médynet-Abou. Pour se faire une idée de cette construction, il faut se représenter un vaste et beau péristyle presque carré, ayant cent-quarante pieds de
long et cent-soixante de large, et décoré de galeries formées, à l'est, d'une seule rangée de piliers cariatides, au nord et au sud, d'une double
rangée de colonnes, et, à l'ouest, de colonnes et
de piliers cariatides. Les statues adossées aux piliers sont vêtues d'une tunique longue et étroite
qui descend jusqu'aux pieds ; elles sont élevées sur
un double socle, et tiennent un fléau de la main
droite : leur hauteur est près de trente pieds. Les
piliers auxquels elles sont adossées sont couverts
sur toutes leurs faces de tableaux allégoriques en-
cadrés par des lignes d'hiéroglyphes.

Toutes les bases des colonnes du péristyle ne
sont point au même niveau ; elles s'élèvent sur des
marches dont l'existence a été constatée par des
fouilles. Les architectes égyptiens s'étaient proposé
d'en tirer parti pour produire de grands effets.
Rien sans doute ne devait être plus imposant que
ces degrés que l'on était obligé de franchir avant
d'arriver au centre du monument où la magnificence

des arts et le mystère de la religion avaient ras-
semblé tout ce qui pouvait exciter le plus vivement l'intérêt et la curiosité. Les effets de la perspective qui résultaient de cette disposition étaient
encore augmentés par la diminution graduée de la
hauteur et de la largeur des portes des pièces successives de l'édifice, depuis la première entrée jusqu'au fond des appartements les plus reculés. Au
reste, la plus grande partie de ce beau péristyle
est aujourd'hui en ruines.

On y voit au sud les restes d'un très beau colosse : la tête, qui est de la plus parfaite conservation, est en granit rose, tandis que le reste du
corps, dont elle est détachée, est en granit noir.
Ces accidents de granit se présentent assez fréquemment dans les carrières de Syène.

« Ce buste représente un jeune homme; sa poitrine est large et bien prononcée; sa barbe, réunie en une seule natte, est adhérente au menton;
la figure a ce calme plein de grâce, cette physionomie heureuse qui, plus que la beauté même, a
le don de plaire. Les coins de la bouche, un peu
relevés vers l'œil, expriment le sourire. On ne peut
représenter la Divinité sous des traits qui la fassent
mieux chérir et respecter. Peut-être la ligne des
sourcils n'a pas tout-à-fait assez de saillie sur le
globe de l'œil; peut-être aussi le bout du nez est-
il trop arrondi; les oreilles, comme dans toutes
les statues égyptiennes, sont placées un peu haut;
mais ces légers défauts n'empêchent pas que ce monument ne soit un des plus précieux de l'art égyptien : l'exécution en est admirable, et l'on serait

tenté de le croire sorti de la main des Grecs dans les plus beaux temps de l'art, s'il ne portait avec évidence l'empreinte du style égyptien. On peut juger, d'après ce qui reste de cette statue, qu'elle avait vingt-trois pieds de hauteur ».

Non loin de la tête dont nous venons de parler, on en voit une autre qui ne mérite pas moins de fixer l'attention. Elle a des proportions un peu moins considérables, et est toute en granit noir; elle est travaillée avec beaucoup d'art et de soin.

Ce magnifique péristyle qui renferme ces chefs-d'œuvre de l'art égyptien n'est pas moins remarquable comme monument d'architecture que par les sculptures dont ses murs sont revêtus. Les plus intéressantes se voient sous la première galerie à droite en entrant. On y voit de nouveau un sujet de bataille; il ressemble à une invasion : Un fleuve formant beaucoup de sinuosités parcourt le camp; il entoure de ses eaux une citadelle qui paraît être l'objet de tous les mouvements que l'on remarque sur l'une et l'autre rives. Ceux qui gardent le fort ont déjà passé le fleuve pour repousser les assaillants. On les voit défiler dans des chars portant chacun trois guerriers; mais les Égyptiens, conduits par leur roi et divisés en trois corps, renversent tout ce qui se présente sur leur passage; ils foulent aux pieds les morts et les blessés. Les ennemis qui sont atteints de leurs traits sont étendus sous leurs chars et emportés par leurs chevaux blessés eux-mêmes et furieux. Beaucoup d'entre eux veulent repasser le fleuve, et s'y noient. Sur l'une et l'autre rives, partout où s'étend la mêlée, on voit des guerriers se précipiter dans le fleuve, ou y être culbutés par les ennemis. Les uns, en nageant, cherchent à se sauver; les autres, morts, sont emportés par le courant. Les vainqueurs se jettent à la nage et poursuivent les vaincus : ceux-ci ont déjà regagné le fort, où ils se pressent en file comme pour soutenir le choc.

« Le combat que nous venons de décrire, disent MM. Jollois et Devilliers, est un des plus distincts et des plus curieux que nous ayons vus sur les monuments de Thèbes. Les détails sont nombreux sans être trop surchargés. L'action principale est bien exprimée, et tous les épisodes excitent vivement la curiosité du spectateur ; enfin la composition est naïve et pleine de chaleur et d'expression ».

Le mur du fond du péristyle est percé de trois portes qui donnent entrée dans une vaste salle, maintenant ruinée, et dont les plafonds étaient autrefois soutenus par soixante colonnes disposées en dix rangées, chacune de six colonnes. Pour se faire une idée de la majesté de l'ensemble, il suffit de savoir que les trente colonnes qui restent encore intactes charmeraient par leur port majestueux, au dire de Champollion le jeune, les yeux même les plus prévenus contre tout ce qui n'est pas architecture grecque ou romaine.

Quant à la destination de cette belle salle hypostyle, il n'y a aucun doute qu'elle servait à tenir de grandes assemblées, soit politiques, soit religieuses, c'est-à-dire ce qu'on nommait des *panégyries* ou réunions générales. Champollion a lu cette

destination dans la dédicace. Cette salle était toute
couverte de sculptures exécutées avec beaucoup
de soin, représentant tantôt de grands sujets historiques, tantôt des sujets religieux.

En sortant de la salle hypostyle par la porte
centrale, on entre dans une salle qui a conservé
une partie de ses colonnes. De cette salle on passe
dans une autre également décorée de colonnes,
dont quatre subsistent encore. La porte de cette
seconde pièce mérite une attention particulière,
soit sous le rapport de son exécution matérielle,
soit pour les sculptures qui la décorent.

Les deux tableaux qui ornent cette porte offrent un intérêt piquant. Le bandeau et le haut
des jambages sont couverts d'une douzaine de petits
bas-reliefs qui représentent le roi Rhamsès adorant
les membres de la triade thébaine : ces divinités
tournent le dos à l'entrée de la porte; mais au
bas des jambages sont sculptées deux divinités, la
face tournée vers l'ouverture de la porte, et regardant la seconde salle, qui était par conséquent
sous leur juridiction. Ces deux divinités sont, à
gauche, le dieu des sciences et des arts, l'inventeur des lettres, Thôt à tête d'ibis; et, à droite,
la déesse, la compagne de Thôt, portant le titre
remarquable de *dame des lettres et présidente de la
salle des livres.* De plus, le dieu est suivi d'un de
ses parèdres, qu'à sa légende et à un grand *œil*
qu'il porte sur sa tête, on reconnaît pour le sens
de la vue personnifié, tandis que le parèdre de la
déesse est le sens de l'*ouïe* caractérisé par une
grande oreille tracée également au-dessus de sa tête;

il tient en main tous les instruments de l'écriture, comme pour écrire tout ce qu'il entend. Je demande, dit M. Champollion, s'il est possible de mieux annoncer que par ces bas-reliefs l'entrée d'une bibliothèque.

«Tels sont, disent MM. Jollois et Devilliers, les restes du palais de Memnom qui porte plus particulièrement l'empreinte de ce grandiose et de cette magnificence qui caractérisent les monuments de l'ancienne Égypte. La régularité du plan de l'édifice, dont rien ne rompt les belles lignes, frappe d'abord, et l'on n'admire pas moins ensuite le style simple et noble de son architecture. Les amateurs de l'art y trouvent des statues remarquables non-seulement par leurs masses colossales et leur exécution parfaite, mais encore par le choix des matériaux dont elles sont formées (1)».

Passons maintenant de l'autre côté du fleuve où se trouvent les monuments les plus remarquables de Thèbes, et portons d'abord nos regards sur le palais de Louqsor. «Dès qu'on aborde à Louqsor, disent MM. Jollois et Devilliers (2), si l'on y est conduit par le goût des arts et des antiquités, on a bientôt franchi l'espace couvert de décombres qui sépare le fleuve du monument : on se trouve alors transporté au milieu d'une forêt de colonnes. A droite sont des vestibules nombreux, à gauche les obélisques et les masses imposantes du pylone. De

(1) Description génér. de Thèbes, depuis la page 121 jusqu'à la page 137.

(2) Description de Thèbes, page 195 et suiv.

tous, côtés se signalent la grandeur et la magnifi-
-cence : on traverse plusieurs fois des portiques et
des colonnades, on gravit les monticules les plus
élevées pour saisir d'un coup d'œil l'ensemble des
ruines; on s'empresse comme si le monument devait incessamment s'écrouler et disparaître pour
toujours. Après cet examen mal dirigé, dont l'esprit et les yeux sont également fatigués, on rentre
dans sa barque plus étonné que satisfait. Si les
menaces d'une populace inquiète ou le caprice de
quelque cheykk forcent alors de quitter ce rivage,
on n'emporte des édifices de Louqsor que des idées
confuses; et si l'on cherche à se rendre compte de
ce que l'on a vu, on ne trace que d'une manière
incertaine les masses du monument, on exagère
les caractères distinctifs de son architecture, sans
exprimer les beautés de détail qui tiennent à la
précision avec laquelle elles ont été exécutées, et
qui ne peuvent être rendues qu'avec une précision
pareille. Tout est dénaturé : on n'emporte et l'on
ne donne que des idées fausses. Les erreurs du
voyageur entretiennent et fortifient encore les préjugés défavorables des lecteurs pour lesquels le
monument n'est plus qu'une masse informe et une
preuve de la barbarie et de l'ignorance de ceux
qui l'ont élevé. Tels sont à peu près les résultats
des relations de la plupart des voyages entrepris
en Égypte avant l'expédition française ».

« Si, au contraire, on peut dans une parfaite
sécurité se rappeler les objets qui ont le plus frappé,
les réunir par la pensée et les coordonner, alors
on se trace aisément un plan d'examen plus mé-

thodique pour de nouvelles recherches. C'est, ajoutent les auteurs, la situation favorable dans laquelle nous nous sommes trouvés».

Lorsqu'on arrive par le nord en face du palais
de Louqsor, les monuments de grandeur colossale
que l'on y voit accumulés frappent tout à la fois
d'étonnement et d'admiration ; mais on remarque
avant tout deux obélisques monolithes en granit
rouge, des plus beaux de ceux que l'on connaisse,
et ayant près de quatre-vingts pieds d'élévation.
Derrière les obélisques on aperçoit les bustes de
deux colosses dont le reste est enfoui sous des décombres ; leur visage est considérablement mutilé,
et leurs formes presque méconnaissables. Ils ont à
leur tête des bonnets très élevés qui ont à peu près
la forme de mitres. Au-dessous du bonnet la coiffure est soigneusement arrangée, et paraît recou-
verte d'une étoffe très fine dont les plis réguliers
partent du front et vont se réunir derrière la tête,
tandis que deux bandelettes se déploient sur les
épaules et tombent en avant des bras. Ces statues
ont de riches colliers. Le seul vêtement dont elles
sont couvertes est une espèce de caleçon d'une
étoffe rayée et plissée attachée à une ceinture nouée
très bas sur les reins. Chacun de ces colosses est
d'un seul morceau de granit noir et rose de Syène,
et a quarante pieds de haut quoiqu'il soit assis.

Immédiatement aux colosses succède un pylone
énorme de cinquante-deux pieds de haut avec ses
masses pyramidales, qui renferme la porte principale surmontée d'une corniche élégante. Ce
pylone n'est pas moins curieux par sa grandeur

que par ses ornements. Ses ailes sont couvertes
de sculptures qui représentent des sujets de guerre.
A l'aile droite on voit une foule de guerriers sur
leurs chars tirés par deux coursiers; ils franchis-
sent le fleuve et poursuivent l'ennemi, qui est en
déroute. A leur tête est le roi sur son char, l'arc
à la main. Au-dessus sont des tentes et un camp.
A l'aile gauche on aperçoit le vainqueur sur son char,
passant en revue des prisonniers enchaînés. On a
représenté à côté une marche triomphale avec des
sacrifices et des offrandes présentés aux divinités.
Il n'est peut-être pas de bas-reliefs historiques com-
parables à celui-ci sous le rapport de l'expression.

« Le moment est choisi, dit Hamilton, où les
troupes de l'ennemi sont repoussées vers le fort,
et les Égyptiens, pleinement victorieux, ne peuvent tarder à le prendre bientôt. Le principal héros, d'une taille colossale, est sur son char, se
disposant à lancer le trait de l'arc tendu. Ses coursiers sont livrés à leur ardeur : sous leurs pieds et
sous les roues de la voiture gisent des morts et
des mourants ».

« Du côté des ennemis on aperçoit des chars vides
avec des chevaux qui ont pris le mors aux dents.
Tout se précipite le long de la pente dans le torrent. L'expression est admirable, surtout dans deux
groupes, l'un où les chevaux, arrivés au bord de
l'abîme, s'y précipitent soudain, et où le conducteur désespéré, lâchant les rênes, se trouve lancé
au-dessus de ses coursiers, l'autre où les chevaux
rencontrent encore du côté de la colline un endroit
à prendre pied. Derrière cette mêlée les deux lignes

des ennemis se réunissent et attaquent les Égyptiens, etc.»....

Après avoir passé le pylone, on se trouve au milieu d'habitations modernes : c'est le village de Louqsor bâti dans un vaste péristyle entouré de galeries. Les colonnes sont enfouies : on aperçoit à peine leurs chapiteaux. Les habitants de Louqsor se sont partagé les espaces compris entre les colonnes de la galerie pour en faire des écuries, des étables, des logements et même une mosquée. Les maisons de boue, appliquées contre ces édifices majestueux, forment un contraste singulier. Ce péristyle, ajoutent les auteurs de la description d'Égypte, extrêmement dégradé aujourd'hui, devait produire dans son ensemble, par sa régularité et son étendue, un très bel effet. Un second pylone, moins considérable que le premier, et ayant le même axe que lui, formait le fond de la colonnade du midi.

Ce second pylone conduit à un autre péristyle, et celui-ci dans plusieurs salons et pièces qu'on ne peut indiquer sans avoir le plan sous les yeux. Pour se faire une idée de la grandeur de ces monuments, il faut savoir que les colonnes du second péristyle ont plus de quarante-cinq pieds de haut. L'ensemble de ces constructions colossales se divise en trois parties qui sont irrégulièrement disposées, de manière que la ligne centrale en est faussée à plusieurs reprises; mais il paraît que les Égyptiens ont sacrifié dans cette occasion la rectitude géométrique aux effets de la perspective. Ce qu'il y

n de certain, dit Denon (1), c'est que l'étendue
de ces édifices empêche d'en distinguer les irré-
gularités, et que le faussement de la ligne centrale
produit des effets plus riches et plus piquants que
le seul point de vue géométrale ; que ne tenant
point aux petites considérations, les Égyptiens n'ont
tenu qu'aux grands effets. On peut citer pour exemple, dit-il, la principale porte du monument : il
n'y a pas de plus belle conception architecturale
composée de moins de lignes, et qui produise
un effet plus grand : et cependant les deux obélisques ne sont pas absolument égaux ; les statues
ne sont pas tout-à-fait les mêmes; les sculptures
qui couvrent les môles ne sont pas symétriques;
mais tout cela est trop grand, trop magnifique pour
qu'on ose chercher à quereller sur des règles ;
on est étonné, et l'on admire....: de pareilles constructions semblent des rêves ou des contes de géants.
Le corridor qui tourne autour du sanctuaire et qui
l'isole, lui donne le sentiment mystérieux et sacré
d'un tabernacle; les ornements en sont très soignés :
c'est la partie la plus enrichie de sculptures, celle
où l'architecture est la plus riche de détails; c'est
la pièce la plus petite, mais la plus magnifique,
et celle qui a le plus de caractère : c'est le saint
des saints. Les artistes égyptiens entendaient parfaitement cette partie des plans, cette magie de
l'art agissant sur l'âme par les sens, ce dévelop-

(1) Voyag. dans la basse et haute Égypte, pag.
250 et 251.

pement de magnificence, cet accroissement d'intérêt par le mystère d'une lumière sourde et presque éteinte, cette progression pour ainsi dire dramatique, faite pour produire les sensations les plus
profondes, les plus analogues à la religion, au gouvernement des Égyptiens, à seconder enfin l'empire du mystère. Et que l'on ose dire encore que
c'était là l'enfance de l'art, quand c'est le *nec plus
ultrà* de ses moyens !

Les deux obélisques qui sont placés devant la
porte principale du palais de Louqsor, et qui frappent d'abord les yeux du voyageur, méritent de
fixer notre attention d'une manière particulière.
Les hiéroglyphes qui décorent leurs faces sont sculptés avec la dernière précision, et les figures d'a-
nimaux surtout joignent à la beauté et au fini des
sculptures une grande pureté de dessin. Les hiéroglyphes sont disposés sur trois lignes ou colonnes
verticales. Dans celle du milieu ils ont un poli parfait et sont creusés à la profondeur de quinze cen-
timètres; dans les colonnes latérales ils ont été
seulement piqués à la pointe. Les portions des faces
qui ne sont pas sculptées ont été dressées avec soin.
Cette différence de travail, jointe à ce que la profondeur des sculptures du milieu est double de la
profondeur des autres, établit des tons et des re-
flets variés, et des oppositions telles que tout est
net, distinct, et qu'on aperçoit facilement jusqu'aux
moindres détails : c'était évidemment là le but des
artistes égyptiens; et l'on ne conçoit pas comment
quelques personnes ont pris pour un état d'imper-

fection ce qui est le résultat d'une combinaison savante (1).

Les arêtes des obélisques sont vives et bien dressées ; mais, ce qui doit paraître fort extraordinaire,
leurs faces ne sont pas parfaitement planes : elles
ont à l'extérieur une convexité de quinze lignes qui
est exécutée avec tant de soin et de régularité qu'il
est impossible de supposer qu'elle n'a pas été faite
avec intention. On aurait tort sans doute d'en chercher le motif dans des calculs trop savants; mais
on sait que les Égyptiens avaient une patience et
un tact particuliers pour les observations les plus
délicates des phénomènes de la nature. Or, en
voici quelques-unes qui n'ont pu leur échapper : La
face éclairée d'un obélisque présente au soleil une
arête qui, quelque bien exécutée qu'elle soit, forme
toujours une portion de cylindre d'un diamètre extrêmement petit, sur laquelle les rayons lumineux
tracent une ligne brillante. L'arête opposée, au

(1) Paris peut maintenant juger de l'exactitude
de cette description. On y a transféré l'obélisque
de droite, véritable *joyau*, dit Champollion, de
soixante-dix pieds de hauteur ; il est le moins élevé
des deux. «Les deux obélisques de Louqsor, observe
à son tour Denon, sont dans un état de conservation complète. L'arête et le fuselé en sont d'une
pureté on peut dire inouïe ; les hiéroglyphes, profonds et en relief dans le fond, sont d'une tranche
franche et d'un fini précieux. Quelle trempe pour
les outils d'une pareille sculpture sur une telle matière ! Que de temps pour le travail ! Quelles machines pour tirer de si énormes blocs de la carrière,
pour les transporter, pour les dresser ! (Ouvrage
cité, page 252).

contraire, présente une ligne obscure en opposition
avec la face éclairée. L'expérience démontre tous
les jours que des contrastes de ce genre produisent
des illusions dont l'œil le plus exercé ne peut se
défendre, en faisant paraître plus sombres qu'elles
ne le sont réellement les parties voisines de celles
qui sont très éclairées, et, réciproquement, en faisant paraître plus claires celles qui sont opposées
à des parties sombres. Il suit de là qu'en supposant
la face d'un obélisque parfaitement plane, les portions de la surface qui sont voisines de l'arête brillante, perdant en apparence un peu de leur lumière par cette opposition, sembleront un peu plus
obliques par rapport aux rayons lumineux; au contraire, les parties qui sont voisines de l'arête obscure sembleront plus claires, et par conséquent
moins inclinées sur ces mêmes rayons. La surface
plane d'un obélisque doit donc paraître concave:
c'est ce que les Égyptiens ont voulu éviter en donnant aux faces une légère convexité à l'extérieur.

Combien de difficultés n'a-t-il pas fallu surmonter avant que ces obélisques fussent sur place. On
devait d'abord chercher dans la montagne une masse
de granit sans fissures et sans défauts, de vingt-
cinq à trente mètres de longueur et de quatre
mètres de largeur. Beaucoup de travaux prélimi-
naires doivent précéder la découverte d'un pareil
bloc. Après l'avoir reconnu on le dégageait des
roches environnantes, on préparait l'obélisque sur
place, et enfin on le détachait du rocher. Les précautions à prendre dans cette opération sont telles, que malgré l'avancement des arts mécaniques

en Europe, personne ne pourrait peut-être actuellement répondre d'une semblable entreprise. Quels
moyens employer en effet pour séparer en même
temps et pour faire éclater d'un bout à l'autre,
sur une longueur de trente mètres, une masse qui
offrait si peu d'épaisseur; car on doit remarquer
que le granit résiste également dans tous les sens,
et n'a pas de fils ni de lits qui puissent en favoriser la séparation plutôt dans une direction que
dans une autre.

Lorsque ce bloc se séparait du rocher, il fallait
le recevoir sur un sol assez bien dressé et assez
élastique pour opposer dans toute sa longueur une
résistance uniforme. On devait ensuite le transporter jusqu'au fleuve, et de-là à l'endroit pour lequel
il était destiné. Son érection et sa mise en place
sont des opérations tellement difficiles que nous
nous en faisons à peine idée, et dans lesquelles
les Égyptiens devaient déployer toutes les ressources de leurs connaissances en mécanique.

Le palais de Lonqsor est éloigné de celui de
Karnac dont nous allons maintenant nous occuper,
de mille vingt-six toises. L'art égyptien avait néanmoins établi des communications entre ces deux
édifices au moyen d'une longue avenue de sphinx
qui, dans le voisinage de Karnac, se subdivisait
en plusieurs allées, toutes pavées de grandes dal-
les de pierre. Ces sphinx ont de douze à dix-huit
pieds de long et reposent sur un socle placé au-
dessus d'un piédestal couronné d'une corniche et
haut de douze pieds environ. Ce sont des lions
couchés, les pattes de devant étendues, et celles

de derrière repliés sous le corps, tantôt avec des têtes de béliers, tantôt avec des têtes de femmes. La grande avenue qui conduisait du palais de Louqsor à Karnac n'en contenait pas moins de six cents de chaque côté, tous de la même espèce. Rien n'était plus imposant que cette avenue. Un tel ensemble, dit Quatremère de Quincy, devait former un coup d'œil magnifique, et aucun peuple en architecture n'offre d'idée décorative plus grandiose, plus somptueuse et plus significative que celle-là (1). Le repos orgueilleux qu'exprime la pose de ces sphinx devait maintenir les pèlerins qui allaient d'un sanctuaire à l'autre suivant de longues processions de prêtres, dans un sentiment de respect et dans un pieux recueillement. Tous ces sphinx étaient travaillés avec une grande perfection. Les corps de lions sont d'un excellent travail, les contours d'une pureté parfaite, et les muscles fortement exprimés ; tout enfin est exécuté avec un art admirable.

Cette magnifique allée se termine, du côté de Karnac, à une autre allée qui en est le prolongement, et qui s'étend jusqu'à la porte triomphale élevée au-devant du grand temple. Mais ce ne sont plus ici des animaux chimériques, c'est de véritables béliers qui sont exécutés avec toute la rondeur et le coulant des formes de ces animaux. Il paraît même que l'on avait eu l'intention de figurer la laine dont le corps est couvert. Les bé-

(1) De l'Architect. égypt. consid. dans son orig., etc., pag. 194.

liers accroupis, les jambes de devant repliées sous le corps, reposent sur un socle placé au-dessus d'un piédestal décoré d'une corniche et d'un cordon. Chacune des files de l'allée renfermait cinquante-huit béliers.

Telle était l'avenue majestueuse qui conduisait au palais de Karnac et qui annonçait dignement la pompe et la magnificence de cet édifice.

« Quand on arrive sur les ruines de Thèbes, disent les auteurs de la relation d'Égypte (1), le monument le plus grand qui frappe la vue, celui qui excite le plus le désir impatient de curiosité, celui enfin que sa masse imposante et son immense étendue font distinguer entre tous, c'est le palais de Karnac ». « Là, dit à son tour Champollion le jeune (2), m'apparut toute la magnificence pharaonique, tout ce que les hommes ont imaginé et exécuté de plus grand. Tout ce que j'avais vu à Thèbes, tout ce que j'avais admiré avec enthousiasme sur la rive gauche, me parut misérable en comparaison des conceptions gigantesques dont j'étais entouré. Je me garderai bien de vouloir rien décrire; car ou mes expressions ne vaudraient que la millième partie de ce qu'on doit dire en parlant de tels objets, ou bien si j'en traçais une faible esquisse, même fort décolorée, on me prendrait pour un enthousiaste, peut-être pour un fou. Il suffira d'ajouter qu'aucun peuple

____

(1) Descript. génér. de Thèbes, pag. 2c7.

(2) Lettr. écrit. de l'Égypt. et de la Nub., p. 98.

ancien ni moderne n'a conçu l'art de l'architecture sur une échelle aussi sublime, aussi large, aussi grandiose que le firent les vieux Égyptiens ; ils concevaient en hommes de cent pieds de haut, et l'imagination qui, en Europe, s'élance bien au-dessus de nos portiques, s'arrête et tombe impuissante au pied des cent-quarante colonnes de la salle hypostyle de Karnac ».

En face du fleuve est une avenue de sphinx à têtes de bélier conduisant à un premier pylone qui paraît n'avoir jamais été achevé entièrement. Deux grands colosses étaient placés devant l'entrée. La porte, une des plus élevées de toutes celles qui existent dans les ruines de l'Égypte, avait vingt pieds de large et quatre-vingts pieds de hauteur totale en y comprenant l'architrave et la corniche, hauteur vraiment prodigieuse pour une porte, et telle qu'elle n'a point d'égale dans tous les édifices de Thèbes ; elle surpasse de deux mètres et un tiers la hauteur du Louvre. Que l'on se représente maintenant les énormes battants en bronze qui, roulant péniblement sur leurs gonds, annonçaient au loin quelques cérémonies imposantes, et l'on aura déjà une idée du monument prodigieux que nous ne pourrons esquisser dans cette note que fort incomplètement.

Le premier désir que l'on éprouve après avoir examiné tout l'extérieur de ce grand pylone, est de pénétrer dans l'intérieur et de parcourir les appartements qu'il contient. Malheureusement on ne peut point satisfaire sa curiosité : l'édifice est tellement encombré que toutes les entrées sont

bouchées. Ce n'est qu'en escaladant les murs avec
beaucoup de difficulté qu'on parvient à une portion d'escalier pratiquée dans le massif sud du
pylone. La montée est extrêmement douce, les
marches n'ayant pas plus de trois à quatre pouces de hauteur. L'escalier conduit jusqu'au sommet
du pylone, d'où l'on jouit de la vue la plus riche
et la plus magnifique.

Pénétrons maintenant dans la grande cour qui
se développe devant nous, et dont le pylone forme un côté. Cette cour est fermée sur les côtés
par des colonnades de quarante-six pieds de hauteur. Les colonnes de la galerie nord sont couron-
nées de chapiteaux en forme de boutons de lotus
tronqués. Un entablement composé d'une architrave et d'une corniche repose sur les dés carrés
des chapiteaux, de sorte que les lignes droites ne
sont point interrompues, ce qui produit toujours
en architecture le plus grand effet. Ces colonnes,
au nombre de dix-huit, toutes debout, sont d'une
très belle conservation. Toute cette galerie est
entièrement dépourvue de sculptures, et a moins
l'air d'un édifice terminé que d'une construction
dégrossie et préparée pour recevoir des ornements.

La galerie du sud n'est guère plus terminée que
celle du nord : elle n'est point aussi régulière; un
temple en interrompt la continuité à peu près à la
moitié de sa longueur. Il est là comme un bâti-
timent secondaire : sa principale entrée donne dans
le péristyle.

L'état d'imperfection où se trouvent le pylone

et les galeries prouve que cet ensemble d'édifices a été entrepris postérieurement à la construction du palais. C'est un propylée tout entier qui lui a été ajouté.

Ce qui frappe le plus en approchant du fond de la cour et en se plaçant dans l'axe du monument, c'est cette suite de pièces immenses et magnifiques qui, par leur réunion, forment un des plus grands édifices connus. On est vivement frappé de la richesse et de la variété des objets que l'on aperçoit ; on admire surtout ces longues avenues de colonnes, ces enfilades de portes, de pylones, de salles successives qui toutes ont le même axe, et dont les dernières sont tellement éloignées qu'elles se dérobent pour ainsi dire à la vue du spectateur. Mais au sentiment de plaisir que l'on éprouve d'abord, succède bientôt un sentiment de peine à l'aspect de la destruction complète du pylone qui forme le fond de la cour. La porte s'élève en partie au-dessus des débris du pylone : elle était, comme la première, précédée de deux grands colosses monolithes en granit rouge. Celui qui est au sud est le seul qui soit encore debout. Ce colosse est dans l'attitude d'un homme qui marche : il a les jambes séparées. La hauteur totale de la statue avec son piédestal est de vingt-six pieds : elle est sculptée avec une grande perfection sous le rapport du poli de la matière, de la recherche qu'on a mise dans l'exécution du costume et de la richesse des ornements dont elle est décorée. Cependant elle a éprouvé des dégradations considérables.

Si l'on traverse ce second pylone on se trouve

dans le monument le plus extraordinaire de la magnificence égyptienne : c'est la salle hypostyle ,
salle vaste dont les plafonds sont portés par cent-
quarante colonnes de proportions colossales où tout
signale la somptuosité des anciens rois de l'Égypte.
C'est un rectangle de vingt-six toises de long et de
cinquante-deux de large : ainsi l'une de ses dimensions est exactement double de l'autre. Son étendue est telle, que Notre-Dame de Paris peut s'y placer tout entière. On peut considérer cette salle
comme divisée en trois portions d'égale longueur,
mais de largeurs inégales. La partie moyenne, qui
renferme les plus grosses colonnes, forme une sorte
d'avenue entre les deux distributions latérales.
Toutes les descriptions, tous les plans sont insuf-
fisants pour donner une idée exacte de cette construction. Il y a des effets qui tiennent aux loca-
lités, et que ni les dessins ni le discours ne peuvent rendre. Il faut se représenter une avenue
formée de deux rangées de six colonnes qui ont
chacune onze pieds de diamètre et plus de trente
de circonférence. Ce sont sans contredit les plus
grosses colonnes qui aient jamais été employées
dans l'intérieur des édifices : elles ont soixante-
cinq pieds depuis le sol jusqu'à la partie supérieure du dé. Le chapiteau seul a dix pieds de
hauteur, son plus grand diamètre vingt-et-un pieds,
ce qui donne soixante-cinq pieds de développement.
Sa partie supérieure présente une surface où cent
hommes pourraient tenir aisément debout. Sur les
chapiteaux reposent des dés élevés qui reçoivent
des architraves destinées elles-mêmes à porter les
pierres du plafond.

Le galbe du chapiteau est celui de la fleur du lotus épanouie; sa partie inférieure est décorée de triangles placés les uns au-dessus des autres, dont les contours, formés de lignes courbes rentrant sur elles-mêmes, viennent se réunir à la jonction du chapiteau et de la colonne. Au-dessus de ces triangles s'élèvent des tiges de lotus avec leurs fleurs, dont la distribution présente une grande variété : tantôt c'est la réunion de trois tiges avec la fleur épanouie et le bouton qui monte jusqu'à la partie supérieure du chapiteau, tantôt c'est un bouquet de lotus au-dessus duquel on voit une légende encadrée et surmontée d'un bonnet emblématique. Le reste de la colonne est décoré de phrases hiéroglyphiques et d'*ubæus* diversement combinés, et de grands tableaux représentant des offrandes et des sacrifices aux dieux. Les apophyges sont ornées de ces triangles placés les uns dans les autres, que l'on trouve toujours dans les parties inférieures des édifices. Ces ornements étant ici d'une grandeur extraordinaire, on a pu en augmenter la richesse. On voit en effet, placée en avant et sculptée très profondément, une légende hiéroglyphique surmontée d'un bonnet emblématique et accompagnée d'un double rang d'*ubæus*. De chaque côté sont des éperviers avec des mitres placés au-dessus d'un encadrement rectangulaire d'hiéroglyphes. Les intervalles des triangles sont remplis par des légendes et des serpents.

Telles sont les énormes colonnes qui forment l'avenue moyenne de la salle hypostyle. Celles des parties latérales sont à peu près les mêmes : elles

sont toutes chargées d'ornements et de sculptures
qui se rapportent la plupart à la religion. Mais le
nombre de ces sculptures est si grand qu'on n'a
pu les compter, et bien moins encore les copier.
La salle hypostyle est surtout remarquable, malgré son état de dégradation par ses bas-reliefs:
on y admire l'extrême finesse des détails et la délicatesse de la sculpture : tout y est d'un travail
exquis.

Aucune description, au rapport des témoins oculaires, ne peut peindre les sentiments qu'excite
l'aspect de ces merveilles, où la pompe et la grandeur des anciens Pharaons sont reproduites d'une
manière parlante. De quels événements et de quelles scènes, dont l'histoire n'a plus le souvenir, ces
colonnes n'ont-elles pas jadis été témoin ! C'est ici
peut-être que se voyaient ces trois cent-cinquante-
cinq statues de souverains pontifes que les prêtres
égyptiens montrèrent à Hécatée. Combien la majesté
du lieu devait être augmentée par la réunion de ces
colosses ! Ici on mettait en pratique ces lois pleines de sagesse qui ont élevé l'Égypte à un si haut
degré de splendeur. Ici le souverain, assis sur son
trône, se montrait environné de toutes les pompes
royales, aux ambassadeurs, et recevait la soumission des peuples vaincus. C'est ici que les héros
étaient portés en triomphe, que les tributs et les
offrandes étaient déposés à leurs pieds ; c'est ici
enfin que se passaient toutes les scènes imposantes que l'on voit encore représentées sur les murs
mêmes du palais. Lorsque tous ces souvenirs se produisent dans la pensée, on admire la grandeur des

anciens rois d'Égypte, et l'âme se sent de plus
élevée en méditant sur une magnificence qui paraît être au-dessus des efforts humains.

Quand on sort de la salle hypostyle on porte
d'abord son attention sur les obélisques qui dominent toutes les ruines de Karnac. Les premiers
que l'on rencontre sont un beau granit rose de
Syène : leur hauteur totale est de soixante-dix
pieds. De ces deux obélisques, un seul reste élevé
sur sa base, celui du sud; l'autre est renversé,
et les gens du pays ont fait des meules de ses
débris. Ces deux obélisques étaient placés devant
un pylone aujourd'hui presque entièrement détruit.
De ce pylone on entrait dans un péristyle qui ne
le cède point en beauté à ceux de Médynet-Abou.
Sa magnificence était encore rehaussée par les deux
plus grands obélisques que les Égyptiens aient
élevés. Ces deux énormes monolithes étaient placés de chaque côté de la porte; celui du nord est
seul debout : c'est le plus élevé de tous ceux qui
se voient encore en Égypte. Le système de décoration de ce monolithe est différent de celui des
obélisques de Louqsor : il se compose d'une ligne
d'hiéroglyphes qui occupe le milieu des faces,
depuis le haut jusqu'en bas. A droite et à gauche
de cette ligne sont disposés divers tableaux. Toutes les sculptures sont exécutées avec une rare perfection et polies avec le plus grand soin. Il n'est
aucun voyageur qui, ayant parcouru les ruines de
Thèbes, n'ait été frappé de la beauté de cet obélisque : sa hauteur prodigieuse pour un monolithe, la finesse des détails et l'exécution précieuse

des sculptures, la beauté et le poli parfait de la matière, tout excite l'étonnement.

« Ces monuments si simples, si précieux dans leur exécution, doivent être considérés comme la production la plus élégante et la plus parfaite de l'architecture égyptienne. Bossuet en fait le plus bel éloge lorsqu'il a dit que la puissance romaine désespérant d'égaler les Égyptiens, a cru faire assez pour sa grandeur d'emprunter les obélisques de leurs rois. En effet, que de soins, que de constance n'ont point demandés la construction et l'érection de semblables monuments au milieu du palais de Karnac ! Il n'a pas suffi de trouver parmi les rochers de Syène des blocs d'une étendue immense, il a fallu encore, avec une précaution infinie, les détacher de la masse sans les rompre, puis les dégrossir, en dresser les faces et les orner de sculptures variées. On conçoit à peine comment les arts si perfectionnés de l'Europe pourraient enfanter un pareil prodige. Et qui oserait encore assigner ce qu'il faudrait de temps pour conduire à sa fin une pareille entreprise » !

La porte par laquelle on sort du péristyle où se trouve l'obélisque qui a amené ces réflexions, conduit dans une espèce de vestibule percé de deux portes. Ce vestibule aboutit à une masse de constructions qui offrent le plus grand désordre. Plus loin on se trouve dans des appartements aussi remarquables par la richesse des matériaux dont ils sont construits, que par la multiplicité et le fini précieux des sculptures. Tout semble indiquer ici un lieu mystérieux et révéré dans lequel les prêtres ou les ministres des rois avaient seuls la faculté de pénétrer. Des espèces d'obélisques tronqués, du plus beau granit rose, en décorent l'entrée : leur forme semblerait annoncer qu'ils étaient destinés à supporter des statues. Les sculptures qui les décorent joignent à une exécution ferme et rigoureuse de la grâce dans les contours.

La porte que décorent les deux obélisques tronqués conduit dans des appartements de granit : ils consistent en un vestibule et deux salles successives de même largeur. Outre la richesse de la matière ici prodiguée par les anciens Égyptiens, on trouve encore une multitude de sculptures variées et peintes de diverses couleurs qui ont conservé leur fraîcheur. Tous les murs intérieurs de la première pièce offrent des tableaux exécutés avec beaucoup d'art. Ces tableaux sont encore peints de couleurs vives et brillantes : on y remarque particulièrement le vert qui les fait ressortir fortement sur le granit rouge. Les plafonds, formés de gros blocs de granit, sont parsemés d'étoiles peintes en jaune sur un fond bleu. La seconde pièce offre aussi des figures peintes de couleurs variées : les chairs sont d'un rouge brun ; les ornements des vêtements sont verts ou bleus ; le plafond est parsemé d'étoiles rouges.

Les corniches des portes de ces deux salles étaient ornées de globes ailés dont les disques étaient de métal. On sait combien les Égyptiens excellaient dans l'application de la dorure sur métaux, et tout annonce que ces globes étaient de bronze doré, si même ils n'étaient pas en or massif. Les por-

tes étaient de bronze et roulaient sur des touril-
lons de cuivre.

On fait le tour des salles de granit en pénétrant par deux portes latérales qui conduisent d'a-
bord à deux petites pièces carrées, puis à un corridor enveloppant tous ces appartements. On y
rencontre deux portes en beau granit noir, qui
donnent entrée dans d'autres pièces dont le plan
seul peut faire connaître la disposition. Tout y
est couvert d'hiéroglyphes et de sculptures, la plupart coloriées. Un grand nombre de ces tableaux
paraissent être relatifs à l'initiation du souverain.
Les sculptures d'une grande partie du corridor représentent des vases, des colliers de perles, des
cassolettes et toutes sortes d'objets qui annoncent
le luxe des arts et une grande magnificence. Les
vases, par la pureté de leurs formes, l'élégance
de leurs proportions, l'emportent sur tout ce que
l'antiquité nous a laissé de plus précieux en ce genre.
Les vases étrusques si renommés, avec lesquels
ils ont quelque rapport, ne présentent rien de
plus gracieux.

Nous n'entreprendrons donc point de décrire les
autres constructions sans nombre qui faisaient partie de l'immense palais de Karnac. Nous dirons
cependant un mot des sculptures qui ornent l'intérieur du grand mur de clôture qui en est couvert.
La face exposée au nord présente des bas-reliefs
qui se rapportent aux victoires et aux conquêtes
des rois d'Égypte. On y voit un jeune héros dont
la stature est colossale : son attitude est tout-à-fait
guerrière; il foule aux pieds un ennemi déjà vaincu;

il en a saisi par le bras un autre que ses flèches
ont atteint et dont les genoux fléchissent. Le pro-
fil et la barbe du vaincu indiquent que c'est un
guerrier d'une nation étrangère. Il est impossible
de n'être point frappé de la composition de ce
groupe : on y reconnaît une noble simplicité dans
la pose des personnages; l'action principale est rendue avec beaucoup de vigueur et de vérité. Quoique la perspective n'y soit point observée, un
pareil tableau suppose une grande habitude et des
connaissances approfondies de l'art de la sculpture.

Ensuite on aperçoit le héros monté sur un char et
poursuivant des ennemis en pleine déroute qui
fuient pêle-mêle dans les bois avec les habitants
de la campagne, chassant leurs troupeaux devant
eux. Plusieurs, quoique réfugiés dans une forte-
resse, paraissent aussi effrayés que les autres, et
sont même atteints des traits du vainqueur. La
frayeur, observent les auteurs de la Description
d'Égypte, est bien exprimée dans toutes les atti-
tudes : la pose de chaque figure est pleine d'expression et de vérité; les animaux sont beaux et
bien dessinés, les chevaux pleins de feu et de
noblesse.

Une suite de tableaux rappellent les victoires du
héros égyptien depuis l'instant dans lequel il reçoit
les armes des mains mêmes de la Divinité, jusqu'au moment où, descendu de son char, les
vaincus lui font leur soumission, et où il vient
adresser aux dieux l'hommage de ses trophées. Il
nous est impossible de les retracer tous ici : qu'il
nous suffise de dire que les témoins oculaires ont

été émerveillés de la beauté de leur exécution, de l'extrême variété des détails et du fini du travail.

Telle est l'esquisse, bien faible et mille fois au-dessous de la réalité, du vaste palais dont Bossuet a dit que les restes semblent n'avoir subsisté que pour effacer la gloire des plus grands ouvrages que les humains aient jamais exécutés. « Vus de loin, dit Belzoni, ces magnifiques restes ne présentent aux regards qu'immense assemblage de propylées, de péristyles et d'obélisques qui élèvent leurs sommets au-dessus des bosquets des palmiers. L'avenue de sphinx prépare le voyageur à l'aspect imposant du temple où il conduit. Ces figures représentent des lions à têtes de béliers, symbole de la force et de l'innocence, du pouvoir et de la pureté des divinités auxquelles cet édifice gigantesque était dédié. Au bout de l'avenue se déploient de grands propylées qui conduisent à des cours intérieures où des colosses énormes sont assis des deux côtés de la porte comme des géants à qui la garde de ce sol sacré a été confiée. On arrive enfin au véritable temple consacré à l'Être tout puissant de la création. J'y entrai, ajoute Belzoni, pour la première fois seul et sans être troublé par ces Arabes importuns qui suivent les voyageurs partout. Le soleil levant jetait ses rayons à travers les colonnades dont les ombres alongées et projetées sur les ruines formaient un contraste remarquable avec les masses éclairées. Ce nouveau jour semblait rajeunir ces restes vénérables de la haute antiquité : je m'y enfonçai avec une douce émotion qui me jeta dans une profonde rêverie ».

« Ce sont d'immenses colosses qui s'emparent
de l'imagination du voyageur, et le forcent d'admirer le peuple qui a su élever des monuments
de ce genre. Comment décrire les sensations que
j'éprouvai, s'écrie Belzoni, à la vue de cette forêt
de colonnes ornées de figures et d'autres embel-
lissements depuis le sommet jusqu'à la base, et
dont les chapiteaux, malgré leur grandeur gigantesque, plaisent par leur forme gracieuse, qui
est celle du lotus! et à l'aspect de ces portes,
de ces murs, de ces piédestaux, de ces architraves, de toutes les parties enfin de l'édifice recouverts de figures symboliques entaillées ou sculptées
en bas-reliefs représentant des combats, processions, triomphes, fêtes, offrandes et sacrifices,
et toutes relatives aux mœurs et usages, et à
l'histoire de l'antique Égypte! Ce sanctuaire construit en entier de beau granit rouge, dont les
obélisques semblent dire au voyageur, voici l'entrée du saint des saints! ces hauts portails dont
l'œil est frappé dès qu'on approche d'un labyrinthe
d'architecture semblable; ces groupes de ruines
qui ont appartenu à d'autres temples et qu'on
voit dans le lointain, tous ces objets extraordinaires ensemble transportent l'imagination du voyageur dans les âges où l'encens fumait sur les autels,
où la piété des peuples remplissait encore ces
nefs, ces portiques, ces avenues : il oublie le
siècle dans lequel il vit, le pays où il prit naissance, pour ne s'occuper que de la nation qui a
couvert cet espace immense des prodiges de son
art, et des expressions solennelles de ses croyan-

ces religieuses. Plongé dans de profondes rêveries, continue Belzoni, je n'avais pas pris garde à la course rapide de l'astre que j'avais vu se lever : déjà ces masses de ruines ne s'éclairaient plus que de ses derniers rayons quand, revenant à moi-même, je vis qu'il était temps de sortir de cette ville sacrée tombée en ruines (1) ».

Les réflexions que vient de faire Belzoni à la vue des magnifiques ruines de Karnac s'étaient déjà présentées à l'esprit de MM. Jollois et Devilliers. « Tant de grandeur et de magnificence, disent ces célèbres voyageurs, laisse dans l'esprit des impressions vives et profondes. Un spectacle si extraordinaire paraît moins une réalité que le produit d'une imagination disposée à s'environner d'objets d'une grandeur fantastique. Au milieu de ces belles ruines, le voyageur est frappé de la solitude qui l'entoure; mais bientôt des souvenirs sans nombre se présentent en foule à sa pensée. Tout alors s'anime autour de lui : les batailles sculptées sur les murs du palais ne sont plus de vaines images, il se reporte aux lieux mêmes où elles ont été livrées; il suit les mouvements des armées qui sont en présence; il s'intéresse vivement au héros qui, par l'impétuosité de son courage, décide la victoire. Ces édifices mêmes, objets de son étonnement, il se les représente à l'époque de leur construction première, remplis d'une multitude nombreuse occupée à soulever

(1) Voyage en Égypte et en Nubie, tome 1er, pages 241 et suiv.

ces énormes pierres qui forment les architraves
et les plafonds. Il cherche à deviner par quel art
merveilleux et maintenant oublié, ces obélisques
si élevés et ces statues si colossales ont été amenés
de la carrière et placés sur leur base (1) ».

« Un homme de bon sens, dit à son tour Abd-
Allatif, en voyant tous ces restes de l'antiquité,
se sent porté à excuser l'erreur du vulgaire qui
croit que les hommes de ces siècles reculés vivaient
beaucoup plus long-temps que ceux de notre
temps ; qu'ils étaient d'une taille gigantesque, et
qu'au moyen d'une baguette dont ils donnaient
un coup sur les pierres, elles leur obéissaient et
se transportaient d'elles-mêmes partout où ils voulaient. On demeure en effet, continue-t-il, dans
une sorte de stupeur quand on se représente
combien, à une connaissance profonde de la géométrie, il a fallu réunir de génie, de résolution,
de patience, pour exécuter de semblables ouvrages, et combien ils ont exigé d'instruments différents et de travail opiniâtre (2) ».

Voilà ce que disent de l'architecture égyptienne
des hommes qui, par leurs études, étaient bien
à même de l'apprécier : ils n'en auraient jamais
parlé en termes aussi magnifiques et aussi pompeux, si ces merveilleuses constructions n'eussent
paru telles à leurs yeux. Des voyageurs de diverses nations ont été en Égypte depuis les savants

(1) Descript. génér. de Thèbes, introd., pag. 14.

(2) Relat. d'Égypte, page 188.

français : je n'ai pas appris qu'aucun les ait con-
tredits sur ce point. Tous au contraire ont été
frappés de la grandeur et de la magnificence que
les ruines de la vieille Égypte présentent encore,
tous ont rendu justice aux artistes de cette nation,
qui avaient su élever des édifices si majestueux,
si imposants, et qui produisent sur l'âme des impressions aussi profondes. Un tel ensemble de témoignages qu'on ne taxera pas j'espère, de collusion,
ne peut manquer de porter la conviction dans tous
les esprits, même dans les plus récalcitrants.

L'admiration que l'architecture égyptienne avait
inspirée aux ingénieurs français était donc toute
de conscience. Les voyageurs, il est vrai, ne sont
pas toujours exempts de prévention, il se pas-
sionnent ordinairement pour les pays qu'il vont
visiter au loin : en conséquence leur plume se laisse
aisément conduire par les sentiments de prédilection dont ils sont préoccupés : de là les peintures
brillantes et infidèles; de là aussi les soupçons
et les défiances. Mais foi entière est due à ceux
qui n'exagèrent point leurs descriptions, qui cal-
quent leur dessins sur la réalité, non sur leur
imagination, et qui préférant ainsi le vrai à l'idéal
rendent fidèlement les tableaux qu'ils ont sous les
yeux. On ne peut disconvenir que sous ce rapport
les membres de l'Institut d'Égypte ne méritent les
plus grands éloges. Champollion le jeune, qui visi-
tait les ruines de Thèbes en 1828, rend pleine
justice à l'extrême exactitude de MM. Jollois et
Devilliers (1).

(1) Lettr. écrit. de l'Égypt. et de la Nub. , p. 88.

L'architecture égyptienne, mise en parallèle avec l'architecture grecque, peut-elle soutenir la comparaison? Voici les réflexions que font à ce sujet MM. Jollois et Devilliers. « A Dieu ne plaise, disent ces célèbres voyageurs, que nous voulions refuser aux Grecs la justice qui leur est due. Imitateurs heureux, ils ont caché avec infiniment d'art les larcins qu'ils ont faits aux Égyptiens : leurs imitations sont de véritables inventions, et doivent être considérées comme l'œuvre du génie. Mais de ce que l'architecture grecque a des beautés que l'empire de l'habitude exagère encore à nos yeux, s'ensuit-il que l'architecture égyptienne en soit totalement dépourvue? Et ces colonnes si élevées et si nombreuses que Strabon semble dédaigner, leur belle ordonnance et leur décoration toute significative ne produisent-elles pas sur le spectateur de vives impressions auxquelles il est impossible de résister? L'architecture grecque et l'architecture égyptienne ont chacune un mérite indépendant et qui ne peut se comparer : elles ont employé l'une et l'autre des moyens différents pour remplir des convenances qui n'étaient point les mêmes. Un temple grec à Thèbes eût été aussi déplacé qu'un temple égyptien à Athènes : ni l'un ni l'autre de ces édifices n'eût été en rapport avec les institutions, les mœurs et les usages civils et religieux des deux peuples. Pour porter un jugement sain dans une pareille matière, il faut être tout-à-fait en garde contre les préjugés d'habitude; car s'il est constant qu'elle exerce en général sur nos sens un empire absolu, c'est sur-

tout dans les arts que l'on s'aperçoit plus particulièrement encore de son influence. Telle chose ne nous
paraît souvent bien que par l'habitude que nous
avons de la voir sous des formes déterminées ;
et quant à l'objet qui nous occupe maintenant,
nous pouvons citer à l'appui de ce que nous avan-
çons notre propre expérience. Après avoir parcouru
et étudié, pendant huit mois consécutifs, tous
les monuments de la haute Égypte, après nous
être familiarisés, pour ainsi dire, avec les idées
de grandeur, de solidité et de magnificence qui
ont présidé à l'exécution des édifices égyptiens,
nous abordâmes à Antinoé, ville bâtie par l'empereur Adrien, où tout ce qui subsiste encore a
été construit dans le style de l'architecture des
Grecs. Nous aurions peine à rendre l'espèce d'impression fâcheuse que ces monuments firent d'a-
bord sur nous (1). Ces colonnes d'ordre corinthien,
d'une proportion élégante, nous semblèrent maigres, grêles et sans apparence de solidité ; leur
chapiteau, si riche et admiré à si juste titre,
nous parut présenter dans son plan une compli-
cation sans motif : il nous fallut quelque temps
pour revenir à nos anciennes habitudes et à nos
premiers goûts. Il suit de là, continuent MM. Jol-

(1) Denon a éprouvé les mêmes impressions à
la vue des ruines d'Antinoé : « Il faut l'avouer à
la gloire de l'architecture égyptienne, dit-il : encore tout imbu de l'impression que venaient de me
faire éprouver Latopolis, Apollénopolis et Tentyra,
je trouvai les ruines d'Antinoé maigres et mesqui-
nes (Voyage dans la basse et la haute Égypte, p. 216).

lois et Devilliers, qu'on ne doit peut-être pas
plus accuser l'architecture égyptienne de manquer
d'élégance que reprocher à l'architecture grecque
de manquer de solidité. Ces deux architectures
satisfont également aux convenances générales ;
toutes deux remplissent également le but que leurs
inventeurs se sont proposé ; toutes deux sont le
résultat de l'influence du climat qui les a vues
naître, et des habitudes des peuples chez lesquels
elles ont été en honneur. L'architecture grecque
réunit au plus haut degré l'élégance et la beauté
des proportions ; l'architecture égyptienne, sans
être toutefois dépourvue d'une certaine élégance,
montre partout une noble simplicité et une grandeur qui remplit l'esprit. On a vraiment peine à
concevoir comment a pu s'établir l'opinion que
l'architecture égyptienne n'est que le résultat de
l'art au berceau, tandis qu'au contraire elle est
le produit d'un art presque arrivé au dernier degré de la perfection. Il ne viendra sans doute à
l'esprit de qui que ce soit de reprocher aux
Égyptiens la solidité qui constitue leurs monuments, puisque c'est à cette solidité même, sans
doute prévenue et calculée, que nous devons de
les admirer encore aujourd'hui. Si l'on vient
à comparer sous ce rapport les Grecs aux Égyptiens, qu'on les trouvera loin de posséder l'art de
braver dans leurs constructions les efforts du temps !
Sur ce même sol de l'Égypte, soumis à l'influence
d'un climat si propice à la conservation des monuments, les Grecs ont élevé de grands édifices,
des villes tout entières ; mais ce serait en vain qu'au-

jourd'hui l'on en chercherait quelques traces, que l'on voudrait même en assigner l'emplacement (1).

Voyons maintenant si la sculpture avait acquis en Égypte le même degré de perfection que l'architecture. Nous avouons qu'ici surtout la disette de monuments se fait sentir avec une force désespérante. Il faudrait, pour bien traiter cette question, avoir sous les yeux toutes les richesses que renferment en ce genre les principales capitales de l'Europe. Il faudrait de plus une infinité d'ouvrages que notre position sociale nous refuse; et quoique nous ayons fait déjà de grands sacrifices, trop grands sans aucun doute, pour notre état de fortune, nous sentons tous les jours combien il nous en resterait encore à faire si nous voulions donner à cette partie de notre travail toute la perfection dont elle nous paraît susceptible. Mais puisqu'un destin malencontreux nous prive de ces ressources, nous trouverons peut-être dans cette fâcheuse circonstance un motif de plus pour obtenir du lecteur l'indulgence dont nous avons besoin à plus d'un titre.

Nous ne nous occuperons pas ici de la sculpture en bas-reliefs : le peu que nous en avons dit en décrivant les principaux monuments de Thèbes, doit suffire pour donner une haute idée des artistes égyptiens. S'il restait encore quelques doutes au lecteur, nous le renverrions aux hypogées de Béni-Hassan, aux tombeaux des rois à Thèbes, à

____

(1) Description générale de Thèbes, chapit. 9, section 8, pag. 290 et 291.

la magnifique tombe découverte par Belzoni, enfin au grand temple d'Ibsamboul qui vaut à lui
seul, dit M. Champollion, le voyage de Nubie. C'est
particulièrement sur les bas-reliefs qui décorent ces
différents édifices et qui vont être reproduits dans
les magnifiques dessins de Champollion le jeune,
qu'il faut juger l'art égyptien : c'est là en effet
qu'il se montre dans toute sa perfection, et que
l'habileté des artistes s'est donné pleine carrière.

L'école de Winckelmann avait si bien réussi à
susciter contre les artistes égyptiens des préjugés
défavorables, que, pour les détruire, il serait nécessaire de réunir une grande masse de preuves.
Nous venons de faire connaître les causes qui nous
empêchent de satisfaire à cette condition essentielle ;
nous ajouterons de plus, comme nous l'avons remarqué au commencement de cette note, qu'une
foule de statues ont disparu, les unes mutilées et
détruites par la barbarie des hommes, les autres
enfouies sous le sable et sous les décombres. Nous
devons regretter particulièrement celles qui servaient d'ornements aux édifices de Memphis. «Quant
aux figures d'idoles que l'on trouve parmi les ruines
de cette ville, dit Abd-Allatif, soit que l'on considère leur nombre, soit qu'on ait égard à leur prodigieuse grandeur, c'est une chose au-dessus de
toute description et dont on ne saurait donner une
idée; mais ce qui est encore plus digne d'exciter
l'admiration, c'est l'exactitude dans leurs formes,
la justesse de leurs proportions et leur ressemblance
avec la nature. J'en ai mesuré, ajoute-t-il, une
qui, sans son piédestal, avait plus de trente cou-

dées : sa largeur, du côté droit au côté gauche,
portait environ dix coudées, et, du devant au
derrière, elle était épaisse en proportion. Cette
statue était d'une seule pierre de granit rouge :
elle était couverte d'un vernis rouge auquel son
antiquité semblait ne faire qu'ajouter une nouvelle
fraîcheur ».

« Certes, poursuit Abd-Allatif, rien n'est plus
merveilleux que de voir comment on a su conserver dans un colosse aussi énorme la justesse des
proportions que garde la nature. On n'ignore pas
que tous les membres du corps ont certaines dimensions propres, mais qu'ils ont aussi certaines
proportions relatives avec les autres membres. C'est
de ces dimensions propres et de ces proportions
relatives que se forment et se composent la beauté
du tout et l'élégance de la figure entière. S'il manque quelque chose à ces conditions, il en résulte
une difformité plus ou moins grande, suivant que
ces défauts sont plus ou moins graves. Or, dit notre
auteur, ce rapport de toutes les parties a été observé dans ces figures avec une vérité qu'on ne
peut assez admirer, d'abord pour les justes dimensions de chaque membre considéré séparément,
et ensuite pour les proportions respectives que les
différents membres ont entre eux (1) ».

Conserver juste les rapports dans des statues d'une
proportion aussi gigantesque, il faut bien l'avouer
ce n'est pas chose facile. Lorsque les artistes égyptiens faisaient des figures de grandeur naturelle,

(1) Relation de l'Égypte, pages 187 et 188.

ils n'avaient qu'à observer les proportions du corps humain ; mais quand il s'agissait de statues de cinquante pieds de haut et plus, la nature ne présentant aucun modèle semblable, il fallait, tout en excédant les proportions, conserver les rapports de dimension qu'ont les membres entre eux : et c'est là qu'était la difficulté. On peut dire que les statuaires égyptiens en ont triomphé avec un rare talent.

Mais c'est là leur moindre mérite. D'abord, Winckelmann, qui était loin de leur être favorable, est forcé de convenir qu'ils ont excellé dans la représentation des animaux. « Parmi les ouvrages d'une exécution remarquable en ce genre, dit-il, je citerai entre autres un grand sphinx de basalte dans la villa Borghèse, un autre de granit qu'on voyait jadis au palais de Chisi à Rome, et qu'on trouve aujourd'hui parmi les antiquités de Dresde ; deux lions à la montée du Capitole, et deux autres à la fontaine dite *Fontane felice*. Ces animaux sont traités *avec beaucoup d'intelligence, avec des travaux très variés et des contours coulants et amenés de loin*. Les grands attachements des épaules et des flancs qui ne sont point indiqués dans les figures humaines, sont très apparents dans celles des animaux : ces parties, conjointement avec les veines des cuisses et des autres membres, *sont d'une exécution vigoureuse et élégante* (1) ».

On voit dans la cent-treizième planche du Voyage

____

(1) Hist. de l'art chez les anciens, tom. 1er, pag. 66 et 67, édit. in-8°.

de Denon des fragments d'hiéroglyphes qu'il a dessinés de grandeur naturelle pour faire connaître,
observe-t-il, le style, le caractère et les différents
genres de ces espèces de bas-reliefs soignés dans
leur exécution comme de l'orfévrerie. Le numéro
deux est surtout remarquable : toute fantastique
qu'est la tête de lion, le caractère en est grand,
sévère et monumental ; la tête de serpent, celle
de gazelle et celle d'épervier sont pleines de vie
et ont la souplesse et le moelleux de la nature.
On n'aurait, dit Denon, qu'un seul fragment antique comme un de ceux-là, qu'il faudrait penser
que la nation qui l'a produit était très avancée
dans les arts.

Ce qu'il y a de plus remarquable en ce genre
est le sphinx colossal des Pyramides, dont Abd-
Allatif disait que, de tout ce qu'il avait vu en Égypte,
rien n'avait le plus excité son admiration. Sa figure
et sa bouche, ajoute-t-il, portent l'empreinte des
graces et de la beauté : on dirait qu'elle sourit
gracieusement (1). « Tous les voyageurs qui visitent
les Pyramides, disent à leur tour les savants français (2), vont payer un tribut de curiosité au fameux colosse taillé en forme de sphinx......... Ce
sphinx est, comme à l'ordinaire, un lion assis
portant une tête humaine, mais d'une proportion
gigantesque et tout-à-fait extraordinaire : c'est la
plus grande des figures d'homme ou d'animal que

(1) Relat. de l'Égypt., pag. 180.

(2) Descript. général. de Memphis, pag. 88 et 89.

les Égyptiens aient jamais sculptées. Le corps n'a pas moins de quatre-vingt-neuf pieds quatre pouces de long , encore une partie de la croupe est-elle cachée sous les sables. La tête, depuis le menton jusqu'au sommet, a vingt-six pieds ; sa hauteur , sans parler du socle , est de soixante-quatorze pieds. Un homme debout sur la saillie du haut de l'oreille aurait de la peine à atteindre le dessus de la tête avec la main étendue. Belzoni ajoute que les jambes ont cinquante-sept pieds de long depuis la poitrine jusqu'à l'extrémité des griffes , qui ont elles-mêmes huit pieds de haut (1).

Ce colosse n'est pas seulement remarquable par ses dimensions gigantesques, mais encore par son exécution au-dessus de tout éloge. « Quoique les proportions du sphinx , dit Denon , soient colossales, les contours qui en sont conservés sont aussi souples que purs ; l'expression de la tête est douce, gracieuse et tranquille ; le caractère en est africain, mais la bouche, dont les lèvres sont épaisses , a une mollesse dans le mouvement et une finesse d'exécution vraiment admirables : c'est de la chair et de la vie. Lorsqu'on a fait un pareil monument , l'art était sans doute à un haut degré de perfection. S'il manque à cette tête ce qu'on est convenu d'appeler du style, c'est-à-dire les formes droites et fières que les Grecs ont données à leurs divinités, on n'a pas rendu justice ni à la simplicité ni au passage grand et doux de la nature, que l'on doit admirer dans cette figure. En tout, observe Denon,

____

(1) Tome 1er, page 222.

on n'a jamais été surpris que de la dimension de
ce monument, tandis que la perfection de son exécution est plus étonnante encore (1) ».

Les artistes égyptiens ont excellé surtout dans
le fini de leurs statues. Winckelmann leur rend ce
témoignage « que toutes celles qu'il a vues sont terminées et polies avec un soin extrême. Pas une
seule, dit-il, n'est achevée au simple ciseau, telles que le sont quelques-unes des meilleures statues
grecques. En ne se servant que de cet outil, il
n'y avait pas moyen de donner une surface polie
au granit et au basalte, ces sortes de pierres étant
composées de parties hétérogènes. Les figures placées à la pointe des obélisques les plus élevés sont
exécutées d'une manière aussi soignée que celles
qui sont faites pour être considérées de près. C'est
ce qu'on peut voir à l'obélisque de Barberini, et
surtout à celui du soleil, couchés tous deux à terre.
A ce dernier on remarque surtout l'oreille d'un
sphinx travaillée avec *autant de finesse et d'intelligence,* que les bas-reliefs grecs ne nous offrent pas
de travaux plus parfaits par rapport à cette partie.
On trouve, ajoute Winckelmann, ce même fini à
une pierre gravée égyptienne, véritablement antique, du cabinet de Stosch : l'exécution en est si
parfaite qu'elle ne le cède en rien aux meilleures
pierres gravées grecques (2) ».

Malgré cet éloge, Winckelmann reproche aux

(1) Voyage dans la basse et haute Égypte, p. 62.

(2) Hist. de l'art chez les anciens, tome 1er,
pag. 98 et 99.

artistes égyptiens les contours peu ondoyants de
leurs statues, ce qui fait que les os et les muscles
ne sont que faiblement indiqués. Ce reproche, qui
n'est peut-être pas sans fondement comme on le
verra plus bas, ne peut néanmoins être adressé
d'une manière absolue; car dans le torse d'Abydus,
au rapport de M. Jomard (1), « la forme des cuisses
est parfaitement rendue, et l'artiste s'est surtout
surpassé dans le travail des jambes, dans l'expression des gémeaux, des malléoles et des orteils.
Nous n'avons vu, observe-t-il, nulle part un fragment d'un aussi beau style et d'une exécution aussi
soignée. Peut-être cette statue est-elle la plus belle
qui soit sortie du ciseau égyptien ».

On peut encore répondre par les faits à Winckelmann, qui prétend que les mains des figures
égyptiennes ont la forme de celles d'un homme
qui n'en a pas pris soin et qui les a déformées
par le travail (2); car Millin assure qu'il possédait
un torse de basalte *dont les mains sont extrémement
bien faites* (3).

Winckelmann ne s'en tient pas là dans sa critique; il dit que les statues véritablement égyptiennes sont caractérisées par un visage mal contour-
né, par une face presque *chinoise* (4). Cette asser-

(1) Description des antiq. d'Abydus, pag. 8 et 9.

(2) Hist. de l'art, tome 1, page 69.

(3) Dictionn. des beaux-arts, tome 1, pag. 507.

(4) Ouvrage cité, tome 1, pag. 55.

tion est complètement démentie aujourd'hui par cette multitude de statues que renferment le musée de Paris et surtout celui de Turin. Cette dernière collection, très précieuse à plus d'un titre, est le fruit des actives explorations de M. Drovetti. Les académiciens de Turin publient en ce moment ce magnifique dépôt historique. Quoique nous soyons privés de ce secours, nous trouverons dans les lettres adressées à M. le duc de Blacas par Champollion le jeune, suffisamment de quoi venger l'art égyptien des imputations injustes ou au moins prématurées de Winckelmann.

« La théorie créée par Winckelmann, dit Champollion (1), et professée de nos jours d'après l'unique autorité du maître, n'a été fondée que sur la vue d'une très petite série de monuments réunis par hasard, sans choix comme sans distinction, dans les musées d'Italie : monuments dont on s'est empressé de peser le mérite avant d'en connaître ni le sujet, ni l'époque, ni la destination primitive. Quelle idée juste pouvait-on en effet acquérir de la sculpture égyptienne, lorsque les seuls produits qu'on en possédait alors en Europe sortaient, pour la plupart, des catacombes les plus vulgaires, n'étaient, plus souvent encore, que de pures décorations architecturales, ou même n'appartenaient véritablement à l'Égypte que par la matière seule dont ils étaient formés » ?

« L'ensemble des statues égyptiennes, ajoute Champollion, provenant de la collection Drovetti,

____
(1) Prem. lett., pag. 5 et 6.

prouve surtout, contre l'opinion générale, que les artistes égyptiens ne furent point tenus d'imiter servilement un petit nombre de types primitifs en donnant aux personnages qu'ils devaient représenter, soit dieux, soit simples mortels, cette figure de convention et toujours la même, dont il a plu à un examen superficiel de supposer l'existence obligée ».

« Si, dégagés, remarque notre auteur, de toute prévention trop exclusive en faveur de l'art grec, nous mettons à l'épreuve les préceptes de Winckelmann par un examen impartial des têtes de ces mêmes statues, nous resterons frappés de l'extrême variété des physionomies et des différences tranchées qu'elles présentent, soit dans la coupe de l'ensemble, soit surtout dans les formes de détail. Ces têtes sont en général d'une très bonne exécution, et plusieurs d'entre elles *d'un style grandiose, pleines d'expression et de vérité;* mais, il est un fait incontestable, c'est que ces belles têtes, dont le travail est *si pur et si soigné,* se trouvent pour l'ordinaire placées sur des corps d'une exécution en général très faible et très négligée ».

Champollion cherche à expliquer cette singularité remarquable : elle lui paraît une conséquence naturelle du principe fondamental qui présidait à la marche de l'art égyptien. Or, cet art avait pour but spécial plutôt la *notation des idées* que la représentation des choses. La sculpture et la peinture ne furent jamais en Égypte, selon lui, que de véritables branches de l'écriture. Une statue n'était donc en réalité qu'un simple signe, un ca-

ractère représentatif d'une ou plusieurs idées.
Quand l'artiste avait rendu avec soin et vérité la
partie essentielle et déterminative du *signe*, c'est-
à-dire la tête de la statue, son but était dès lors
atteint, et le reste était négligé.

Quoiqu'il en soit de cette ingénieuse explication,
Champollion dit lui-même qu'il n'est pas rare de
rencontrer dans le musée de Turin des statues
égyptiennes d'un *travail entièrement soigné, et dont
toutes les parties sont traitées avec une égale recherche.*
Il ajoute de plus que ces précieux monuments
devront changer la doctrine reçue sur l'état de
la sculpture, et qu'il sortira de cette masse imposante de faits une nouvelle théorie de l'art égyptien (1).

Nous allons reproduire ici la description de quelques-unes de ces statues. Quoiqu'au nombre de
deux seulement, elles suffiront pour justifier complètement les assertions de M. Champollion.

La première dont nous nous occuperons est
celle de *Thoutmosis* II, plus connue sous le nom
de Mœris : elle est de granit noir à taches blanches. Sa hauteur est de cinq pieds et demi, et la
largeur d'une épaule à l'autre est d'environ deux
pieds. L'exécution de la tête est d'une beauté
admirable : on n'y remarque aucun des grossiers
caractères de la race éthiopienne, qu'on a recherché à reconnaître dans tous les ouvrages égyptiens du premier style. L'angle facial est à peu

(1) Prem. lettr. à M. le duc de Blacas, relative
au musée royal égyptien, pag. 5 et suiv.

près celui des belles statues grecques ; le nez
est long, fin et légèrement arqué, les narines peu
ouvertes ; les lèvres un peu fortes, mais parfaitement découpées ; le menton est petit et bien arrondi ; les yeux grands, très ouverts et saillants ;
les pommettes peu proéminentes, et les sourcils
fortement indiqués ; mais les oreilles, d'une très
belle forme, sont, comme dans les têtes de véritable travail égyptien, remontées au point que la
ligne de l'œil passe vers le milieu de la conque (1).

L'excellent travail de la tête de cette statue
eût suffi naguère, dit Champollion le jeune, pour
la faire ranger parmi les ouvrages qu'on nommait
le second style égyptien, c'est-à-dire qu'on l'aurait
assignée au temps des rois grecs d'Égypte ou
des empereurs romains, sous la domination desquels
on croyait que l'art égyptien, sortant de sa vieille
enfance, avait fait certains progrès en cherchant
à se rapprocher des chefs-d'œuvre de l'école grecque. Mais les inscriptions gravées sur la statue
même, et lues par M. Champollion, déposent formellement contre ce système, et indiquent d'une
manière précise l'époque reculée à laquelle on doit
la rapporter. Cette statue était donc contemporaine
du Pharaon dont elle rappelait le souvenir, c'est-
à-dire qu'elle datait de dix-sept siècles avant l'ère
chrétienne, époque à laquelle vivait Thoutmosis ɪɪ.

La seconde statue dont nous allons donner la
description est celle de Rhamsès-le-Grand, ou Sésostris : c'est véritablement le chef-d'œuvre de la

(1) Idem, pag. 28 et suiv.

sculpture égyptienne. Le roi est représenté assis
sur un trône en habit militaire. La tête de la
statue porte le casque royal. De petits disques en
relief, semblables au caractère figuratif qui, dans
les textes hiéroglyphiques, exprime l'idée du soleil,
couvrent toute la surface du casque à l'exception
d'une espèce de visière qui fait saillie sur tout
le contour du front. Au-dessus de cette visière s'é-
lève l'insigne royal, *l'uræus*, dont le corps forme
d'abord plusieurs enroulements, et s'étend en ligne
droite vers la partie la plus élevée du casque.

La face de cette statue, travaillée comme toutes
les autres parties avec un soin extrême, est d'une
perfection qui surpasse toute attente dans un ouvrage égyptien d'un aussi ancien style. L'expression en est à la fois douce et fière, et le plus
léger examen suffit pour convaincre que c'est là
un véritable portrait. Les yeux, d'une grandeur
moyenne, sont moins saillants que ceux de la
plupart des autres statues; les sourcils sont fortement marqués; l'angle externe des yeux n'est
point exagéré comme à l'ordinaire; le nez est long
et aquilin, et la bouche petite, quoique les lèvres
soient toujours un peu fortes. Des joues pleines
et un menton arrondi donnent à l'ovale de la face
une élégance et une grâce dignes de remarque.
Les oreilles, d'une excellente forme, mais dont l'extrémité supérieure dépasse toujours la ligne de
l'œil, sont percées comme pour y suspendre quelque ornement précieux.

Un riche collier, à six divisions terminées par
une rangée de perles pendantes, couvre la poitrine

du Pharaon : l'artiste l'a représenté habillé d'une
ample et longue tunique à larges manches, rayée
et plissée, et dont toutes les ouvertures ainsi que
les bras sont brodés et ornés de franges : et c'est
là sans doute cette célèbre tunique égyptienne connue sous le nom de *calasiris*. La manche droite,
relevée au-dessus du coude, donne passage au bras
qui, replié contre la poitrine, soutient le sceptre
en forme de crochet. Le bras gauche, étendu le
long du flanc et reposant sur la cuisse, est recou-
vert presqu'en entier par la manche de la tunique, dont les franges descendent jusque vers le
poignet; la main fermée tient un corps cylindri-
que tout-à-fait semblable à un rouleau de papy-
rus déprimé par les doigts qui le serrent. Des chaus_
sures imitant jusque dans les plus petits détails
ces sandales en feuilles de palmier, finement tres-
sées, sont fixées aux pieds de la statue, qui sont
d'ailleurs d'une *très belle forme* et *d'une juste proportion* (1). L'exécution des mains ne laisse rien à
désirer sous les mêmes rapports (2).

« On peut juger maintenant, dit Champollion,
par la beauté du travail et par la pureté des formes de ce colosse si ce que j'ai dit sur la perfection de la statuaire est de ma part le fruit d'une

(1) Le torse d'Abydus avait déjà prouvé que Winckelmann (tome 1, page 69), avait eu tort de reprocher aux statues égyptiennes la mauvaise conforma-
tion de leurs pieds. Celle de Sésostris, comme on
le voit ici, en est une nouvelle preuve.

(2) Prem. lettre, pag. 69 et suiv.

sorte de préoccupation en faveur de ce qui appartient à l'Égypte. Je ne crains point de répéter, qu'à la vue seule de cette image de Rhamsès, tout homme de goût et sans préjugés systématiques abjurera bien vite la doctrine courante, qui a résolu de ne point accorder la connaissance de l'art, proprement dit, à la vieille Égypte, et qui s'obstine à ranger toutes les créations de la sculpture égyptienne parmi les produits informes de ce qu'on a voulu appeler *l'art sans imitation*. J'admire, ajoute-t-il, les chefs-d'œuvre de la sculpture grecque; je suis entraîné par le charme de leurs inimitables perfections, sans être philhellène au point de croire que la Grèce seule fut, exclusivement à toute autre contrée, le berceau et la patrie des beaux-arts (1) ».

En voilà assez pour mettre en évidence et hors de doute la perfection de la sculpture égyptienne. Maintenant il me resterait à rechercher si l'Égypte était aussi avancée dans les sciences qu'elle l'était dans les arts; mais m'apercevant, trop tard sans doute, qu'au lieu d'une simple note je ferais un volume, malgré l'attrait que présente ce sujet, j'ai dû y renoncer au risque même d'avoir manqué le but que je voulais atteindre. J'ai surtout à cœur dans cet exposé de ne pas ennuyer le lecteur : mes scrupules là-dessus vont si loin qu'ayant formé le projet de dérouler devant lui le tableau tout entier des connaissances scientifiques des Égyptiens, si je réserve ces curieux détails pour un autre temps, ce n'est pas qu'ils manquent d'inté-

____

(1) Seconde lettre, etc., pag. 66.

rêt, bien loin de là. Il se trouvera toujours des
hommes (je dis des hommes, parce que j'en connais
beaucoup à qui cela importe fort peu), qui voudront savoir jusqu'à quel point les sciences étaient
cultivées chez une nation aussi ancienne. Cette matière est assez intéressante par elle-même pour
piquer la curiosité ; et si je n'expose pas ici les
recherches que j'ai faites là-dessus, c'est uniquc-
ment que j'appréhende de donner trop d'extension
à cette note, déjà beaucoup trop longue. Toutefois,
je ne puis résister au désir de transcrire le passage
suivant qui résume en quelque sorte tout ce que
l'histoire et les monuments nous apprennent sur
les richesses scientifiques des vieux Égyptiens.

« Une voix unanime, dit M. de Pastoret (1),
proclame l'Égypte comme la première patrie des
sciences et des arts. A quelque exagération qu'ait
pu se livrer l'enthousiasme des Grecs, il n'est aucun pays qui ait plus contribué par ses exemples
ou par ses leçons aux progrès de la raison et du
génie. Tandis que d'impérissables monuments y fa-
tiguaient la terre, que le talent essayait d'y fixer
la reconnaissance ou d'y consoler l'amitié par une
image victorieuse de l'absence et du temps, que
de longs canaux unissaient par une direction savamment combinée les diverses parties de l'empire,
la législation obtenait tous les progrès qu'un gouvernement absolu peut permettre; la morale, tous
ceux qu'est capable de supporter un peuple asser-

____

(1) Législation des Égyptiens, page 321 et suiv..

vi (1). Honneur en soit rendu à ces demi-dieux qui inventèrent ou transmirent de siècle en siècle l'enseignement de la philosophie, des arts, de tant d'autres connaissances utiles! Les débordements du Nil avaient rendu nécessaires, non la haute géométrie, mais ses premiers principes et ses premiers travaux. Un ciel pur invitait à observer les astres, et les Égyptiens parvinrent à reconnaître la mesure véritable de l'année. La mécanique était utile à la construction de ces beaux monuments élevés par l'architecture à l'orgueil national ou à la reconnaissance publique, à la crainte des dieux ou à la puissance des rois : elle contribuait, avec la physique, à former ces prodiges des arts qui semblent fabuleux à la postérité».

(1) Voici les remarques judicieuses que fait Héeren (tome vi, page 292), au sujet de la constitution de la vieille Égypte : «Tant qu'on ne connut pour ainsi dire de l'Egypte que les Pyramides, l'opinion que des despotes firent entasser ces énormes masses par un *peuple d'esclaves*, dut suffire pour éclairer la question ; mais dès qu'on s'est familiarisé avec les ouvrages accomplis de l'art qui peuplent l'Egypte, *on parvient bientôt à la conviction qu'un goût aussi noble n'a pu se développer sous le fléau de la tyrannie, mais qu'il y eut une époque où l'esprit humain, quelque différentes que fussent les formes de constitution des nôtres, put se faire jour et marcher sans entraves pour s'élever à une hauteur que, sous certains rapports, aucun peuple, pas même en Europe, n'a pu atteindre.* Et s'il devient en même temps constant que la religion fut le principal levier qui fit mouvoir ces forces imposantes, ne devons-nous pas prendre de cette religion une autre opinion que celle que nous donne la superstition grossière dans laquelle elle dégénéra dans la suite»?

«Il est difficile de ne pas sentir son cœur ému
ou son imagination enflammée quand on retrouve
dans l'histoire d'un peuple tant de caractères de
sagesse et de grandeur. La terre où ils éclatèrent
doit être à jamais, pour les amis des arts, une
terre sacrée. Quel sentiment n'éprouve-t-on pas
aussi en voyant les premiers philosophes de la
Grèce et du monde venir tour à tour s'instruire
en Égypte dans les sciences qui devaient immorta-
liser leur nom et leur patrie ! Orphée en avait
rapporté ses mystères, ses fables, l'opinion des
récompenses pour la vertu et des peines pour les
méchants; Musée, son disciple, les mêmes dogmes
qu'il transporta chez les Athéniens avec les pu-
rifications et les oracles; Mélampe, l'art de guérir,
quelques traditions, quelques fêtes; Dédale, le
modèle de son labyrinthe crétois et des statues
dont il orna la Grèce. Lycurgue et Solon lui durent une partie de leurs lois, et Platon de ses
principes. Pythagore, Démocrite, Eudoxe, OEno-
pis, Phérécyde, Cléobule, Anaxagore, Thalès, y
avaient pris, le premier ses symboles et la métemp-
sycose, les derniers leurs connaissances astronomi-
ques et physiques ».

« Quel est donc ce pays où de toutes parts viennent s'instruire les hommes qui instruiront l'univers! Parcourons l'histoire : Nous voyons les peuples les plus célèbres se distinguer séparément ou
tour à tour par les institutions, par les arts, par
la science du gouvernement, par la philosophie,
par le commerce, par la guerre; mais réunir les
dons qu'accorde avec tant de peine, en les isolant,

l'avarice de la nature, ô terre véritablement mémorable! quelle admiration peut suffire à cette
immensité de bienfaits et de gloire! que sont tes
conquêtes, que seraient plusieurs siècles même de
succès guerriers auprès des pacifiques souvenirs
laissés par ton histoire! Tes tombeaux sont des
Pyramides; tes disciples des Homère, des Lycurgue, des Platon : tes ruines même attestent ta
grandeur : elles ont défié le temps et restent immortelles » !

« Et quel sujet d'étonnement, de méditation pour
les sages! Cette Égypte, dont l'éclat resplendit
encore, elle fut toujours asservie ; et cependant
les sciences plus que les arts occupèrent ses loisirs : elle fut célèbre par la philosophie, et cependant elle était superstitieuse, et les ministres
de son culte étaient les conseillers, les juges, les
instituteurs de la nation ».

« Mais, il faut le dire, ces prêtres mêmes, les
prêtres seuls, donnèrent aux sciences cet élan sublime : ce sont eux qu'on venait consulter, entendre. Les prêtres d'Égypte ne crurent pas trahir les
dieux en éclairant les hommes ; ils savaient bien
que la vérité a souvent besoin d'un sanctuaire ;
qu'imprudemment livrée à l'ignorance ou à la stu-
pidité, elle devient pour de faibles mortels l'équivalent d'une erreur ; que ce n'est pas l'outrager
que de diminuer par un voile officieux l'éclat dont
elle blesserait des yeux mal accoutumés à sa lumière ; mais ils ne flétrissaient pas la morale par
des maximes injurieuses à la vertu ; mais ils n'a-
baissaient pas la juste fierté de l'homme par les

inutiles conseils d'une lâche humilité ; mais ils enflammaient, au lieu de l'éteindre, ce sentiment de grandeur et de durée qui donnait aux Égyptiens tant de patience, tant de consolations, tant d'espérances et d'orgueil ; mais, en leur laissant honorer comme un dieu des objets qui n'en étaient que l'image, ils ne leur dérobèrent jamais l'existence universelle de cet être sans bornes qui est le père du temps et le contemporain de l'éternité » !

L *(page 101).*

Il semble que l'évolution successive des idées soit comme la chaîne des êtres, et que la loi de continuité observée par Bonnet dans le monde physique, se retrouve également dans le monde intellectuel. Dans les productions de la nature, les degrés qui mènent d'un règne à un autre sont si bien ménagés que l'on arrive insensiblement au sommet de l'échelle animale sans être obligé de franchir par un saut un grand intervalle. Dans les productions de l'esprit humain la gradation n'est pas aussi régulière, et l'on marche long-temps dans un pays plat avant de rencontrer quelque éminence ; mais si, par hasard vous en découvrez une, soyez sûr qu'elle n'est pas seule : jamais une montagne n'est sans compagnes ni sans rivales.

Cette loi de continuité, pour être juste, doit tirer sa sanction de sa généralité. Voyons maintenant si elle soutiendra cette épreuve. Nous commencerons par les Romains, et nous rechercherons si les grands écrivains de cette nation confirment cette loi ou y sont contraires.

Il ne faut pas perdre de vue que les Romains avaient sous les yeux les modèles de la Grèce; il est vrai qu'ils ne les étudièrent que bien tard. Ce ne fut, dit Horace (1), que dans le loisir qui succéda aux guerres puniques qu'ils songèrent à chercher ce que pouvaient offrir de bon les poètes grecs. Malgré cet immense avantage, la poésie eut des commencements grossiers. Quand nos pères, observe Vida (2), essayèrent de transporter les Muses dans le Latium, ils débutèrent par des vers informes et sans art. Ce fut par degrés que la poésie latine se forma et quitta peu à peu sa première rudesse; mais tout ce qu'ils firent ne put guère s'étendre au delà de l'imitation. « Ce que les Romains savent, dit Strabon, ils le doivent en entier aux Grecs sans y avoir ajouté la moindre chose; partant, où il reste des lacunes, on ne doit pas espérer de les leur voir remplir : toutes leurs expressions techniques même sont d'origine grecque (3) ».

Tel est le jugement de Strabon sur les écrivains de Rome. Cicéron a beau dire que les Romains ont mieux vu, mieux inventé que les Grecs, et qu'ils ont perfectionné tout ce qu'ils ont emprunté d'eux (4), Cicéron lui-même est une preuve qu'il

(1) Epist. 1, lib. ii.

(2) Poetica, lib. i.

(3) Geogr., lib. iii.

(4) Tuscul., lib. i, §. 1.

ne disait pas la vérité. Dans ses imitations, au dire des connaisseurs, il se trouve même presque toujours au-dessous de ses modèles. « Il est aisé de voir, dit Aulu-Gelle, que Cicéron, quand il composa son traité sur l'amitié, avait lu celui de Théophraste. Le génie de l'orateur a fondu avec beaucoup d'art et de goût la plupart des idées qu'il a empruntées au philosophe; mais l'ouvrage de Théophraste est plus exact, plus serré et plus profond que celui de Cicéron (1) ».

M. Matter observe que les Tusculanes, où Cicéron vient d'avancer cet étrange paradoxe, prouvent elles-mêmes l'infériorité des écrivains de Rome. « Cicéron, dit-il, a pris des Grecs *tout ce qu'il y a de mieux dans cet ouvrage.* Il suit, au premier livre, les idées développées par Platon dans le Phèdre, le Ménon, le Timée, le deuxième livre de la République, et surtout le Phédon. Au deuxième livre Cicéron copie les stoïciens; il les suit encore au troisième et au quatrième. C'est surtout Chrysippe qui est le guide du philosophe de Rome. Pour le huitième, il est tiré de Platon, d'Aristote, de Théophraste, de Speusippe, de Polémon et de quelques stoïciens (2) ».

Cicéron a encore imité Crantor dans *sa Consolation*, et Panœtius dans *ses Offices*. Enfin on peut dire que tout ce qu'il a écrit sur la philosophie il l'a tiré des Grecs; il en convient lui-même dans

(1) Noc. attic., lib. 1, cap. 3.

(2) Traduct. des Tuscul., note 3ᵐᵉ du 1ᵉʳ liv., édit. de Panckouke.

presque tous ses ouvrages. Quant à son talent d'orateur, voici ce que dit Quintilien : « Il faut avouer
que Démosthène est venu le premier et *qu'il a rendu
en grande partie Cicéron tout ce qu'il est.* C'est en s'ef-
forçant d'imiter les Grecs que notre orateur s'est
approprié et la force de Démosthène, et l'aban-
don de Platon, et la douceur d'Isocrate (1) ».

« Depuis que Rome a établi son empire sur tout
l'univers, dit Cicéron, et qu'elle a pu goûter le
repos, fruit d'une longue paix, presque toute notre
jeunesse, éprise de l'amour de la gloire, s'est livrée
à l'étude de l'éloquence avec une grande application. D'abord, ne connaissant aucune méthode, ne
sachant pas même qu'il existât un art, des préceptes et des règles à suivre, nos jeunes gens n'y
purent faire de grands progrès ; mais quand ils
eurent, dans la suite, entendu des orateurs grecs,
qu'ils eurent lu leurs écrits et pris plusieurs d'entre eux pour maîtres, ils poussèrent l'amour de
ce bel art jusqu'à la passion, et s'y livrèrent avec
une ardeur incroyable et un grand succès (2) ».

Dans son Brutus, Cicéron passe en revue tous
les orateurs romains qui l'avaient précédé. On peut
voir dans cet ouvrage combien ils étaient nombreux.
Quand il veut faire l'éloge d'un orateur, il dit
qu'il était très instruit dans les sciences des Grecs.
A la manière dont il parle de chacun en particulier, on voit qu'il les avait tous étudiés, sans

(1) Instit. Orat., lib. x.

(2) De Orat., lib. 1, §. 4.

doute dans le but de s'approprier leurs pensées.
Mais laissons-le parler lui-même : «J'entendais presque tous les jours, dit-il, les discours des orateurs les plus célèbres de Rome; je les suivais au Forum, et je me livrais ainsi au plaisir d'écouter. J'entendis quelque temps Cotta, dont l'exil me causa un vif chagrin, Sulpicius, qui prononçait tous les jours des harangues, et beaucoup d'autres. Pendant tout ce temps je ne me livrais pas moins avec ardeur à l'étude; j'écrivais, je lisais, je composais. Voulant connaître le droit civil, je suivis assidûment Q. Scévola, qui se plaisait à donner des leçons à ceux qui désiraient l'entendre. Lorsque Philon, le chef de l'académie, vint à Rome, je me sentis entraîné vers la philosophie par un goût extraordinaire, et me livrai à lui tout entier. Je m'attachais à cette étude avec d'autant plus de ferveur que la grandeur et la variété du sujet me faisaient éprouver un charme indicible. J'avais aussi près de moi le stoïcien Diodote, qui avait passé une grande partie de sa vie dans ma maison, où il a rendu le dernier soupir. Je lui dois beaucoup de connaissances; il me formait surtout à la dialectique, sans laquelle on ne saurait atteindre la véritable éloquence. Je passais ainsi les nuits et les jours à l'étude de toutes les sciences. Malgré l'ardeur avec laquelle je suivais ce maître et ses doctes leçons sur des matières si variées, je ne laissais pas écouler un seul jour sans me livrer aux exercices oratoires. Je composais des déclamations tantôt en latin, tantôt en grec, mais plus souvent dans cette dernière langue, d'abord par-

ce que le style grec, plus riches d'ornements, donne l'habitude de parler de même en latin, en second lieu, parce que si je n'eusse déclamé en grec, je n'aurais pu profiter des leçons des premiers maîtres de la Grèce; ensuite je suivis quelque temps Molon : de cette manière j'apportai au Forum un talent tout formé ; et lorsque je plaidai ma première affaire criminelle, mon discours fut tellement goûté qu'il n'y eut plus de cause qui parût au-dessus de mes forces ».

«Je passai ensuite à Athènes, continue Cicéron; je demeurai six mois près d'Antiochus, le plus célèbre et le plus éclairé des philosophes de l'ancienne académie, et je repris avec ce guide habile, avec ce maître accompli l'étude de la philosophie, que je n'avais jamais abandonnée, et que depuis ma jeunesse j'avais toujours cultivée. Cependant je me livrai aussi à de fréquents exercices chez Démétrius de Syrie, maître d'éloquence. Je parcourus aussi toute l'Asie, où je fréquentai les meilleurs orateurs, qui prenaient plaisir à seconder mes efforts : Menippus de Stratonicée, Denys de Magnésie, Eschyle de Cnide, Xénoclès d'Adramyte : c'étaient alors en Asie les princes des rhéteurs. Je ne m'en tins pas à leurs leçons ; je vins à Rhodes me confier à Molon, que j'avais déjà entendu à Rome. Sous le rapport de l'enseignement c'était l'homme le plus éclairé, le plus habile à signaler, à reprendre les défauts. Il s'efforça surtout à réprimer en moi cette surabondance, ce débordement où m'entraînaient la témérité et la licence naturelles à mon âge. Aussi, lorsqu'après deux ans je revins à Rome, j'étais plus exercé et presque entièrement changé ; ma voix n'avait plus rien d'exagéré, et mon style avait en quelque sorte cessé de fermenter (1) ».

Voilà de quelle manière Cicéron était parvenu à devenir le plus grand orateur de son temps. Mais pour arriver à une si grande gloire, combien d'efforts, que d'études, que d'opiniâtreté dans le travail ! N'allez pas croire que ce fût une terre ingrate qui, à force de culture, a fini par devenir fertile. Cicéron était heureusement organisé, et doué de belles dispositions : c'est lui-même qui nous l'apprend. S'il a fallu tant de travaux pour féconder et développer un si beau don de la nature, que peut devenir un esprit sans culture et abandonné à lui-même? « Je ne dois qu'à moi-même, s'écrie Phémius (2), ce que je sais, et je ne tiens des dieux que la voix ». «Excellent chanteur, lui répond Maxime de Tyr (3), ne parles-tu pas comme ces enfants qui, recueillant de parents fortunés un riche patrimoine, disent : ces richesses nous viennent d'elles-mêmes, elles ne sont le fruit d'aucun travail ni d'aucune industrie ».

Cicéron n'est donc devenu grand que par le secours d'autrui ; il en est de même de tous les écrivains de Rome : Plaute et Térence se sont formés à l'école des Grecs ; ils ont si servilement

(1) In Brut., §. 89 et suiv.

(2) Odys., chant 22ᵐᵉ, vers 347.

(3) Dissert. 38ᵐᵉ.

copié les comiques de cette nation qu'ils n'ont guère fait que les traduire en latin : ils en conviennent eux-mêmes dans leurs prologues. Ni l'un ni l'autre n'a donc rien créé, n'a donc rien perfectionné, les Grecs leur ayant transmis un art en pleine maturité. «Souvent, dit Aulu-Gelle, je m'amuse à lire les comédies que nos poètes ont prises de Ménandre, de Posidippe, d'Apollodore, d'Alexis et de plusieurs autres comiques. On ne peut disconvenir que cette lecture ne fasse beaucoup de plaisir.......; mais rapprochez ces copies des originaux, prenez la peine de comparer attentivement le texte avec l'imitation : Quel étonnement, quel dégoût et quel ennui succèdent aux premiers sentiments d'admiration ! Comme toute la gloire des imitateurs latins disparaît devant la naïveté, l'élégance et les saillies des chefs-d'œuvre de la Grèce (1) » !

Horace est sans contredit un imitateur plus heureux; mais enfin il fut imitateur. Porphirion, dit le président Bouhier, assure qu'Horace s'est proposé Néoptolème pour modèle dans son Art poétique, lequel a été imité dans la suite par Vida et Boileau (2). Le poète romain dit, à la vérité, qu'il a le premier porté ses pas dans une carrière inconnue, et que son pied n'a point foulé la trace

(1) Noct. attic., lib. ii, cap. 23.

(2) Dissert. sur l'Art poétiq. d'Horace, publiée par M. Prunelle, dans ses remarq. sur quelq. passages d'Hor.

d'un devancier (1). De bonne foi, devons-nous l'en
croire quand nous savons que la satire avait déjà
été épurée par Ennius, Pacuvius et le redoutable
Lucilius? Je sais bien que Quintilien réclame pour
Rome l'invention du genre satirique (2), mais est-
ce que la Grèce ne possédait pas les *silles* de Timon
de Phlionte, la satire de Sémonide contre les
femmes, les ïambes d'Archiloque (3), et d'autres
pièces du même genre ?

Mais, dira-t-on, Horace n'a voulu parler que
de la poésie lyrique. Je répondrai que cette supposition n'est pas admissible, la Grèce ayant porté
ce genre de poésie à une grande perfection. On
sait, dit Schœll, qu'Horace a souvent imité Alcée,
et qu'il l'a même quelquefois traduit mot à mot (4).
Si nous possédions tous les lyriques grecs, nous
verrions bien d'autres emprunts.

(1) *Libra per vacum posui vestigia princeps ;*
    Non aliena meo pressi pede.......,

                    Epist. 19, lib. 1.

(2) Instit. orat., lib. x.

(3) *Ego primus*, dit Horace, *iambos*
    Ostendi latio , numeros et animos secutus
    Achilochi. . . . .

                    Lib. 1, epist. 19.

Horace avoue donc qu'il a marché sur les traces
d'Archiloque ; cette imitation ne se bornait même
pas au mètre *(numéros)*, elle s'étendait jusqu'à l'esprit satirique *(animos)*.

(4) Hist. de la littérat. grecq., tom. 1, p. 205.

Mais, de tous les Romains, Virgile est celui qui a le plus emprunté aux Grecs. Presque tous ses tableaux, selon Aulu-Gelle, sont dessinés d'après ceux d'Homère, d'Hésiode, d'Apollonius, de Parthémius, de Callimaque, de Théocrite et de quelques autres poètes (1). Macrobe ajoute qu'il a tiré des Phénomènes d'Aratus les signes précurseurs de la tempête et du beau temps, et qu'il a presque littéralement copié de Pisandre et la ruine de Troie, et le perfide Simon, et le cheval de bois, enfin tout ce qui compose le second livre. (2). En prenant, dit Hippias, ce que je jugerais convenable dans Orphée, Musée, Hésiode, Homère et autres poètes tant grecs que barbares, je composerais un ouvrage aussi remarquable, par l'air de nouveauté que je saurais lui donner, que par la variété et l'importance des matières qui y seraient traitées (3). Quand on lit le cinquième et sixième livres des Saturnales, en vérité on serait tenté de croire que Virgile a mis en pratique le procédé d'Hippias.

Non content de puiser chez les Grecs, il ne se fit pas scrupule de prendre aux poètes de sa nation tout ce qu'il trouvait à sa convenance. Il imita en cela, dit Macrobe, les écrivains de la Grèce et de Rome, qui tous se sont copiés et pillés les uns les autres. On reprochait à Afranius

(1) Noct. attic., lib. ix, chap. 9.

(2) Saturn., lib. v.

(3) Clem. Alexand. Strom, lib. vi, pag. 6.8.

les nombreux larcins qu'il avait faits à Ménandre : J'avoue, dit-il, que j'ai pris dans Ménandre et dans bien d'autres tout ce que j'ai rencontré de bon, et que je n'ai même pas respecté les Romains. A cette occasion Macrobe fait la réflexion suivante : Puisqu'il est reçu que les compositions des écrivains forment une source commune dans laquelle chacun a le droit de puiser, pourquoi blâmerait-on Virgile d'avoir su embellir ses poèmes des dépouilles d'autrui (1)?

Ainsi, on voit qu'en matière de plagiat les anciens étaient peu scrupuleux, et, qu'avec leur manière de penser là-dessus, ils ne pouvaient manquer de s'ouvrir une large porte aux emprunts de toute espèce : on a pu remarquer qu'ils en usaient en effet avec peu de parcimonie. Pline l'Ancien est un des premiers qui ait montré le plus de bonne foi à cet égard : « J'ai placé, dit-il, en tête de mes livres la liste des auteurs que j'ai mis à contribution : il me semble qu'il y a dé l'honnêteté et de la pudeur à confesser les larcins dont on a profité. Les auteurs auxquels j'ai fait ces emprunts ont été plus discrets; *car, en confrontant ces écrivains, j'ai surpris les plus renommés et les plus voisins de nous à transcrire mot à mot les anciens sans les nommer* (2) ».

Homère a été surtout pris pour modèle par les autres poètes épiques, comme lui-même avait imité

(1) Saturn., lib. vi, cap. i.

(2) Hist. nat., lib. i.

ceux qui l'avaient précédé. « Si Homère, dit Pope, a célébré des jeux funèbres pour Patrocle, on en a composé pour Anchise et pour Archémorus. Ulysse descend-il aux enfers pour consulter les ombres? Énée et Scipion y sont envoyés après lui. Si les appas de Calypso retardent le héros de l'Odyssée, Énée s'arrête, amusé par Didon, et Renaud est encore plus galant pour son Armide. Achille, irrité contre Agamemnon, s'absente de l'armée, et n'y revient qu'après la moitié du poème : il faut donc que Renaud s'absente aussi pour le même sujet. Homère enfin donne-t-il à son Achille des armes forgées par un dieu, Virgile et Stace en donneront de la même trempe à leurs héros. Virgile surtout, continue Pope, s'est tellement voué à l'imitation qu'il a toujours un auteur grec pour guide. L'histoire de Simon et le sac de Troie sont copiés presque mot à mot de Pisandre, comme les amours d'Énée et de Didon le sont d'Apollonius (1) ».

Par tout ce que nous avons dit on a dû voir, que les Romains n'ont guère été que les copistes des Grecs. Mais ceux-ci, dira-t-on, n'ont été précédés dans les lettres par aucun peuple, ils ne doivent donc qu'à eux-mêmes tout ce qu'ils sont devenus. En admettant comme vraie cette supposition, ce que je suis loin d'accorder, est-ce une raison pour croire qu'ils aient débuté par des chefs-d'œuvre? Les Grecs étaient sans doute un

____

(1) Préface de la trad. d'Homère.

peuple privilégié : nul dans l'antiquité n'a été plus aimable, plus spirituel, plus intelligent, nul n'a fait faire à la littérature plus de progrès et ne l'a ornée de couleurs plus brillantes, on convient de tout cela ; mais quelque favorisés qu'ils aient été par la nature et par leurs institutions politiques, il n'en est pas moins vrai que chez eux les premières tentatives ont été, comme partout, imparfaites et grossières. Dire que la poésie a débuté par l'Iliade, c'est vouloir que l'architecture ait commencé par le temple de Jupiter olympien, et la sculpture par l'Apollon du Belvédère (1).

Voyez comme la tragédie s'épure graduellement : «Née des fêtes de Bacchus, elle resta long-temps dans l'enfance (2) ; elle en sortit peu à peu et se perfectionna par degrés, dit Aristote, à mesure qu'on apercevait ce qui pouvait lui convenir ; et, *après divers changements*, elle se fixa à la forme qu'elle a maintenant. Elle n'avait d'abord, continue-t-il, qu'un acteur, Eschyle lui en donna un second ; il abréga le chœur, et introduisit l'usage

---

(1) Ne croyons pas que le poème, dit Houdart de La Motte, soit né avec la consistance et les proportions de ceux d'Homère, quelque imparfaits que j'aie osé les juger, ni même que Théocrite, quoique dans un genre plus simple, n'ait pas été aidé par les beautés et les fautes de ses prédécesseurs : l'imagination des premiers hommes ne pouvait pas aller si loin.

Disc. sur le diff. mérite des ouvrag. d'esprit, pag. 304.

(2) Voyag. du Jeune Anacharsis, chap. 69.

du prologue. Sophocle ajouta un troisième acteur
et décora la scène ; on donna aux fables plus de
grandeur et au style plus d'élévation : *ce qui toutefois se fit assez tard, car la tragédie se ressentit long-
temps de son origine*.......... Enfin on multiplia les
épisodes, et on perfectionna toutes les parties les
unes après les autres (1) ».

Ce passage d'Aristote est positif : il prouve que
les changements qu'a subis la tragédie grecque
on été lents et successifs. Il en est de même de
la comédie. Entre Susarion et Aristophane, que
d'auteurs intermédiaires qui tous ont plus ou moins
contribué à son perfectionnement! Les pièces d'É-
picharme servirent de modèles aux comiques d'A-
thènes; celles de Cratinus fournirent des emprunts
à Eupolis, qui lui-même fut imité par Aristophane, etc., etc.

Vers le temps où Anacharsis voyagea en Grèce,
Barthelemy fait monter le nombre des pièces du
théâtre grec à plus de trois mille (2). Si toutes
ces pièces nous étaient parvenues, nous pourrions
mieux juger par quels degrés l'art dramatique
est arrivé chez les Grecs à la perfection; mais la
dent rapace du temps n'a presque rien épargné:
il ne nous est resté que sept pièces de Sophocle,
autant d'Eschyle, dix-neuf d'Euripide et onze d'A-
ristophane. « Encore est-il permis de douter, dit
Schœll, que les productions de ces poètes nous

(1) De Art. poet., cap. 4.

(2) Voyag. en Grèce, chap. 80.

soient parvenues telles qu'elles sont sorties de leur
imagination. Les tragiques ont eu, comme les
poëtes épiques, leurs *diascevastes*, qui ont fait à
ces pièces des corrections et des additions. On dit,
continue-t-il, que celles d'Eschyle ont été retou-
chées par Bion et Euphorion, ses fils, ainsi que
par Philoclès et Astydamas; celles de Sophocle
par ses fils Iophon et Ariston, et celles d'Euripide
par Céphisophore (1) ».

Il se forma à Alexandrie une école de critiques
dont la principale occupation était d'expliquer,
de réviser et de corriger les textes des anciens
auteurs. Ils eurent pour but de rendre aux anciens textes leur pureté originelle : ce travail n'était
que louable. C'est de cette école que sont sortis
Zénodote d'Éphèse, Aristophane de Byzance, Aris-
tarque de Somothrace et ses nombreux disciples.
Dans le même temps existait au musée une classe
de rhéteurs qui donnaient des leçons de grammaire
et d'éloquence; mais ils ne s'étaient pas encore
avisés de ne prendre des exemples que chez des
modèles accomplis. De là les locutions vicieuses
et les préceptes bizarres qu'ils croyaient avoir
suffisamment justifiés en les tirant d'écrivains qui
ne pouvaient faire autorité. On sentit bientôt la
nécessité d'opposer une digue à la corruption dont
la langue était menacée. En conséquence les
critiques que nous venons de nommer établirent
des catégories ou *canons*, qui renfermaient les

(1) Hist. de la Littérat. grecq., tom. II, pag. 18
et 19.

modèles qu'on devait suivre dans chaque genre,
et dont l'autorité ferait foi.

Qu'arriva-t-il alors? En déclarant *classiques* certains auteurs, cette ligne de démarcation ne pouvait que devenir funeste aux écrivains qui n'avaient
pas été jugés dignes du premier rang : ils furent
moins recherchés et les copies en devinrent plus
rares. Moins fréquemment transcrits, ils se per-
dirent plus facilement. Ainsi périrent, dit Schœll,
une foule d'ouvrages d'imagination du second rang,
et une grande quantité d'écrits dont la conservation nous aurait fourni *des documents précieux pour
la connaissance des divers états par lesquels a passé
la littérature grecque* (1).

Il est remarquable en effet qu'il n'est échappé
aux ravages du temps que des ouvrages classés
par les critiques alexandrins dans les catégories,
c'est-à-dire des ouvrages parfaits et dans toute la
maturité du talent. Devons-nous croire pour cela
que chez les Grecs les lettres n'aient pas eu leur
état d'enfance? J'avoue que la croissance a été
rapide et qu'en Grèce, plus qu'ailleurs, la virilité
a devancé le nombre des années; mais enfin le
géant hellénique n'est pas sorti, comme Tagès,
du sein de la terre, l'esprit tout formé (2).

Cicéron, dans ses Lois, nomme Hérodote le
père de l'histoire : Croyez-vous qu'il en fut pour
cela le créateur? Déjà Cadmus de Milet, Eugéon

(1) Ouvrag. cité, tome III, pag. 182 et suiv.

(2) Cicer. in Divinat., lib. II.

de Samos, Déïochus de Paros, Démoclès de Py-
gèle, l'avaient précédé il y avait long-temps
dans l'art d'écrire l'histoire. Leurs récits il est
vrai étaient mêlés de fables absurdes, et surchargés de circonstances merveilleuses ; mais c'étaient
de premiers essais qui, en toutes choses, sont
toujours faibles et imparfaits. Bientôt Acusilaüs,
Phérécyde, Xanthus, Hécatée, Hellanicus, et d'autres encore, montrèrent plus de critique ; et s'ils
ne débrouillèrent pas entièrement le cahos, ils
donnèrent au moins l'exemple du mépris que méritent les fictions des premiers siècles (1).

Hécatée de Milet, surtout, était un historien
recommandable : Denys d'Halicarnasse loue la simplicité et la clarté de son style. Il publia une
Périégèse où il décrit tous les pays alors connus ;
il fit un voyage en Égypte pour s'informer non-
seulement des mœurs et de la nature du pays,
mais encore des antiquités de la nation ; et s'il
faut en croire quelques anciens, suivant la remarque de Fréret (2), Hérodote ne dédaigna pas de
le copier en plusieurs endroits. Suidas ajoute que
ce même Hérodote prit beaucoup de choses dans
Denys de Milet (3), et on lit dans Vossius que
Hellanicus de Mitylène et Charon de Lampsaque
avaient traité avant lui des affaires des Perses (4).

(1) Voyage d'Anacharsis, chap. 65.

(2) Tome 1, page 120.

(3) Au mot Hécatée.

(4) De hist. Græcis, page 1{.

Démosthène fut, sans contredit, le premier orateur de son temps; mais on ne peut dire qu'il dut à son génie seul une si grande gloire : il ne fut rien moins que l'enfant gâté de la nature; il avait la poitrine faible, la voix mal assurée, la prononciation difficile, et faisait, en parlant, un certain mouvement d'épaules fort désagréable. Il vint à bout de surmonter ces défauts par une obstination sans exemple. Pour raffermir sa poitrine et donner plus de force à sa voix, il allait dans les lieux les plus rudes et les plus escarpés récitant à haute voix plusieurs vers de suite. Il se rendait aussi sur le bord de la mer, dans le temps que les flots étaient le plus violemment agités : là, luttant contre le bruit confus des vagues, comme s'il eût été en présence d'une assemblée du peuple agité par des émeutes et poussant des cris tumultueux, il prononçait des harangues ; « et pour ce qu'il avait, dit Plutarque, l'haleine courte qui lui défaillait, il donna dix mille drachmes à Néoptolemus, un joueur de comédies, pour apprendre à pouvoir prononcer tout d'une haleine de longues clauses. Quant au mouvement d'épaules qui lui donnait une si mauvaise grâce en parlant, il y remédia en attachant une dague au plancher, afin que de peur de se piquer il oubliast cette contenance. Et à mesure qu'il profitoit et alloit en avant en l'art de bien dire, il fit faire un miroir de grandeur égale à lui, afin qu'il déclamast devant ce miroir et qu'il

observast les mauvais gestes qu'il auroit en parlant, pour les rhabiller (1) ».

Voilà pour le corps; voyons pour l'esprit. Sa
première éducation fut négligée par ses tuteurs,
mais il y suppléa de lui-même. Il suivit l'école
d'Isée et celle d'Euclide de Mégare. Non content
d'entendre les leçons de Platon, il lisait ses écrits
avec passion et les relisait sans cesse : on le
reconnaît facilement, dit Cicéron (2), à la solen-
nité de ses expressions. Charmé de l'éloquence
de Calistrate, démagogue d'Athènes, il renonça au
philosophe pour s'attacher au démagogue, qu'il
suivit avec beaucoup d'assiduité (3). Lorsqu'il fut
parvenu à l'âge de majorité, il prit chez lui,
pour se former à l'éloquence, ce même Isée qu'il
avait déjà suivi, et le garda quatre ans, s'exer-
çant à imiter sa manière d'écrire. Il se procura
les oraisons de Zethus et celles d'Alcidamas, dont
il faisait une étude particulière. On raconte que
pour former son style il copia sept fois l'histoire
de Thucydide. Sa passion pour l'étude allait si
loin qu'après s'être fait raser la tête pour se mettre hors d'état de sortir, il s'enfermait dans un
souterrain et y restait des mois entiers, s'exer-
çant à tout exprimer en orateur, sans cesse lisant, déclamant, écrivant. Il y couchait, dit Plu-

[1] Vie des dix Orateurs, tome II, pag. 406.

[2] In Brut., §. 31.

[3] Aulu-Gelle, Noct. attic., lib. III, cap. 13.

tarque, sur une petite couche bien estroite, afin qu'il s'en levast plus habilement et ne donnast pas trop de temps au sommeil.

Voilà comme on devient grand! Je ne dis pas pour cela que le travail tienne lieu de tout : il est des êtres si malheureusement nés qu'ils ne sentent ni le besoin ni le prix de l'étude; mais je dis qu'à *des dispositions ordinaires,* si l'on réunit une volonté forte, une soif ardente de la renommée, une passion extrême pour les lettres et une attention exclusivement concentrée vers un seul objet, on peut devenir sinon un génie, du moins un esprit remarquable. J'ajoute que je ne vois pas ce que peut produire un génie sans culture, et que je n'ai jamais entendu dire que chez les Hurons et les Iroquois il soit né un Homère.

M *(page 114).*

Nous allons tâcher de prouver que ces deux ouvrages sont antérieurs à Hippocrate. Nous commencerons par celui des *Fractures.* Galien regarde ce traité comme appartenant à Hippocrate 1er, fils de Gnosidicus. Il est vrai qu'il dit ailleurs que, *suivant le sentiment de quelques-uns,* ce membre de la famille des Asclépiades n'avait rien laissé par écrit. Mais, outre que cette manière de s'exprimer démontre qu'il ne partageait pas cette opinion, ce ne serait tout au plus qu'une de ces contradictions dont le médecin de Pergame offre tant d'exemples, et sur lesquelles on ne peut rien statuer. Suidas, en disant positivement que le fils de Gnosidicus a écrit sur la médecine, lève d'ailleurs cette contradiction. Une preuve que Galien pensait bien que ce livre appartenait à Hippocrate 1er, c'est qu'il le répète en plusieurs endroits et qu'il entre même en discussion pour le prouver : c'est pourquoi nous adoptons cette opinion, qui est aussi celle de Le Clerc et de Sprengel.

Gruner., suivi en cela par plusieurs modernes, croit au contraire que cet ouvrage est de notre Hippocrate. Sa principale raison consiste à dire qu'il est digne de lui par l'ordre qui y règne, par la précision du style et par la manière dont le sujet est traité, comme si toutes ces qualités ne pouvaient pas se rencontrer dans un autre, et surtout dans un membre de sa famille. Ensuite, il ajoute que les manœuvres y sont trop bien indiquées et trop bien décrites pour croire qu'Hippocrate 1er puisse en être l'auteur, l'art n'ayant point acquis ce degré de perfection au temps où il vivait. Cette raison peut avoir quelque force aux yeux de ceux qui croient que la médecine était encore au berceau lorsqu'Hippocrate ii parut ; mais elle est sans valeur auprès de ceux qui pensent qu'on n'improvise pas une science comme on improvise une pièce de vers, et que par conséquent l'art de guérir pouvait avoir fait de véritables progrès au moment où naquit Hippocrate, ainsi que nous avons cherché à le prouver dans ce livre.

Quant aux *Prénotions de Cos*, nous n'hésitons pas, malgré l'avis si opposé de la plupart des critiques, à croire qu'elles aient été écrites avant Hippocrate. Foës ne veut voir dans cet ouvrage qu'un recueil fait à la hâte, sans ordre et sans choix, seulement pour soulager la mémoire, indigne d'Hippocrate et de sa famille. Gruner est de son avis; Mercuriali pense à peu près de même, en ne voyant dans ce traité qu'une ébauche imparfaite d'Hippocrate, mais à laquelle ses enfants auraient mis la dernière main. Durct va plus loin: il croit qu'il est sorti de sa plume tel que nous l'avons présentement. Enfin Sprengel, en disant que le fils de Gnosidicus y eut une grande part, nous fait assez connaître qu'il le regardait comme antérieur à Hippocrate : c'est cette opinion que nous avons embrassée. Voici les raisons de cette préférence.

D'abord nous répondrons à Foës qu'il ne règne pas dans ce recueil un si grand désordre qu'il affecte de le dire. Ce livre au contraire ne manque ni de clarté, ni de précision, ni même d'un certain ordre. C'était d'ailleurs un premier essai qui ne pouvait être qu'imparfait. Hippocrate est venu depuis qui a repris la matière et lui a donné ce fini qu'on admire dans ses Pronostics.

A Mercuriali on peut dire que si les Coaques n'étaient que de simples pensées détachées, jetées au hasard par Hippocrate sur ses tablettes, elles se ressentiraient de leur première origine, c'est-à-dire qu'elles ressembleraient à des matériaux entassés confusément, qui, bien que travaillés par ses successeurs immédiats, attendent encore une main habile pour les mettre en œuvre. Au lieu

de cela, les Prénotions de Cos, sans avoir toute
la perfection d'un ouvrage accompli, sont pour
la plupart claires, précises et forment un tout sinon parfait, du moins assez régulier pour éloigner
de notre pensée que ce n'est qu'une simple ébauche.

Enfin, à Duret, nous opposerons que les Coaques
ne sauraient être un ouvrage d'Hippocrate, parce que si cela était il se serait copié lui-même,
un grand nombre d'aphorismes et de pronostics
se retrouvant dans les Prénotions de Cos : ce que
l'on ne peut dire d'un homme si laconique que
son style passe pour modèle de concision. Quand
on est aussi avare de mots, quelle apparence que
l'on se répète inutilement?

N *(page 136).*

« Ce fut Eschyle qui déploya le premier toutes
les ressources de la représentation théâtrale ; il
conçut l'heureuse idée de transporter sous les yeux
des spectateurs le temps et le lieu de la scène:
l'illusion alors devint une réalité. Il obtint un
théâtre pourvu de machines et embelli de décorations ; il y fit retentir le son de la trompette ;
on y vit l'encens brûler sur les autels, les ombres sortir du tombeau, et les furies s'élancer
du fond du Tartare. Dans une de ses pièces, ces
divinités infernales parurent pour la première fois
avec des masques où la pâleur était empreinte,
des torches à la main et des serpents entrelacés

dans les cheveux, suivies d'un nombreux cortége
de spectres horribles. On dit qu'à leur aspect et
à leurs rugissements, l'effroi s'empara de toute
l'assemblée; que des femmes se délivrèrent de
leur fruit avant terme, et que des enfants mou-
rurent de frayeur (1) ».

J'ai emprunté cette citation à Barthelemy, parce que j'ai trouvé des personnes *éclairées* qui ne
voulaient pas croire que *la magie des décorations*
datât du théâtre grec.

[1] Voyage d'Anachars., chap. 69. Voyez encore le chapitre 7o.

FIN DES NOTES.

ÉTUDES

SUR

HIPPOCRATE.

TABLE

ET ERRATA.

TABLE DES MATIÈRES.

LIVRE SECOND.

De l'état de la médecine avant Hippocrate.

pages

Cela est prouvé par plusieurs passages qu'il a
tirés des Prénotions de Cos. 142

LIVRE TROISIÈME.

De la Doctrine d'Hippocrate.

PREMIÈRE SECTION.

De la Maladie selon la vieille et la nouvelle doctrine.

TROISIÈME SECTION.

Des crises et des jours critiques.

FIN DE LA TABLE DES MATIÈRES.

TABLE DES NOTES.

SUJET DES NOTES.

ERRATA.

—

Page 98, *ligne* 12, *au lieu de* point l'auteur, *lisez* pas le seul auteur.

124 2 des notes de l'antiquité, *lisez* que l'antiquité.

130 1 Philection, *lisez* Philistion.

159 13 épuisées, *lisez* puisées

163 épigraphe *personna*, lisez *persona*.

178 11 tous degrés, *lisez* tous ses degrés.

186 11 tout ses soins, *lisez* tous ses soins.

204 5 *veneri*, lisez *veneni*.

229 dernière ligne de la note. à quelq. exempl. *lisez* chacun sent que ce n'est pas ici le lieu de parler des exceptions.

243 26 l'image, *lisez* l'image de l'objet.

284 10 ont cessé, *lisez* ont eu cessé.

302 19 un épistaxis, *lisez* une épistaxis.

ERRATA DES NOTES.

Page 82, *ligne* 24, *au lieu de* prévenue, *lisez* prévue.

110 6 numéros, lisez *numeros*, de la note (3).

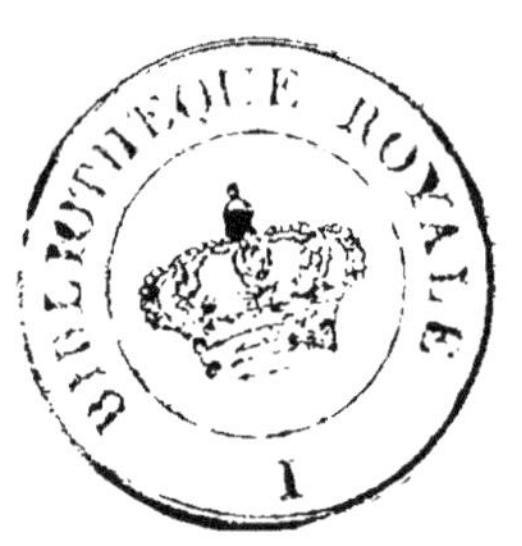